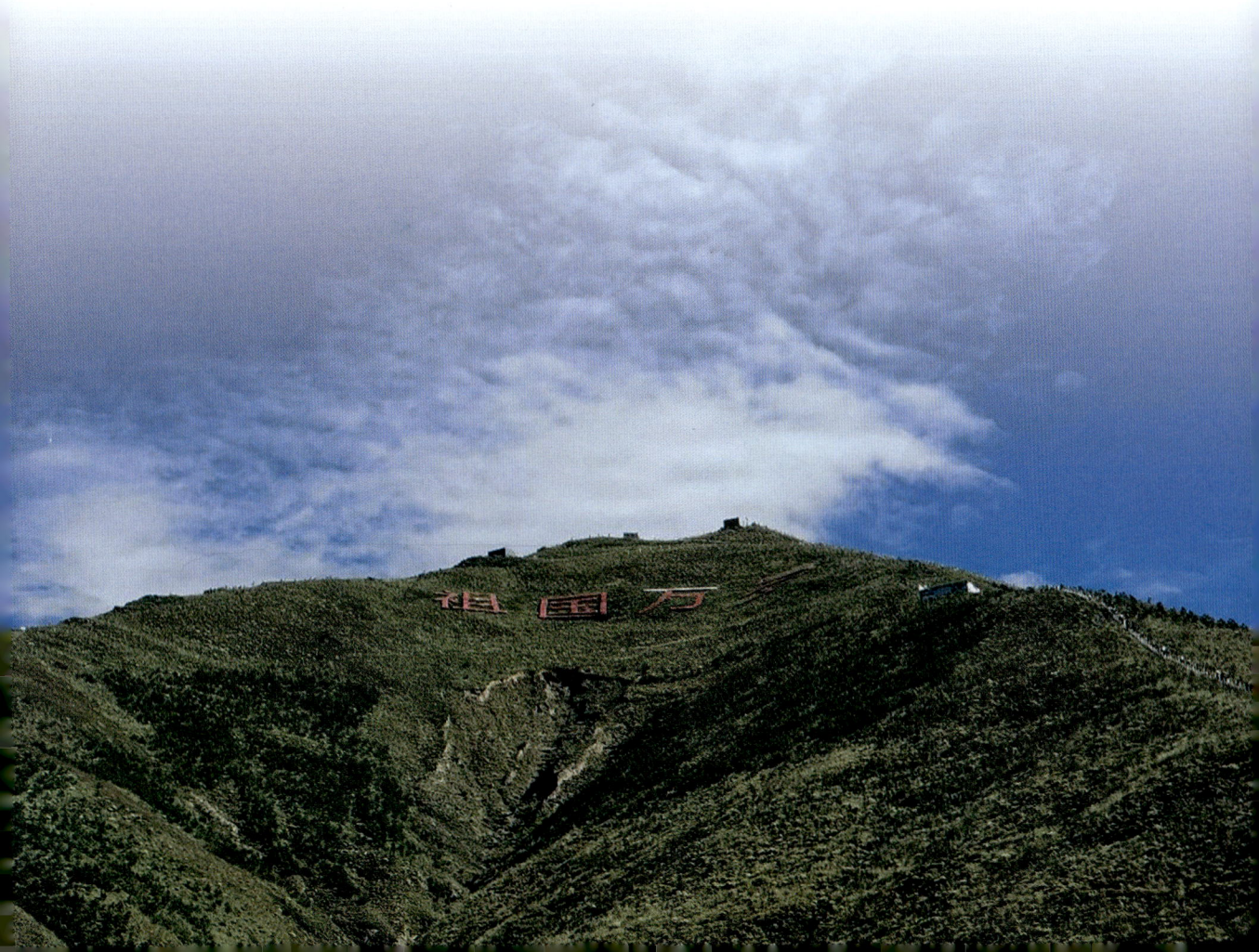

谨以此书向

西藏自治区成立60周年

北京援藏30周年

医疗人才"组团式"援藏10周年

献礼

北京市组团式援藏医疗队

诊治病例精选

汤 睿 汪红兵 伍 刚 主编

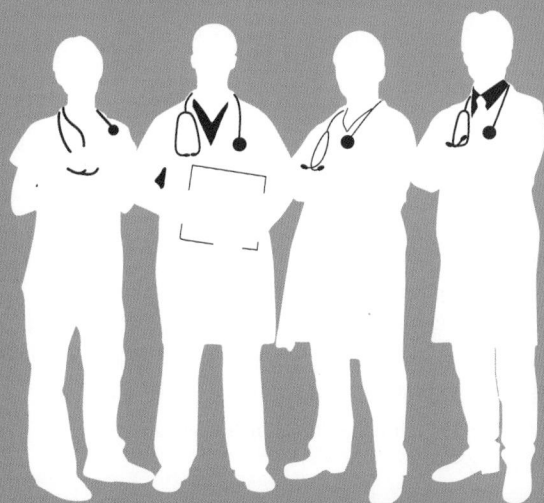

清华大学出版社
北京

图书在版编目（CIP）数据

北京市组团式援藏医疗队诊治病例精选 / 汤睿，汪红兵，伍刚主编 . -- 北京：清华大学出版社，
2025. 8. -- ISBN 978-7-302-70037-1

Ⅰ . R4

中国国家版本馆 CIP 数据核字第 2025MD2471 号

责任编辑：吴　洁
封面设计：钟　达
责任校对：李建庄
责任印制：宋　林

出版发行：清华大学出版社
　　　网　　　址：https://www.tup.com.cn，https://www.wqxuetang.com
　　　地　　　址：北京清华大学学研大厦 A 座　　　　邮　　编：100084
　　　社 总 机：010-83470000　　　　　　　　　　　邮　　购：010-62786544
　　　投稿与读者服务：010-62776969，c-service@tup.tsinghua.edu.cn
　　　质量反馈：010-62772015，zhiliang@tup.tsinghua.edu.cn
印 装 者：三河市铭诚印务有限公司
经　　销：全国新华书店
开　　本：185mm×260mm　　　　印　　张：15.5　　　字　　数：270 千字
版　　次：2025 年 8 月第 1 版　　　　　　　　　　印　　次：2025 年 8 月第 1 次印刷
定　　价：198.00 元

产品编号：111812-01

作 者 简 介

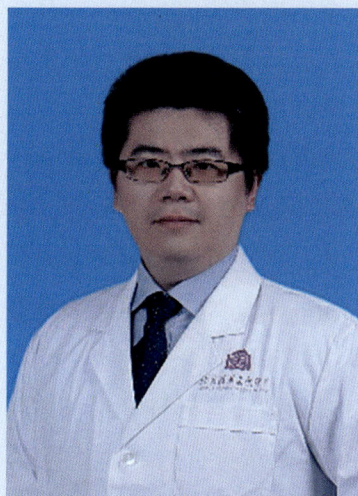

汤 睿

　　清华大学附属北京清华长庚医院肝胆胰中心副主任医师。北京市第九批"组团式"援藏医疗队队员。2012年毕业于北京大学医学部，获临床医学（外科学）博士学位。担任中华医学会器官移植分会青年委员会委员、中国康复医学会器官移植康复专委会委员兼科普工作组成员、中国研究型医院学会肝胆胰外科专业委员会青年委员会委员、海峡两岸医药卫生交流协会器官移植分会青年委员会委员、中国医院协会精准医疗分会委员、北京医学会器官移植学分会委员、北京医师协会器官移植专科医师分会理事。作为主要参与成员获得青海省科学技术进步奖一等奖1项。发表SCI论文及中文核心期刊论文数十篇。获批实用新型专利3项。主持省部级课题项目1项，局级项目1项。主要临床工作和研究领域为肝胆胰外科和肝脏移植。

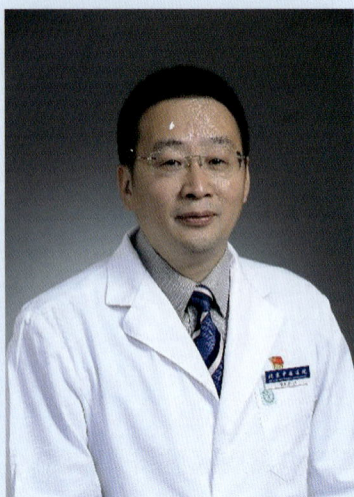

汪红兵

医学博士，主任医师，教授，博士研究生导师。历任首都医科大学附属北京中医医院消化科副主任、院办主任，院长助理兼首都医科大学附属北京中医医院延庆医院执行院长、党委副书记，拉萨市人民医院党委副书记、院长，北京中医研究所脾胃病研究室副主任，北京市中医管理局"125"人才Ⅰ类人才，北京市卫生局"十百千"人才，现任首都医科大学附属北京中医医院副院长。担任中华中医药学会理事、中华中医药学会脾胃病专业委员会常委、北京中医药学会脾胃病专业委员会主任委员、中国中西医结合学会理事、北京中西医结合学会副会长、北京中医药学会理事。主持北京市和国家自然科学基金等课题 8 项，作为子课题负责人参与国家重点研发计划 1 项。发表文章近百篇。作为主编、副主编参与编写著作 5 部。获得中华中医药学会科学技术进步二等奖 2 项，2020 年获北京市科技进步奖二等奖，专利 4 项。

伍　刚

北京大学人民医院神经外科副主任医师。中组部第五批"组团式"医疗援藏医疗队队员。获 2020 年度西藏自治区人民医院"组团式援藏"优秀医师标兵，北京大学优秀援藏医师标兵。担任北京医学会神经外科分会转化医学学组委员。发表文章 20 余篇，SCI 文章 4 篇；获院内资助课题 2 项，省部级课题 1 项；国家发明专利 1 项。擅长面肌痉挛、三叉神经痛等颅神经疾病微创手术治疗、经乳突入路面神经次全程减压，经中颅底面神经节减压，舌下神经 - 面神经吻合，面神经肿瘤一期切除联合面神经功能重建，侧颅底肿瘤切除及面神经保护，颅神经微血管减压手术等。

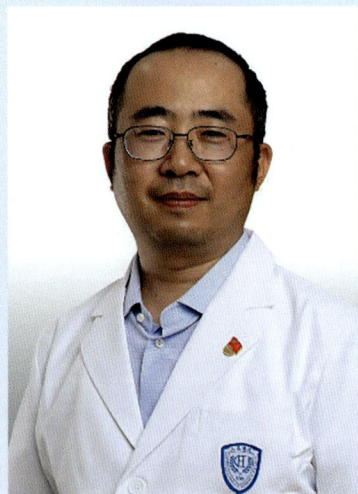

编 委 会

杭　霏（首都医科大学附属北京安贞医院）

郝华媛（清华大学附属北京清华长庚医院）

郝建云（首都医科大学附属首都儿童医学中心）

郝献华（清华大学附属北京清华长庚医院）

侯　月（首都医科大学宣武医院）

黄　亮（首都医科大学附属北京妇产医院）

黄　鑫（清华大学附属北京清华长庚医院）

靳　松（首都医科大学附属北京友谊医院）

库晓峰（北京回龙观医院）

李　昂（清华大学附属北京清华长庚医院）

李建军（首都医科大学附属北京佑安医院）

李　君（清华大学附属北京清华长庚医院）

李　巍（首都医科大学附属北京友谊医院）

李小军（清华大学附属北京清华长庚医院）

李　颀（首都医科大学附属首都儿童医学中心）

林景熠（清华大学附属北京清华长庚医院）

刘海霞（首都医科大学附属北京佑安医院）

刘揆亮（首都医科大学附属北京友谊医院）

刘　旭（首都医科大学附属北京友谊医院）

刘　宇（首都医科大学宣武医院）

刘　赞（首都医科大学附属北京胸科医院）

卢　倩（清华大学附属北京清华长庚医院）

吕　涛（清华大学附属北京清华长庚医院）

马　佳（首都医科大学宣武医院）

唐　颢（首都医科大学附属北京儿童医院）

王建龙（首都医科大学附属北京安贞医院）

王静月（清华大学附属北京清华长庚医院）

王俊雄（首都医科大学附属北京友谊医院）

王　望（首都医科大学附属北京积水潭医院）

王学栋（清华大学附属北京清华长庚医院）

吴宏华（首都医科大学附属北京积水潭医院）

熊瑛霞（首都医科大学附属北京世纪坛医院）

徐稼轩（北京大学肿瘤医院）

杨海明（首都医科大学附属北京儿童医院）

杨　劼（首都医科大学附属北京积水潭医院）

杨　明（清华大学附属北京清华长庚医院）

杨　元（首都医科大学附属北京安定医院）

杨晓勇（首都医科大学附属北京朝阳医院）

叶　红（首都医科大学宣武医院）

于里涵（清华大学附属北京清华长庚医院）

于世林（北京老年医院）

于　洮（首都医科大学附属北京天坛医院）

张　斌（首都医科大学附属北京天坛医院）

赵雪东（首都医科大学附属北京安贞医院）

庄卓男（清华大学附属北京清华长庚医院）

拉萨市人民医院编者团队

院领导：拜有庆　尼玛　扎西罗布　德吉央宗　蔡刚

（以下按姓氏拼音排序）

普外科：陈永智　丹拉　都凯强　杜鑫　多平　格桑旦达　李勇
刘卫　马建明　马伟　平措　普布罗杰　秦鹏程　宋健卫
晏琪富　扎西云旦　张刚

泌尿外科：多吉扎西　胡俊杰　梁勇　林正湖　刘楷　王辉　徐柳
周需庭

骨科：次仁罗布　廖涛　落松群培

神经外科：单永炳　付永鹏　拉巴索朗　马强

消化内科：巴桑卓玛　次仁伦珠　次央　旦增卓嘎　邓增曲珍　黎燕
　　　　　伊比然恨　益西旺扎

心血管内科：次仁仲嘎　晋美　普珍　索朗　索朗德吉

呼吸与危重症医学科：白玛央金　贾江河　小巴桑　张云桃

内分泌科：秦露丹　吴金措姆　徐品博

肾脏内科：曲珍吉姆　索朗德吉

神经内科：李洪燕　米珍　闵赵军　索朗德吉

肿瘤科：次央　李春杰　李存兰　罗霖　普布仓决　仁龙

妇产科：白玛曲宗　次旦拉姆　次珍　德吉　雷建能　李雪琴
　　　　普布央宗　索朗曲珍　赵静

儿科：边巴次仁　次仁公布　旦增罗布　贡嘎曲珍　关居山　康拉姆
　　　西绕玉珍　扎西

儿外科：丹增勘孜　普布次仁　索朗央宗　西热云旦

ICU：达瓦　普布次仁　强巴德吉　索朗多吉

耳鼻喉科：德吉白姆　多吉次仁　苏欢

学术秘书

赵洪强（清华大学附属北京清华长庚医院）

侯昱丞（清华大学附属北京清华长庚医院）

朱丽珍（清华大学附属北京清华长庚医院）

序 一

清华大学附属北京清华长庚医院作为北京市属 22 家医院之一，采取以品牌科室牵头，"以院包科"的方式对拉萨市人民医院进行帮扶，北京清华长庚医院普通外科专业方向的肝胆胰外科、肝移植科、胃肠外科交替派出多名骨干专家对拉萨市人民医院普外科相关亚专业组开展对口支援工作，力争做强品牌专科、做大重点专科、提升平台专科、建设新兴专科，全力推动医院专科建设和诊疗能力提升，目前已取得了一定成效。经过连续帮扶共建，2023 年拉萨市人民医院普外科获批拉萨市临床重点专科。而此前北京清华长庚医院也派遣过包括妇产科、泌尿外科和医院管理方向专业人才进行帮扶支援，为援藏工作做出了应有的贡献。

经过半个多世纪不断发展建设和内地援建工作支持，凭借医疗人才"组团式"援藏工作的优势，2017 年 8 月拉萨市人民医院在全区 7 地市率先完成"三甲"创建工作，此后相继完成国家胸痛中心（标准版）、国家综合防治卒中中心、中国创伤救治联盟创伤救治中心、西藏自治区孕产妇危重症救治中心、新生儿危重症救治中心五大中心建设，荣获全国文明单位、国家级母婴优质服务单位等荣誉称号。目前医院已经发展成为拉萨市属，集医疗、教学、科研、急救、保健、康复、健康体检于一体的医疗单位，基本确保了当地群众"大病不出藏"。医院这一扎实、持续、快速的发展势头令人可喜可贺。相信在不久的将来，随着医疗水平的不断提升和影响力的进一步扩大，拉萨市人民医院将能够比肩国内较高水平的医学中心，为西藏地区各族群众提供更优质、更精准的医疗服务。

援藏医疗队员在临床诊疗实践中开展了大量先进、复杂的诊疗技术，填补了多项西藏自治区、拉萨市和拉萨市人民医院的技术空白，救治了大批藏区病患，并累积了丰富的经典诊疗案例和诊疗经验。为帮助藏区医疗工作者更好地提升临床诊疗水平，培养科学严谨的临床诊疗思维能力，北京市援藏医疗队成员和北京清华长庚医院医务工作者遴选了较为经典的部分案例，汇集成册，希望成为能给藏区医务人员提供一定参考价值的工具书。

董家鸿

中国工程院　院士

清华大学临床医学院　院长

清华大学附属北京清华长庚医院　院长

序 二

值此北京援藏 30 周年、医疗"组团式"援藏 10 周年之际，《北京市组团式援藏医疗队诊治病例精选》与大家见面了！该书以图文的形式记录下这段跨越万水千山的医疗援助历程，记录下无私奉献、医术精湛的援藏医疗队员们的感人故事与宝贵经验，以此致敬这些可爱的医务工作者们。

回望过去，可以清晰地看到，医疗援助如同一缕温暖的阳光，穿透雪域高原的寒风，照亮了拉萨百姓的健康之路。从最初的资金援助、项目援建，到如今的医疗人才"组团式"援藏，从最早的硬件资助，到现在软实力的提升，援助方式不断升级，援助力度不断加大，旨在从根本上提升西藏地区的医疗服务能力。

在该本病例精选中，汇聚了近年来众多援藏医疗专家的心血与智慧。他们来自北京各大医院，或是临床骨干，或是管理领域的佼佼者。他们带着先进的医疗技术和管理经验，远赴高原，与西藏的同行们并肩作战，共同书写了医疗援助的新篇章。

书中既能看到援藏医疗队在高原上克服重重困难、无私奉献的感人故事，也能见证他们在医疗技术、学科建设、人才培养等方面取得的显著成就。北京"组团式"援藏医疗队所援建的拉萨市人民医院，10 年来取得了跨越式的发展，实现了从量变到质变的飞跃。拉萨市人民医院 2017 年成功创建"三甲"医院，2024 年发展成为名副其实的"强三甲"医院。大病诊疗病种由 2022 年的 220 种增加至 2024 年的 439 种；各科室的诊疗能力持续提升，国家临床重点专科、市级临床重点专科相继脱颖而出；新技术、新项目不断开展，急危重症救治水平显著提高，每一项成果都凝聚着援藏医疗队员们的辛勤汗水与智慧结晶。

尤为值得一提的是，医疗人才"组团式"援藏工作不仅注重"输血"，更注重"造血"。通过"以院包科""团队带团队""专家带骨干""师傅带徒弟"等方式，把专业做精，把徒弟带强，让技术落地，努力为西藏打造一支"带不走"的医疗人才队伍。如今，这支队伍已经成为西藏地区医疗卫生事业的中坚力量，为当地群众的健康福祉提供了有力保障。

展望未来，希望北京援藏医疗队继续秉承"缺氧不缺精神、艰苦不怕吃苦、海拔高境界更高"的援藏精神，不断创新援藏模式，提升援藏实效。医疗援助的道路还很长，任务还很艰巨，但请坚信，在党中央的坚强领导下，在社会各界的鼎力支持下，北京与西藏两地的医疗卫生事业一定能够携手并进、共创辉煌。继续深化医疗援助合作，不断提升西藏地区的医疗诊治水平，为实现中华民族伟大复兴的中国梦贡献力量。

最后，我要向历年来所有参与北京医疗援藏工作的医务工作者们致以最崇高的敬意和最诚挚的感谢！是你们的无私奉献和辛勤付出，让京藏医缘得以延续，让雪域高原绽放出更加绚丽的健康之花！

此序仅为开篇之引，愿读者在阅读本书的过程中，能够感受到每位援藏医疗队员的深情厚谊与责任担当，共同见证这段不平凡的医疗援助历程。

王明哲

第十批北京援藏指挥部　总指挥

2024 年也就是这本书内容收集、编写的时间，恰逢北京对口援藏 30 周年，同时也赶上清华大学附属北京清华长庚医院建院 10 周年和医疗"组团式"援藏 10 周年，而本书的出版工作紧锣密鼓地安排在 2025 年，又恰好是西藏自治区成立 60 周年，具有十分重要的纪念意义。截至 2024 年 8 月，北京市属 22 家医院共派出管理、临床专家 10 批次 171 名、190 人次支援拉萨市人民医院，而我本人是第 9 批援藏医疗队成员之一。尽管客观条件与北京存在一定差距，但面对困难，医疗队员们都抱着"让高山低头，叫河水让路"的革命精神，尽最大努力为每名患者提供精诚、精准的医疗服务。

在藏区生活过程中，我深刻意识到，在党中央领导下，雪域高原正谱写新的发展篇章。没有共产党，就没有社会主义新西藏。西藏自治区沧桑巨变，凝结着几代中央领导集体的关怀和心血。以习近平同志为核心的党中央高瞻远瞩，从战略高度为新形势下西藏工作绘制宏伟蓝图。由于历史、自然、社会等因素的影响，西藏长期处于欠发达状态，因此加快经济社会发展不仅具有重大经济意义，而且具有深远政治意义。党的十八大以来，西藏进入全面建成小康社会的关键时期。

"组团式"医疗援藏工作符合中国式现代化的以下基本特征：一是人口规模巨大的现代化。西藏自治区人口超过 350 万，医疗援藏不但要直接惠及大量藏区群众，更要在"输血"的同时大力"造血"，让藏区当地医务人员能够充分具备满足广大人民群众医疗需求的能力。二是追求实现共同富裕的现代化，而不是两极分化的现代化。"组团式"医疗援藏通过人员输送、理论宣教、技术培训、医疗器械设备与书籍物资捐赠和"以院包科"等多个工作和项目，从软硬件两方面提高藏区医疗水平；随着物流交通迅速发展，西藏和内地联系日益紧密，藏区偏远地带的农牧民也有机会享受到与内地同等水平的高质量医疗服务；同时西藏率先在全国实现医疗保险全民覆盖，极大减轻了藏区群众经济负担。三是和平发展的现代化，纵观自治区的发展历程，尤其是医疗服务为藏区安定团结所做出的贡献，从"金珠玛米"为藏民送医赠药，到组援医疗队给群众义诊帮扶，不由看出医疗援藏的重大意义和深远影响。

"治国必治边，治边先稳藏"，这是新的历史条件下，对西藏地位和治藏方略的战略思考，也是在实现中华民族伟大复兴的大道上，对西藏经济社会全面发展的战略布局。我们从拉萨送到北京接受肝脏移植治疗的藏族同胞，正是在党和各级政府部门关怀之下，成功获得救治，充分体现了"各族人民像石榴籽一样紧紧团结在一起"相亲相爱的和谐状态。这名患者所经历的故事，也以情景剧的方式登上了"祖国，扎西德勒！"北京援藏30周年文艺汇演。因此做好医疗援藏工作，切实服务藏区群众健康，让各族同胞感受到党和政府的温暖，是维护西藏地区社会稳定，加强民族团结，建设现代化社会主义强国，实现中华民族伟大复兴的关键任务之一。

本书精选北京市"组团式"援藏医疗队成员在藏区诊治患者的典型和有意义的病例，希望为后续救治更多藏区患者提供参考。尽管所容纳病例数量有限，并不足以反映众多援藏医疗专家的高超技术和丰富经验，但我相信，随着一批又一批的专家年复一年地为藏区提供无私奉献，在这样的沉淀和积累中，拉萨市人民医院医疗水平很快就能比肩国内一流医学中心，为患者提供更高质量、更加规范的医疗服务。

汤　睿

清华大学附属北京清华长庚医院肝胆胰中心

目　录

第一章

普通外科

Chapter

1

病例 1

肝裸区囊型棘球蚴病合并慢性胰腺炎、胰管结石

一、病历摘要

1. 基本情况

患者男性，64 岁，藏族，日喀则市人。主因"体检发现肝脏肿物 10 年，上腹部疼痛不适、消化不良 2 年"入院。患者 10 年前体检发现肝脏肿物，初期无不适。至 2 年前自觉上腹部隐痛，进油腻饮食后腹痛轻微加重，伴消化不良。疼痛无明显放射转移。偶有恶心、腹胀。不伴呕吐、发热、黄疸、腹泻、便秘、反酸、烧心、嗳气等症状。患者外院复查发现肝脏肿物，考虑肝棘球蚴病。为求进一步诊治收入院治疗。

2. 既往史和个人史

否认高血压、糖尿病、冠心病、脑血管疾病、肝炎、结核等病史。10 余年前曾行阑尾切除术。否认输血史。无烟酒嗜好。患者已婚已育，家人健康，否认家族遗传病史。长期居住于日喀则地区，有牧区居住史和犬只接触史。

3. 体格检查

患者生命体征平稳，一般情况良好，心肺无特殊。皮肤及巩膜未见明显黄染。腹部平坦，右下腹见陈旧性手术瘢痕，愈合良好。腹式呼吸存在，无腹壁静脉曲张，未见肠型及蠕动波。腹软，全腹未触及异常包块。剑突下及左上腹深压痛，无反跳痛及肌紧张。肝、脾肋下未触及，墨菲征阴性。腹部叩诊呈鼓音。肝上界位于右锁骨中线第 5 肋间，肝区无叩痛，脾浊音区正常，胆囊区无叩痛，墨菲征阴性。移动性浊音阴性。肠鸣音 4 次 /min。腹部未闻及血管杂音及摩擦音。

二、诊疗过程

1. 入院后完善相关检查

血常规：白细胞计数（white blood cell count，WBC）4.2 × 10⁹/L，血红蛋白（hemoglobin，HGB）128 g/L，血小板计数（platelet count，PLT）152 × 10⁹/L，嗜

酸性粒细胞百分比（eosinophil%，EO%）2.7%，中性粒细胞百分比（neutrophil%，NE%）55.8%，C 反应蛋白（C-reactive proten，CRP）< 5 mg/L。生化检查：丙氨酸氨基转移酶（alanine transaminase，ALT）13.99 U/L，天冬氨酸氨基转移酶（aspartate transaminase，AST）22.91 U/L，白蛋白（albumin，ALB）35.3 g/L，总胆红素（total bilirubin，TBIL）9.68 μmol/L，肌酐（creatinine，Cr）51.79 μmol/L，淀粉酶 100.54 U/L。凝血功能和肿瘤标志物筛查正常。棘球蚴免疫检查（棘球蚴病特异性抗体检测）：阳性。术前感染筛查：乙型肝炎表面抗原（hepatitis B surface antigen，HBsAg）> 250 U/mL。心电图（24 h 动态心电图）：①窦性心律；②偶发室性期前收缩；③偶发房性期前收缩。胸部计算机断层扫描（computed tomography，CT）：①双肺多发实性微小结节，邻近胸膜增厚，左侧胸膜局部伴钙化，细支气管炎症改变？结核感染？请结合临床及实验室检查。②双肺上叶及右肺中叶内段纤维索条灶。③右肺下叶钙化灶。④主动脉管壁钙化。⑤扫及肝右叶囊性肿块，多系包囊虫；肝左外叶囊肿。腹部增强 CT：肝右叶囊性占位，多系肝囊型棘球蚴，与肝中静脉及门静脉右支分界欠清。肝脏多发囊肿。门静脉主干稍增粗。胰腺萎缩，胰头区主胰管结石，胰头区散在钙化灶，上述多系慢性胰腺炎，请结合临床。腹主动脉左旁淋巴结稍增大。腹主动脉壁及右侧髂血管壁散在钙化灶。右侧腹股沟疝。盆腔少许积液。腹部磁共振成像（magnetic resonance imaging，MRI）平扫：胰头区主胰管结石，主胰管迂曲扩张。胆囊及肝内外胆管未见明显异常。慢性胰腺炎。肝右叶囊性占位，多系肝囊型棘球蚴。肝左叶囊肿。腹主动脉左旁淋巴结稍增大。影像学检查见图 1-1。

2. 术前诊断

肝囊型棘球蚴病（WHO-IWGE 分型 CE2 型；XJHCRI 分型 T2D10.5C0 型）；慢性胰腺炎合并胰管结石；慢性乙型肝炎。肝囊型棘球蚴病的分型见表 1-1。

3. 手术规划

①患者棘球蚴病灶位于右肝裸区 7、8 段，体积较大，属于复杂肝棘球蚴病。患者合并乙型肝炎，且左肝体积较小，无法单纯选择右半肝切除手术。为了尽可能地保留更多功能性肝实质，同时实现病灶根治，为患者设计了肝脏裸区 7+8 段切除，而保留右肝 5、6 段区域的精准肝脏手术方案，以避免因为术后功能性肝体积不足而导致肝功能不全。②患者存在慢性胰腺炎、胰管结石，且因为结石诱发梗阻导致远端胰管明显扩张，与患者腹部疼痛不适的症状相符。棘球蚴病灶体积较大，但位置较深，埋在肝脏内部，一般不会引起明显的症状。而胰腺炎症和结石引起的梗阻则更有可能引起腹痛和消化不良表现。为一次性彻底解决患者病痛，故术中一并进行胰管切开取石＋胰管空肠侧侧吻合术（改良 Peustow 手术）。手术规划三维重建见图 1-2。

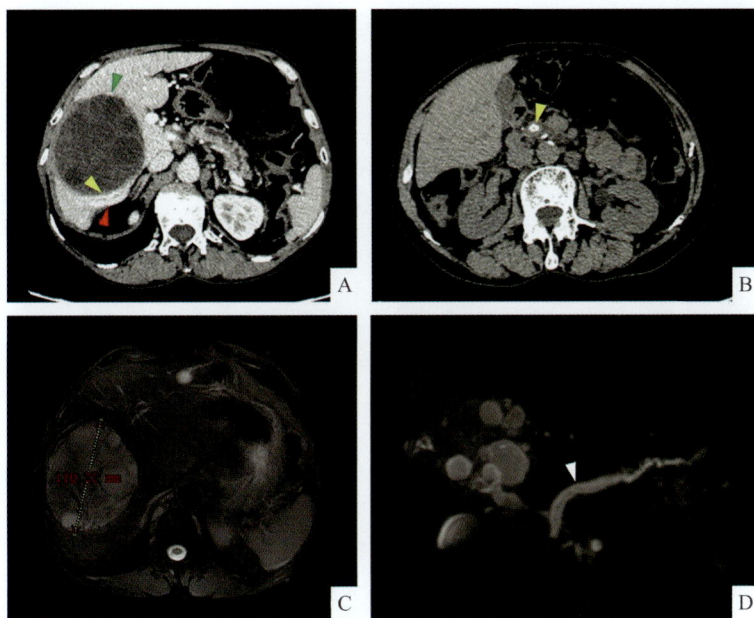

图 1-1　影像学检查

　　A：患者 CT 可见棘球蚴病灶压迫 S7、S8 肝蒂（分别为黄色箭头、绿色箭头）、右后下静脉（红色箭头）；B：患者 CT 图像可见胰管结石（黄色箭头）；C：患者 MRI 检查可见棘球蚴病灶直径约 11 cm，位于右肝棘球蚴囊内含大量子囊；D：患者 MRI 检查可见胰管（白色箭头）梗阻扩张表现。

表 1-1　肝囊型棘球蚴病的分型

类型与生物学特征	Gharbi 分型 T$_{I \sim VI}$	WHO-IWGE CE 1 ~ 5	XJHCRI T0 ~ 5Dn1, n2···C$_{o \sim f \sim r \sim i \sim b}$
性质待鉴别	—	CL（囊型病灶）	T0DnC0
有棘球蚴活力	I	CE1（单囊型）	T1DnC0
有棘球蚴活力	II	CE2（多子囊型）	T2DnC0
变性尚有活力	III	CE3a, CE3b（内囊塌陷型）	T3DnC0
无棘球蚴活力	IV	CE4（实变型）	T4DnC0
无棘球蚴活力	V	CE5（钙化型）	T5DnC0

　　注：Gharbi 为南美棘球蚴病专家；WHO-IWGE：世界卫生组织棘球蚴病专家工作组；XJHCRI：新疆维吾尔自治区棘球蚴病临床研究所；T：0 ~ 5 型对应相应 WHO 分型；D：平均直径（最大囊直径＋最小囊直径）/2；C：并发症，Co 无并发症，Cf 伴发烧，Cr 伴破裂，Ci 伴黄疸，Cb 伴胆瘘。"—"表示此项无。

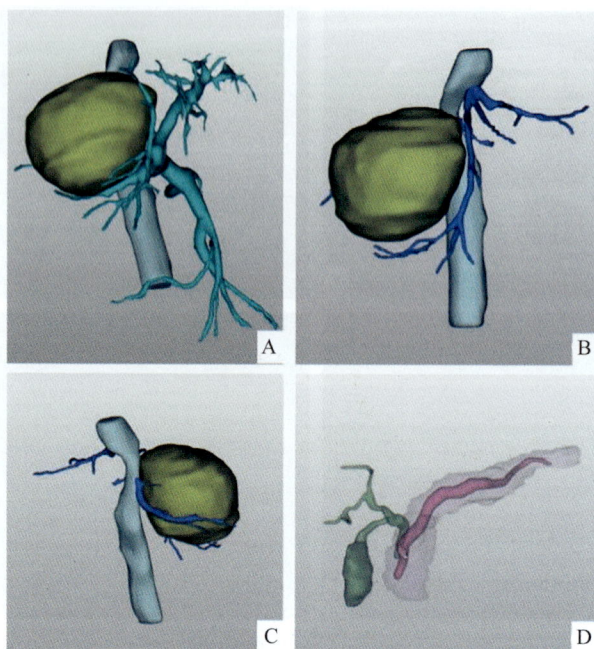

图1-2 手术规划三维重建

A：三维重建显示肝棘球蚴位于肝脏裸区，压迫右侧肝蒂，与S7、8肝蒂关系密切；B：三维重建显示棘球蚴病灶挤压肝中静脉；C：三维重建显示棘球蚴病灶压迫右后下静脉；D：三维重建显示胰胆管结构，胰头部胰管内结石，继发胰管梗阻扩张。

4. 术中情况

上腹部反"L"切口入腹；探查腹腔无种植转移结节或播散棘球蚴病灶，胆囊形态正常；安置腹腔框架拉钩；游离右肝，将右肝抬起向左侧翻转；超声探查肝脏内部，未见其他病灶，左肝囊性占位再次确认为肝囊肿。按超声标记病灶边缘及手术预切线。S7、S8段肝蒂与棘球蚴病灶关系密切，病灶内侧缘紧邻肝中静脉，严重压迫肝右后下静脉；按预定计划拟行肝裸区棘球蚴病灶根治性切除术；肝门预置阻断带，Pringle法阻断肝门血流，阻断15 min开放5 min；以钳榨法沿标记切割线切入肝实质，1 mm以上脉管结构均丝线结扎；以单极电凝和双极电凝进行止血处理；至靠近棘球蚴病灶外囊结构，结扎离断发向棘球蚴病灶的脉管结构，剥除外囊；可见S8肝蒂和S7肝蒂与棘球蚴病灶关系密切，结扎离断两支发向肝脏裸区的主干格利森结构；至肝实质背侧，可见肝右后下静脉受棘球蚴压迫延展，粘连紧密，无法保留，故在肝实质内和根部两次离断右后下静脉，受棘球蚴病灶累及区域留在标本侧；完整根治性切除棘球蚴病灶及裸区S7+8段肝脏组织。完成肝脏区域手术后开始胰腺区域手术。打开胃结肠韧带，显露胰腺；超声定位胰管结构，以1 mL空针穿刺胰管，抽出透明无色胰液；沿穿刺针方向切开胰管；沿胰管长轴纵向剖开，充分显露主胰管结构，去除部分表面胰腺组织；胆道镜置入胰管内探查两端，并以取石网篮取出结石，后再次探查未见结石残留；距离十二指肠悬韧带 15 cm 处切断空肠，行结肠后胰管 - 空肠 Roux-en-Y 侧侧吻合（4-0 普理灵缝线），肠肠吻合口距离胰肠吻合口 50 cm；关闭肠系膜孔。再次检查全部术野，确认无活动性出血、漏等；留置膈下（肝断面）、文氏孔、胰肠吻合口旁引流管；关腹。手术过程顺利，手术时间 7 h，术中出血 400 mL。术后患者返回 ICU。术中情况见图 1-3、图 1-4。

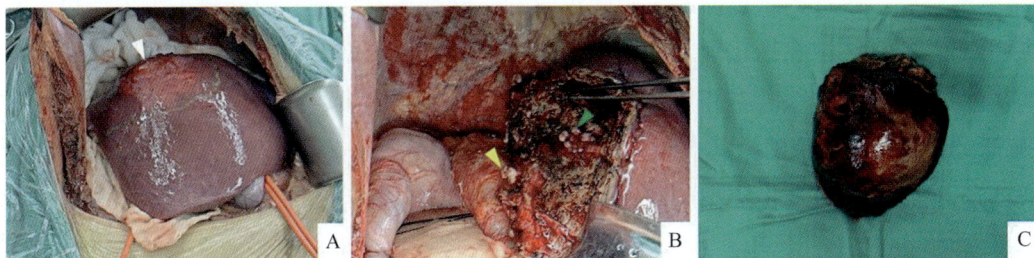

图 1-3　肝脏手术情况

A：安置框架拉钩，游离右肝，标记切割线，可见棘球蚴病灶结构（白色箭头）；B：病灶切除后肝断面情况，可见 S7、8 段肝蒂（分别为黄色箭头、绿色箭头）；C：手术标本。

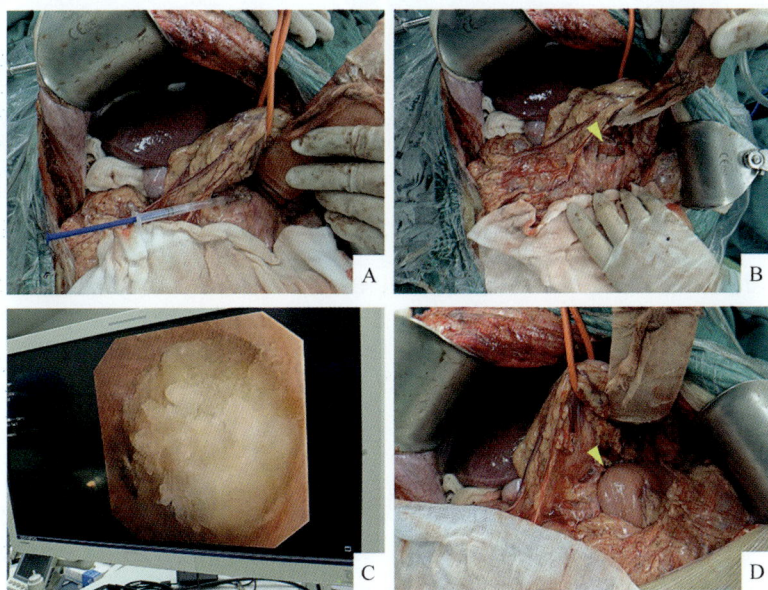

图 1-4　胰腺手术情况

A：超声定位穿刺胰管；B：胰管（黄色箭头）剖开；C：胆道镜下取出胰管结石（白色团块为胰管结石）；D：完成胰肠吻合（黄色箭头）。

5. 术后处理

术后给予保肝、生长抑素和对症支持治疗。患者术后 3 d 开始饮水，5 d 进流食，13d 出院。无并发症发生。术后 1 周复查化验结果，血常规：WBC 7.86×10^9/L，HGB 110g/L，PLT 214×10^9/L，EO% 1.8%，NE% 70.1%，CRP 29.02 mg/L。生化检查：ALT 24.62 U/L，AST 21.62 U/L，ALB 37.73 g/L，TBIL 14.8 μmol/L。胰肠吻合口旁引流液淀粉酶（术后第 2 天）：48.76 U/L。术后复查增强 CT："肝棘球蚴＋胰 - 肠吻合＋肠 - 肠吻合术后"，肝右叶局部缺如，术区积液、积气，胰 - 肠及肠 - 肠吻合处肠壁稍增厚，腹盆腔少量积液，腹膜炎改变。肝脏多发囊肿。门静脉主干稍增粗。胰腺萎缩，胰头区散在钙化灶，上述多系慢性胰腺炎，请结合临床。腹主动脉左旁淋巴结增大。腹主动脉壁及右侧髂血管壁散在钙化灶。右侧腹股沟疝。病理结果：①（肝棘球蚴）符合细粒棘球蚴病，周围肝组织显慢性炎症。②（胰腺组织）镜下为胰腺腺泡、导管，其内少许慢性炎症细胞浸润，请结合临床。术后为预防棘球蚴病复发予以口服阿苯达唑（6 ~ 12 个月），并建议每 3 ~ 6 个月复查。术后复查 CT 图像见图 1-5。

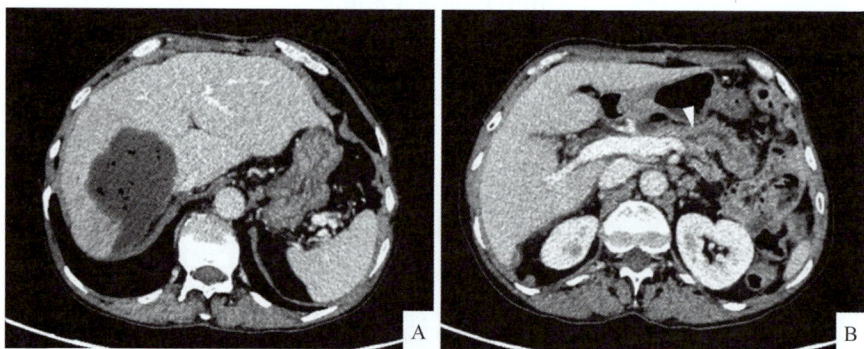

图 1-5　术后复查 CT 图像

A：术后增强 CT 显示肝脏裸区切除术后改变；B：术后增强 CT 显示胰肠吻合口（白色箭头）。

三、讨论总结

本患者棘球蚴囊肿局限在一个肝段或肝叶内，为肝叶段切除术适应证。尽管囊肿巨大、操作空间相对窄小，但使用反"L"切口和框架拉钩可以很好地显露术野，同时大部分囊壁与肝实质之间存在"潜在间隙"，故部分囊壁可以进行外囊剥除，为其适应证。肝裸区棘球蚴病根治性切除手术，切除受棘球蚴病灶累及的 S7+8 区域，部分外囊通过剥除的方式进行分离。本手术为根治性切除手术，避免了外囊残留可能继发的棘球蚴病复发或胆漏等并发症。患者 7、8 段肝蒂和右后下静脉与棘球蚴病灶关系密切，无法分离，若强行剥除反而可能引起出血、胆漏等情况，故需把受累脉管结构一并切除。因此无法保留 S7、8 肝实质结构，且右后下静脉进行 2 次离断。

慢性胰腺炎通常由于长期饮酒、胰管结石、胆道疾病、高脂血症、高钙血症、自身免疫性疾病或急性胰腺炎等原因诱发，同时吸烟也可能增加其发病风险。慢性胰腺炎的主要表现为腹痛、消化不良、饱胀、嗳气和腹泻等症状。戒烟戒酒，调整饮食结构，避免高脂饮食是避免发生和治疗慢性胰腺炎的重要方式。当胰腺慢性炎症或胰管结石导致胰管明显梗阻、扩张，胰管高压引起较为严重的临床症状时，存在手术适应证，可采取手术治疗，其目的在于解除胰管梗阻，缓解疼痛症状。胰管直径达到 5 mm 以上，适合进行引流手术。

肝脏裸区 7+8 段切除手术，改良 Peustow 手术，肝脏胰腺联合手术，均首次在拉萨市人民医院开展，一台手术同时填补 3 项空白。

（马建明　陈永智　刘　卫　丹　拉　汤　睿）

参考文献

[1] 中国医师协会外科医师分会包虫病外科专业委员会 . 肝两型包虫病诊断与治疗专家共识（2019 版）[J]. 中华消化外科杂志 , 2019, 18(8): 711-721.

[2] 董家鸿 . 精准肝脏外科学 [M]. 北京 : 清华大学出版社 , 2020.

[3] 中国医师协会胰腺病专业委员会慢性胰腺炎专委会 . 慢性胰腺炎诊治指南（2018, 广州）[J]. 胃肠病学和肝病学杂志 , 2018, 27(12): 1321-1328.

病例 2

肝外胆管癌中段胆管节段性根治切除术

一、病历摘要

1. 基本情况

患者男性，73 岁，藏族，墨竹工卡县人。主因"间断性上腹痛 1 年，加重伴肤目黄染 4 d"入院。患者于 1 年前无明显诱因出现上腹间断疼痛，疼痛向腰背部放射，偶伴恶心、呕吐不适，呕吐物呈水样，吐后腹痛症状无明显缓解。自行服用助消化药物对症治疗，腹痛可缓解。无腹泻及里急后重感。4 d 前患者再次出现上述症状，并出现皮肤及巩膜黄染。至当地医院就诊，行腹部彩超检查提示：肝内胆管及胆总管扩张；胆囊壁增厚、水肿；胆囊腔内异常回声，考虑：胆囊炎？胆汁淤积可能；胆总管下段等回声区，性质待定。遂就诊于拉萨市人民医院急诊科，完善磁共振胰胆管成像（magnetic resonance cholangiopancreatography，MRCP）检查提示：肝总管 - 胆总管交界处占位，考虑肿瘤性质待定，继发肝内外胆管扩张；胆囊稍增大，壁增厚，胆囊内稍低信号影填充，泥沙样结石？肿瘤？左肾囊肿。故以"胆管占位待查"收入我科。

2. 既往史和个人史

患者 10 年前因阑尾炎行阑尾切除术。否认高血压、糖尿病、心脏病病史，否认高血脂、脑卒中史，否认结核、肝炎等传染病史，否认外伤史，否认精神病史。预防接种史不详。否认药物、食物过敏史，无输血史。长期居住于原籍，无疫区疫水接触史。无吸烟嗜好，饮酒史 2 年，偶有少量饮酒，否认粉尘、放射性物质接触史，否认冶游史。

3. 体格检查

患者生命体征平稳，一般情况可，营养状态一般。全身皮肤黄染，巩膜黄染。心肺无特殊。腹部平坦，无腹壁静脉曲张，未见肠型及蠕动波。腹软，上腹部散在压痛，以剑突下疼痛为著。无反跳痛及肌紧张。全腹未触及包块。肝、脾肋下未触及，墨菲征可疑阳性。腹部叩诊呈鼓音。肝上界位于右锁骨中线第 5 肋间，肝区无叩痛。移动性浊音阴性。肠鸣音正常，约 4 次 /min。腹部未闻及血管杂音及摩擦音。

二、诊疗过程

1. 入院后完善相关检查

血常规：WBC 5.83×10^9/L，NE% 54.90%，HGB 152.00 g/L，PLT 199.00×10^9/L。生化检查：ALT 113.24 U/L，AST 88.82 U/L，ALB 33.87 g/L，TBIL 162.75 μmol/L，直接胆红素（direct bilirubin，DBIL）124.83 μmol/L，γ- 谷氨酰转移酶（gamma glutamyltransferase，GGT）531.48 U/L，Cr 61.04 μmol/L。肿瘤标志物：癌胚抗原（carcinoembryonic antigen，CEA）1.78 ng/mL，糖类抗原 19-9（carbohydrate antigen 19-9，CA19-9）99.43 U/mL，甲胎蛋白（alpha fetoprotein，AFP）1.38 ng/mL。凝血功能：凝血酶原时间 12.60 s，纤维蛋白原 3.07 g/L，凝血酶时间测定 18.30 s，D- 二聚体（D-dimer，D-D）0.49 mg/L。感染标志物筛查阴性。心脏彩超：①各房室腔内径正常，室间隔、左室后壁厚度正常，静息状态下室壁活动幅度未见明显异常；②各瓣膜形态、活动未见异常，彩色多普勒示各瓣膜未见明显反流，脉冲多普勒示舒张期二尖瓣口血流频谱 A 峰＞ E 峰；③左室松弛性下降。腹部增强 CT：扫及肝内胆管广泛性扩张，局部呈软藤样改变，肝总管扩张为著，管径约 2.3 cm，胆总管中段管腔内见 2.4 cm×2.6 cm 小片状软组织密度影，管腔阻塞，其下段胆总管管径约 0.7 cm，胰管轻度扩张，增强扫描示胆总管内占位明显强化，强化后边界清楚，胆管壁受累并外壁毛糙，周围脂肪间隙未见明显受累，门脉未见受累，周围间隙及韧带边缘未见明显肿大淋巴结；提示：胆总管上段管腔内占位考虑肿瘤性病变，胆管癌（T2aN0M0）可能，肝内外胆管扩张，胰管轻度扩张，目前未见明显肝脏、门脉等转移受累，请结合临床及 MRI 检查；肝内钙化灶；胆囊考虑胆汁淤积；双肾考虑囊肿；腰椎退行性变，腰椎及骨盆局部骨质疏松，呈囊状、片状低密度影，考虑退变所致；前列腺钙化灶。MRCP：肝内外胆管、胆囊及胰管显示，肝内胆管扩张，腔内未见异常信号；肝外胆管较大直径约 2.2 cm，肝总管 - 胆总管交界处壁不均匀增厚，管腔变窄；胆囊稍增大，壁增厚，腔内可见片状稍低信号影填充；胰管未见扩张。提示：肝总管 - 胆总管交界处占位，考虑肿瘤性病变，继发肝内外胆管扩张；胆囊稍增大，壁增厚，胆囊内稍低信号影填充，泥沙样结石？肿瘤？建议进一步检查。左肾囊肿扫及部分腰椎椎体斑片状稍高信号，终板炎？其他？请结合腰椎检查。影像学检查见图 1-6。

2. 术前诊断

梗阻性黄疸，远端胆管癌（T2aN0M0）；低蛋白血症；左肾囊肿。

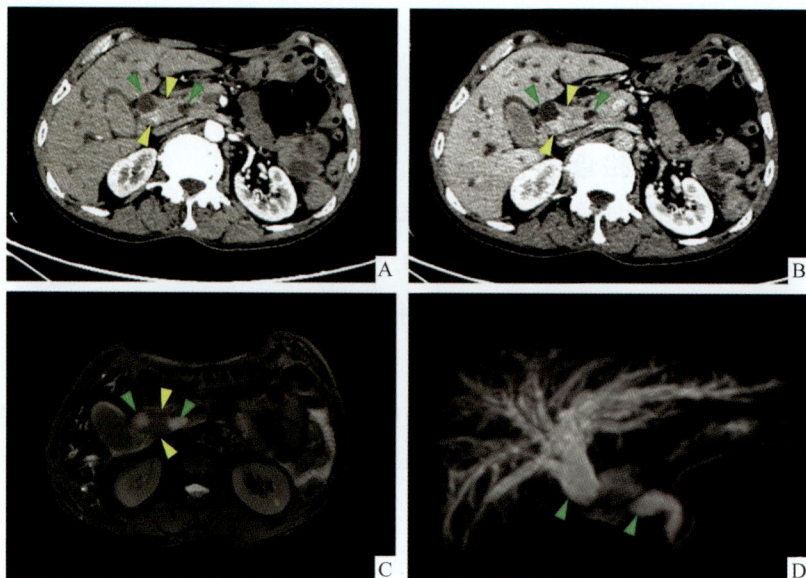

图 1-6 影像学检查

A：患者增强 CT 动脉期，肝内胆管扩张，肿瘤位于胆管中段，两侧可见胆管结构，未见动脉受累；B：患者增强 CT 门静脉期，未见门静脉受累表现；C：患者 MRI 检查肿瘤及两侧胆管结构；D：MRCP 胆管 MIP 图像，可见胆管中段充盈缺损及两侧胆管结构（黄色箭头所示为肿瘤，绿色箭头所示为肿瘤两侧胆管结构）。

3. 手术规划

患者肝外胆管癌，肿瘤位于胆管中段，距离胆管末端和左右肝管分叉距离均较远，影像测量间隔均在 1 cm 以上，故仅切除中段胆管预计可实现胆管切缘阴性，达到根治目的。患者高龄，营养状态一般，除术中回报切缘阳性外，一般不适宜接受创伤过大的手术，故暂不优先选择联合胰十二指肠切除，手术规划三维重建见图 1-7。

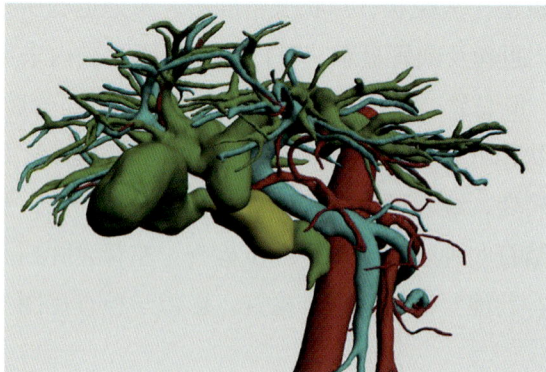

图 1-7 三维重建示意图

三维重建示意图显示肿瘤（黄色）与胆管（绿色）、肝动脉（红色）、门静脉（蓝色）的解剖关系。

4. 术中情况

上腹部反"L"切口入腹；探查腹腔无种植转移结节或其他病灶，肝脏淤胆表现，胆囊肿大；安置腹腔框架拉钩；Krocher 切口游离胰头十二指肠，清扫 13 组淋巴结；结扎、离断胃右动静脉，切断十二指肠上缘小血管，打开小网膜囊；沿十二指肠后壁、胰腺表面清扫并解剖显露胆总管；将胆总管分离至胰腺段进行离断（留取远端切缘），远端以 4-0 普理灵缝线连续缝扎，近端以可吸收线缝扎；骨骼化肝总动脉，清扫 8 组淋巴结；解剖肝十二指肠韧带，清扫 12 组淋巴结，于胃右动脉根部予以缝扎离断，骨骼化肝动脉（包括肝固有动脉和左、右肝动脉）和门静脉（至左右支分叉），向头侧分离胆管；于根部结扎、离断胆囊动脉；将胆囊自胆囊床剥离；将胆管分离至肝总管靠近左右肝管分叉处，予以离断（留取近端切缘）；确认肝内胆管形态，行肝管-空肠 Roux-en-Y 吻合（结肠后），肠肠吻合口距离胆肠吻合口 50 cm；关闭系膜孔；留置胆肠吻合口前、后引流管；关腹。手术时间 3.5 h，术中出血 30 mL。术后患者返回 ICU。术中情况见图 1-8。

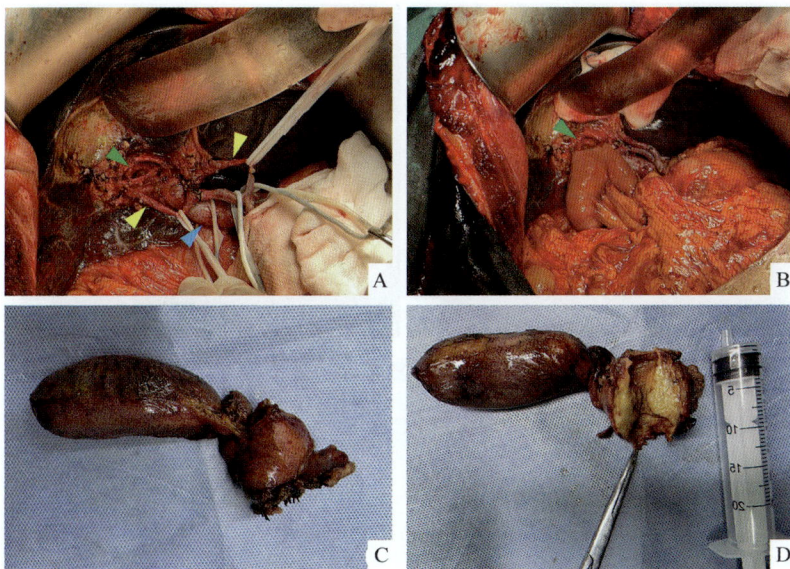

图 1-8　术中情况

A：清扫淋巴结、切除肝外胆管后术野，可见骨骼化的肝动脉（黄色箭头）、门静脉（蓝色箭头）和胆管开口（绿色箭头）；B：行肝管-空肠 Roux-en-Y 吻合，可见胆肠吻合口（绿色箭头）；C：手术标本，可见胆囊及肝外胆管；D：肝外胆管剖开可见肿物。

5. 术后处理

术后给予保肝、解痉、利胆等对症处理。术后第 3 天饮水，第 5 天开始逐渐恢复饮食，第 11 天出院。无并发症发生。术后 1 周复查，血常规：WBC 6.90×10^9/L，

NE% 65.70%，HGB 111.00 g/L，PLT 297.00×10^9/L。生化检查：ALT 69.58 U/L，AST 72.74 U/L，ALB 30.53 g/L，TBIL 93.93 μmol/L，DBIL 69.89 μmol/L，GGT 69.30 U/L，Cr 50.60 μmol/L。凝血功能：凝血酶原时间 11.30 s，纤维蛋白原 2.90 g/L，凝血酶时间测定 17.00 s，D-D 7.13 mg/L。增强 CT：胆囊切除术 + 胆总管占位切除术 + 肝门 - 空肠吻合术 + 腹腔粘连松解术 + 腹腔引流术后示前腹壁瘢痕，腹腔散在游离积气及积液；肝内胆管及左右肝管轻度扩张，肝总管与局部空肠吻合，见线性高密度影；胆囊摘除；肝内钙化灶；双肾考虑囊肿。术后病理结果：①（胆囊 + 胆管占位 +12 组、13 组淋巴结）高分化管状腺癌；侵及浆膜下；未见明确神经、脉管内癌栓；胆囊显慢性炎（肿物大小 2.5 cm×1.5 cm×1.0 cm）。②（胆管上切缘）未见明确癌累及。③（胆管下切缘）可见胆管上皮轻 - 中度不典型增生，未见明显癌累及。④（8 组、12 组淋巴结）查见 7 枚淋巴结，均未见癌转移（0/7）。肿瘤分期：pT3N0Mx（AJCC 第八版）。嘱患者术后 1 个月门诊复查，并就诊肿瘤科指导下一步治疗。此后每半年门诊复查。术后复查 CT 图像见图 1-9。

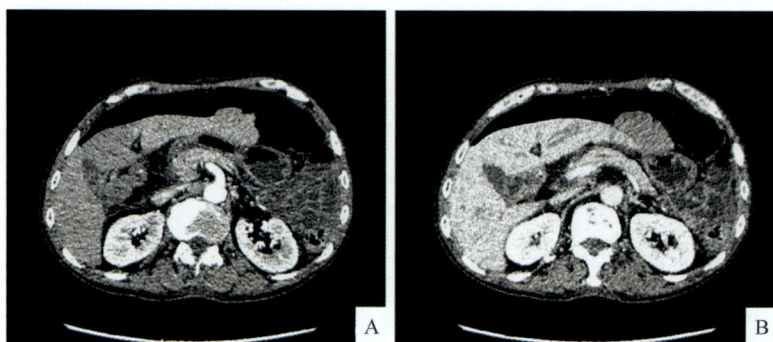

图 1-9 术后复查 CT 图像

A：术后增强 CT 动脉期图像；B：术后增强 CT 门脉期图像。

三、讨论总结

　　肝外胆管癌是一种起源于肝外胆道系统的原发性恶性肿瘤，目前手术切除是胆管癌患者获得长期生存的唯一途径。但扩大肝外胆管切除术（如联合肝切除或胰十二指肠切除术）导致损伤较大，易造成术后肝衰竭、胆漏、胰瘘等严重并发症，老年和一般状况差的患者发生这些严重并发症的风险更高。肝外胆管癌中段胆管节段性根治切除术的适应证为胆管癌仅通过肝外胆管切除（+ 胆囊切除）就可以获得根治性治疗的情况，例如发生在胆总管中段至左右肝管汇合部以下的局限性肿瘤。高龄、肝功能不良等预计不能耐受大范围肝切除的病例也是本术式的相对适应证。应结合病变进展程度、根治性、术后生活质量等情况综合考虑决定手术方式。

为确保病变的根治性切除，必须保证胆管两端的切缘无病变残留，并彻底清扫区域淋巴结，同时对肝十二指肠韧带血管进行骨骼化。胆管的上端与肝脏相连，下端则与胰腺十二指肠相接。对该患者而言，虽然扩大切除手术能更有效地确保阴性切缘，但需切除更多器官，且伴随较高的并发症风险。鉴于患者高龄以及长期疾病导致的身体状况一般，通过三维重建和精准评估，术前决定可采用中段胆管节段性根治切除术。手术计划包括胆管上端切除至左右肝管汇合部，远端切除至胆总管胰腺段区域，并清扫相应的淋巴结。此方案在尽可能保留其他器官的前提下，采取限制性切除节段性病变胆管，确保胆管占位彻底切除无病变残留，同时避免了过大的手术创伤。临床研究表明，节段性胆管切除相较于扩大手术，具有手术时间更短、出血量更少、并发症更轻的优势。

该例手术是拉萨市人民医院完成的首例肝外胆管癌中段胆管节段性根治切除术。该手术成功体现了精准外科病灶清除、脏器保护和损伤控制 3 个要素的平衡。

（晏琪富　扎西云旦　格桑旦达　宋健卫　汤　睿）

参考文献

［1］中国抗癌协会. 远端胆管癌规范化诊治专家共识（2017）[J]. 中华肝胆外科杂志, 2018, 24(1): 1-8.

［2］卢灿亮，钱叶本，张超. 十二指肠上段远端胆管癌与 Bismuth-Corlette Ⅰ型肝门部胆管癌手术治疗的比较研究 [J]. 中华普通外科杂志, 2023, 38(2): 123-127.

［3］AKITA M, AJIKI T, UENO K, et al. Benefits and limitations of middle bile duct segmental resection for extrahepatic cholangiocarcinoma[J]. Hepatobiliary Pancreat Dis Int, 2020, 19(2): 147-152.

病例 3

肝棘球蚴病行联合部分心脏切除的劈离式肝移植术

一、病历摘要

1. 基本情况

患者男性，青年，藏族，主因"肝棘球蚴术后 9 年，黄疸 5 个月余"入院。患者 9 年前诊断肝棘球蚴病，于当地医院行"肝棘球蚴切除术"，2 年前复查影像学检查示肝棘球蚴复发，遂于当地医院行"肝左叶 + 胆囊切除 + 胆总管探查 T 管引流术"。5 个月前患者出现皮肤、巩膜黄染伴皮肤瘙痒，复查肝功能示 TBIL 281.7 μmol/L，DBIL 196.9 μmol/L，考虑梗阻性黄疸，棘球蚴复发，行右肝经皮经肝胆管穿刺引流（percutaneous transhepatic cholangial drainage，PTCD），术后胆红素下降不理想，考虑为肝细胞性黄疸，行血浆置换治疗（共 8 次），治疗效果不佳，胆红素升高至 367.65 μmol/L。转入上级医院进一步治疗，行"内镜下逆行胆管引流"（endoscopic retrograde biliary drainage，ERBD），于胆总管置入 1 枚支架。支架置入后患者出现发热、寒战，最高体温达 38.9℃，黄疸症状加重，拉萨市人民医院诊断为"胆总管重度狭窄合并急性化脓性胆管炎"，给予保守治疗后感染好转，建议行肝移植术。患者为行肝移植术转诊至北京清华长庚医院。

2. 既往史和个人史

既往 20 年前患者因"急性阑尾炎"至当地医院行"阑尾切除 + 肠粘连松解术"，手术顺利，术后恢复可。5 年前诊断为"乙型肝炎大三阳"，规律服用富马酸丙酸替诺福韦片 25 mg qn，5 个月前加用恩替卡韦分散片 0.5 mg qn，未规律复查病毒载量。否认烟酒嗜好，有牧区居住史。

3. 体格检查

体温 36.6℃，脉搏 70 次 /min，呼吸 20 次 /min，血压 104/56 mmHg。腹部平坦，未见胃、肠型及蠕动波，未见腹壁静脉曲张。腹部正中可见反"L"陈旧切口，长约 25 cm，周围可见缝线拆除瘢痕。右下腹季肋区脐旁 5 cm 处可见 PTCD 管固定在位，周围敷料覆盖，管口无明显红肿、渗出，引流出暗绿色液体。腹部未闻及血管杂音，肠鸣音 4 次 /min。腹软，全腹无压痛、反跳痛及肌紧张，全腹未触及包块，墨菲征（-），肝脾肋下未触及，肝肾区叩痛（-）。腹部叩诊鼓音，移动性浊音（-）。

二、诊疗过程

1. 入院后完善相关检查

胸部 CT 示：右肺实性结节，考虑良性，两侧部分胸膜略厚。肺功能：①轻度限制性通气功能障碍；②肺通气储备功能正常；③小气道功能正常；④肺弥散功能正常；⑤肺残气量占肺总量百分比重度升高。动态心电图：①窦性心律（总心搏数 113 200 次；平均心率 80 次 /min，最慢心率 53 次 /min，发生于 02：41，最快心率 122 次 /min，发生于 17：00）；②心率快时，可见 T 波改变。超声心动图：三尖瓣少量反流，估测肺动脉收缩压正常范围，右室整体收缩功能正常范围。普美显 MRI：PTCD 置管术后，肝棘球蚴切除术、胆囊切除术后改变，残肝内、肝切缘旁及左膈下病变，考虑肝棘球蚴病残留或复发，双肾微小囊肿。腹部计算机体层成像血管造影（computed tomography angiography，CTA）：PTCD 置管术后、胆总管置管术后，肝棘球蚴切除术、胆囊切除术后改变，残肝边缘及左膈下病变，考虑肝棘球蚴病残留或复发，肝脏低密度灶，小囊肿可能大，下腔静脉近右心房处狭窄，受侵不除外。影像学检查见图 1-10。

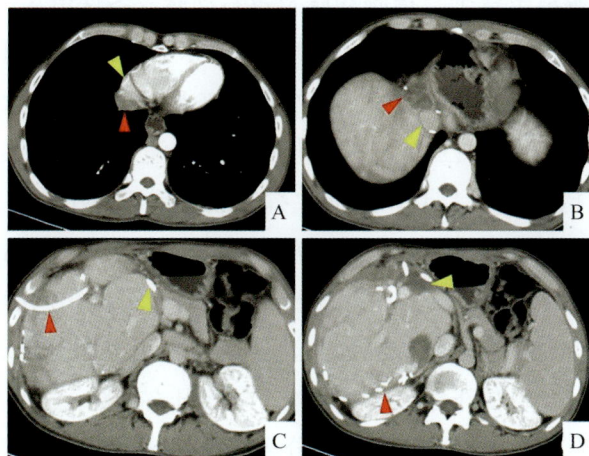

图 1-10　术前增强 CT 示肝脏棘球蚴病变情况

A：患者 CT 可见棘球蚴病灶侵犯右侧心房（黄色箭头为右心房，红色箭头为棘球蚴病灶）；B：肝棘球蚴病灶紧贴下腔静脉长入心房（黄色箭头为下腔静脉，红色箭头为肝棘球蚴病灶）；C：肝内可见 PTCD 引流和胆总管内支架（红色箭头为 PTCD，黄色箭头为胆管支架）；D：肝脏硬化，肝门转位，肝脏周围可见既往手术痕迹，棘球蚴病灶侵犯第一肝门（黄色箭头为侵犯第一肝门的病灶，红色箭头为既往手术痕迹）。

2. 术前诊断

肝棘球蚴病：肝棘球蚴切除术后、肝左叶切除＋胆囊切除＋胆总管探查 T 管引流术后；梗阻性黄疸：慢性胆管炎、PTCD 穿刺置管术后、胆总管支架置入术后；肝门部胆管及胆总管上段中 - 重度狭窄，肝内胆管扩张；慢性乙型病毒性肝炎（乙型肝炎大三阳），乙型肝炎肝硬化，肝硬化失代偿期；脾大；阑尾术后。

3. 手术规划

患者为肝泡型棘球蚴复发、乙型肝炎肝硬化失代偿诊断明确，常规手术已无法达到根治效果，目前只有肝移植才能做到根治性手术治疗，患者存在手术指征，入院后经治疗，一般状态好转，症状得到有效控制，复查相关实验室检查未见手术绝对禁忌，可行肝移植手术治疗。考虑患者身材瘦小（体重指数 17.4 kg/m^2），且多次手术病史，腹腔空间较小，决定行劈离式肝移植（右三肝），患者棘球蚴病灶沿下腔静脉长入心包，侵犯右心房，请心脏外科联合手术行心房、心包联合切除，备体外循环。

4. 手术过程

同种异体原位右三叶肝移植术；心房及下腔肿物切除术。

供肝修整：修剪去供肝周围附着的膈肌及韧带，修整出第二肝门及下腔静脉；从门静脉背侧开始分开门静脉及胰腺，确认无门静脉后方走行的异位肝右动脉；从胰头断端找到胆总管，将其从胰腺内游离出至胰腺上缘；自胰腺上缘寻见肝总动脉，向远端继续沿肝总动脉游离至胃十二指肠动脉及胃右动脉，各保留 3 cm 后剪断；测漏后充分游离解剖第一肝门，沿链状韧带内侧劈开肝脏，小心结扎小胆管及血管，于左外叶动脉、门脉右支汇合入门脉主干处、左外叶胆道入口及肝左静脉汇合入下腔静脉处切断，将肝脏分为左外叶及右三叶，检查肝断面无渗漏，右三叶供肝称重 800 g。

病肝切除：取上腹反"L"切口入腹；探查腹腔后于胃小弯旁寻找第一肝门，游离出胆总管，于胆囊管与肝总管汇合部上方切开取出胆道支架，结扎离断断肝总管；于胰腺上缘游离出肝总动脉、肝固有动脉及肝右动脉；分离出门静脉，暂不离断。沿肝门部棘球蚴病灶向头侧游离，游离肝脏与膈肌间隙，可见部分棘球蚴病灶侵犯膈肌，予以膈肌部分切除。分离右肝与后腹膜粘连，显露肝右静脉汇入下腔静脉处，将右叶完全游离至下腔静脉右侧。进一步向头侧分离下腔静脉全程，可见棘球蚴病灶侵及肝上下腔静脉及下腔静脉旁膈肌，切开部分膈肌组织，棘球蚴病灶进入纵隔心包，侵犯右侧心房，将下腔静脉与腹膜后完全分离。阻断门静脉和肝上、肝下下腔静脉，紧靠肝脏离断血管，全肝离体。腹膜后止血，将门静脉与肝下下腔静脉进行搭桥分流，向上探查可见占位延伸至右心房开口处，常规正中胸骨切皮并胸骨锯锯开胸骨，充分止血后切开心包，上腔静脉及主动脉缝合体外循环插管荷包线湿备体外循环，心耳钳钳夹部分右心房，游离占位后充分切除，切缘使用普理灵线带垫片打结缝合，自切缘外侧横向切开右心房约 2.5 cm，取肝脏中健康下腔静脉连续缝合搭桥，探查吻合口未见明显狭窄及出血，体外循环荷包线予原位打结。

新肝植入：①取出下腔静脉内残余血栓，将供肝原位植入右上腹。以 4℃平衡液经门静脉行供肝灌注，4-0 普理灵缝线悬吊供肝与受体重建下腔静脉左右两角，连续缝合下腔静脉。转向肝下下腔静脉，拆除临时门体分流，三页钳夹闭供受体肝下下腔静脉，同样以 4-0 普理灵线连续缝合，后壁吻合完成后开放供肝下腔静脉，平衡液灌注至吻合完成，灌注量约 800 mL。下腔静脉吻合完成后开放，予以止血。②门静脉放血，取出血栓，探查受体门静脉内无明确残余血栓，血流好。同样利用三页钳夹闭供受体门静脉，切取冗长的供体及受体门静脉备用，修剪至合适长度。以 6-0 普理灵线连续对端吻合门静脉，吻合完成前以肝素盐水冲洗管腔，吻合完成后开放门静脉。肝脏颜色逐渐恢复红润，无明显血运不良区域，检查下腔静脉吻合口、门静脉吻合口及肝脏各韧带附着处有无渗血，予以缝扎、电凝等处理。③肝固有动脉管径约 4 mm，与供肝肝动脉直径相近，修剪合适的长度与角度、以 8-0 普理灵线连续对端吻合肝动脉，开放肝动脉，检查肝动脉有无渗血，予以缝扎，另可见供肝胆道内胆汁排泌良好。④切除供肝胆囊，受体胆总管炎症严重，修剪供受体胆道至合适的长度，且血运良好区域，对比胆道管径相符，缝扎胆道周围的胆管动脉，电凝小的渗血点，探查受体胆道至十二指肠通畅，冲洗净胆道内淤积的胆泥，以 6-0 聚对二氧环己酮可吸收缝线间断对端吻合胆道，并放置 8 号 T 管（图 1-11）。

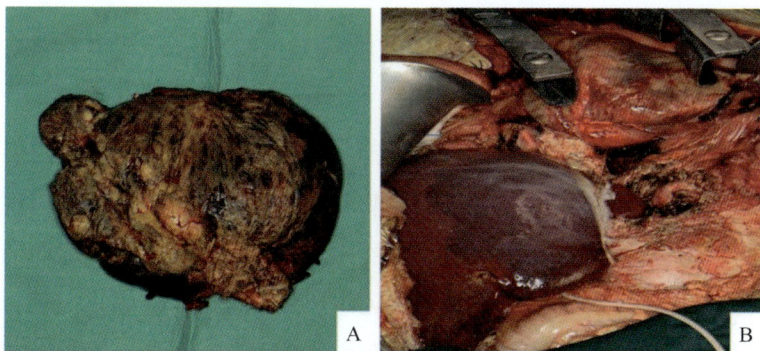

图 1-11　术后病理及新肝植入情况

A：切除肝脏及棘球蚴病灶；B：新肝植入腹腔后情况。

5. 术后处理及随访

手术时长 1181 min，失血量约 850 mL，输红细胞 4 U，血浆 800 mL。术后病理提示：（心房病灶）纤维组织中见多个凝固性坏死结节，坏死组织中见不规则分布的变性坏死虫体角皮层，坏死组织周围大量慢性炎症细胞浸润，并可见类上皮细胞反应，综上，结合临床，符合棘球蚴病。（病肝）肝组织结构破坏，可见大片凝固性坏死，坏死组织中见不规则分布的变性坏死虫体角皮层伴钙化，坏死组织周围类上皮细胞反应，大量淋巴细胞、浆细胞及嗜酸性粒细胞浸润，病变累及但未穿透肝脏被膜。周围肝组织小叶结构大致正常，部分肝细胞变性，部分肝细胞内淤胆伴毛细胆管胆栓形成，部分肝窦扩张，内少量急慢性炎症细胞浸润，汇管区小胆管增生，少许急慢性炎症细胞浸润，未见明确界面炎。免疫组织化学：CK7（胆管＋）、CK19（胆管＋）、CD68-P（组织细胞＋）。特殊染色：PAS（＋）、网染/Masson 示汇管区纤维组织增生。综上：结合临床，肝棘球蚴病。术后复查 CT 提示新肝脉管情况良好（图 1-12）。

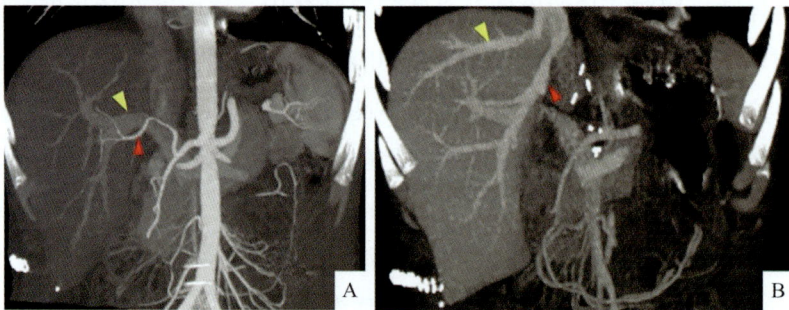

图 1-12　术后复查增强 CT- 肝脏脉管情况

A：可见肝右动脉和门静脉右支显影良好（黄色箭头为门脉右支，红色箭头为肝右动脉）；B：可见肝静脉显影良好（黄色箭头为肝右静脉，红色箭头为肝中静脉）。

三、讨论总结

目前，复发性泡型棘球蚴病患者的治疗仍以手术为主，其是否需要手术应根据患者的全身状况和占位的特征而定。复发性棘球蚴病进展缓慢、并发症出现较晚，因此对于年老体弱、占位较小且有钙化者，则暂不考虑手术治疗并给予定期随访；对无症状的中青年患者，如有较大的棘球蚴病灶应给予手术治疗，以免外伤破裂或产生其他严重的并发症；对于能耐受治疗的患者已经出现了腹痛、腹胀、消瘦等情况时，应当给予患者手术治疗；对于高龄或伴有其他严重心肺等病变的无症状复发患者，应采取较为保守的药物治疗方案，定期随访并积极治疗原发病。

对于复发性患者应尽量采用彻底的手术治疗方式，如肝棘球蚴外囊完整剥除术、肝部分切除术、离体肝切除、肝移植手术治疗等。

该患者既往多次手术病史，同时合并有乙型肝炎肝硬化，且棘球蚴病灶侵犯肝脏重要脉管结构，常规手术难以完成根治性切除，肝移植是该患者最佳治疗选择。患者棘球蚴病灶已沿下腔静脉长入心房。术中联合心外科开胸将部分心房切除重建，完全重新构建肝上下腔静脉和心房连接；同时该患者因体型较小，多次手术，腹腔容积有限而进行劈离式肝移植，手术难度巨大，但通过该手术患者同时解决了乙型肝炎和肝棘球蚴病的问题，从根本上达到了彻底治愈。

藏区患者中受泡型棘球蚴病困扰的患者非常多，部分患者病情极为复杂，常存在多次手术病史，受限于藏区医疗条件，此类患者预后不佳，生存期短。通过仔细筛查将此类患者甄别筛选转送至医疗条件较好的省市进行治疗，可有效提高此类患者的生存率，同时可将先进的医疗技术反馈给藏区，帮助藏区提高医疗水平。

（吴广东　李小军　李　昂　于里涵　赵洪强）

参考文献

［1］中国医师协会外科医师分会棘球蚴病外科专业委员会 . 肝两型棘球蚴病诊断与治疗专家共识 (2019 版)[J]. 中华消化外科杂志 , 2019, 18(8): 711-721.

［2］董家鸿 . 精准肝脏外科学 [M]. 北京 : 清华大学出版社 , 2020.

病例 4

腹腔镜下乙状结肠癌根治术

一、病历摘要

1. 基本情况

患者男性，76岁，藏族，长期居住于西藏拉萨市城关区（海拔约3680 m）。主诉：便后肛门肿物脱出10余年。患者10年前出现便后肛门肿物脱出，用手局部按摩后可回纳肛门内，脱出肿物逐渐增大，且伴有局部肛门坠胀感及疼痛不适。于拉萨市人民医院普外科（肛肠）就诊，诊断"混合痔"。因患者高龄，故建议患者进一步完善结肠镜检查，发现乙状结肠下段、直乙交接区上方有一肿块病变（活检提示，恶性肿瘤：腺癌）（图1-13），占据肠腔约1/2，距离肛缘约20.0 cm。

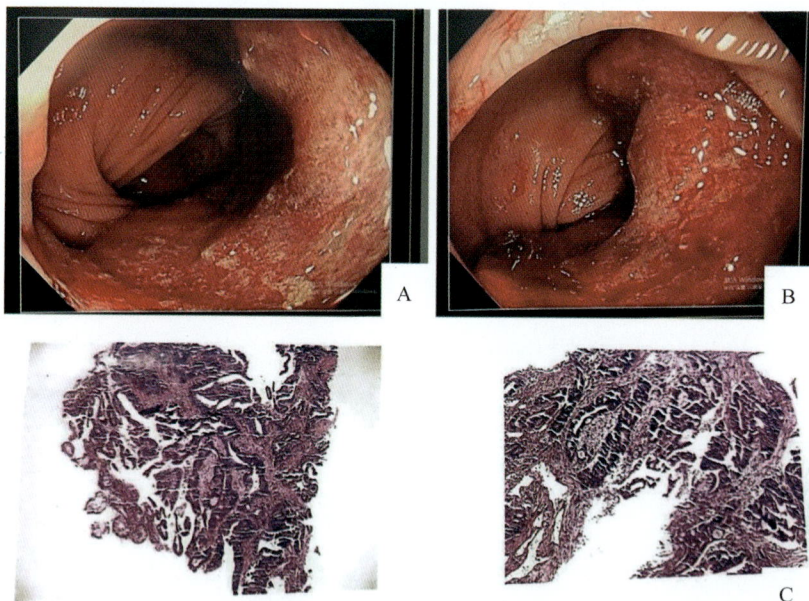

图 1-13 患者肠镜及病理活检

A：结肠镜下所见肿瘤病；B：结肠镜下所见肿瘤病变；C：内镜下病理活检：提示结肠腺癌。

2. 体格检查

全腹部平软，无触压痛及反跳痛；肛门局部检查见：肛门一周处可见肿物突出，黏膜外翻，截石位 1 点、5 点、7 点、11 点处可见大小不等的内痔痔核形成（图 1-14）。局部涂抹石蜡油后可回纳肛门内。行肛门指检时未触及包块、息肉等异常，退指指套未见血染，肛门括约肌收缩良好。因患者肛周局部疼痛，肛门镜检查未能实施。

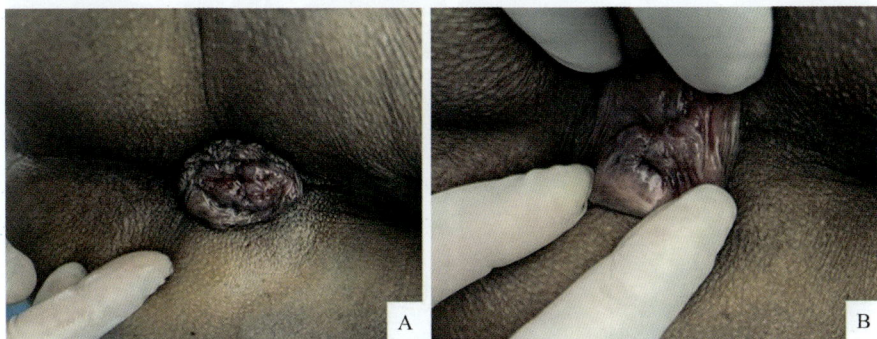

图 1-14　患者肛门专科查体

A：术前肛门口局部查体；B：肛缘外翻，使外痔区域外展后显示内痔情况。

二、诊疗过程

1. 入院后完善相关检查

肿瘤标志物：CEA 14.11 ng/mL；CA19-9 12.12 U/mL；AFP 1.34 ng/mL。血常规、肝肾功能、电解质、凝血功能无异常。心电图提示左心房增大；心脏彩超提示左室松弛型下降，左室射血分数 60%；胸部 CT 提示慢性支气管炎、肺气肿、双肺肺大疱。肺功能通气正常。腹部增强 CT：直、乙交界区上肠壁局部突起，直径约 0.7 cm，边缘毛糙，明显强化，局部累计浅肌层，浆膜面清晰，肠周脂肪间隙模糊，乙状结肠系膜淋巴结未见增大。考虑癌（T2N0M0），肝脏多发囊肿（图 1-15）。

2. 初步诊断

乙状结肠癌（cT2N0M0）腺癌；混合痔；肝囊肿。

3. 诊疗思路

入院后，肛肠组团队充分了解患者病史，结合其相关检查结果进行详细讨论后，根据肿瘤的位置、大小，该患者均符合实施经自然腔道内镜手术（natural orifice transluminal endoscopic surgery，NOSES）。由麻醉科医生评估实施全身麻醉后由我科专业团队联合内镜室团队医生实施双镜（腹腔镜 + 结肠镜）联合手术。

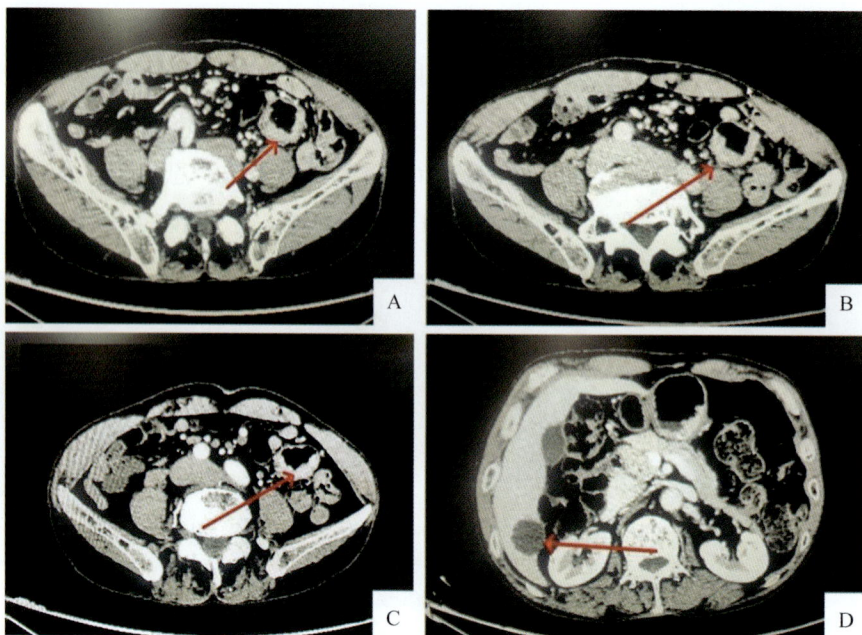

图 1-15 增强 CT

A：增强 CT 扫描下结肠肿瘤病变未累计浆膜层；B：不同层面下 CT 扫描病变区；C：不同层面下 CT 扫描病变区；D：CT 扫描下发现肝囊肿。

4. 手术方式

腹部无辅助切口经直肠拖出标本的腹腔镜下乙状结肠癌根治术（CRC-NOSES Ⅳ式）。具体手术过程：

成功麻醉后患者取改良截石位（头低脚高，右腿抬高 10°，左腿抬高 30°），用碘伏消毒术野并铺巾（图 1-16）。

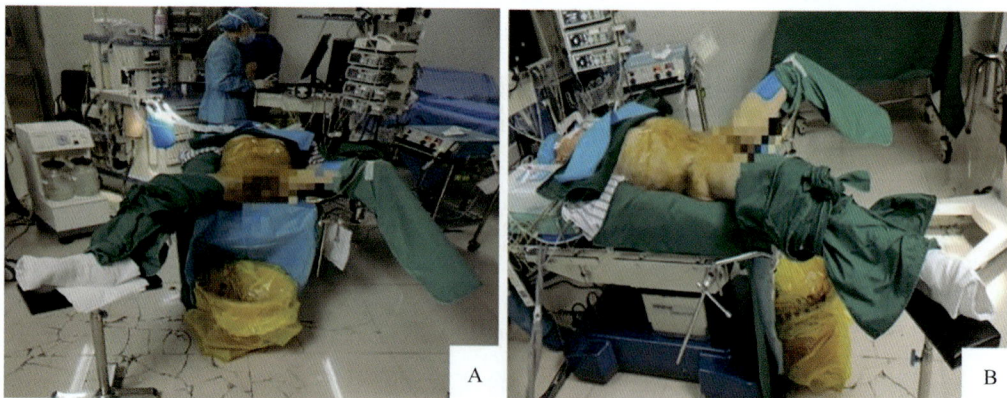

图 1-16 患者手术体位

A：改良截石位（前观）；B：改良截石位（侧观）。

戳卡的位置：①腹腔镜镜头戳卡位于肚脐上缘，选择 10 mm 戳卡；②主刀主操作孔位于右髂前上棘与肚脐连线中外 1/3 点偏上，选择 12 mm 戳卡；③主刀辅助操作孔位于右腹直肌旁，平或偏上肚脐处，选择 5 mm 戳卡；④助手操作孔位于左髂前上棘与肚脐连线中外 1/3 点偏上，选择 5 mm 戳卡；⑤助手另一操作孔位于左腹直肌旁，平或偏上肚脐处，选择 10 mm 戳卡（图 1-17）。

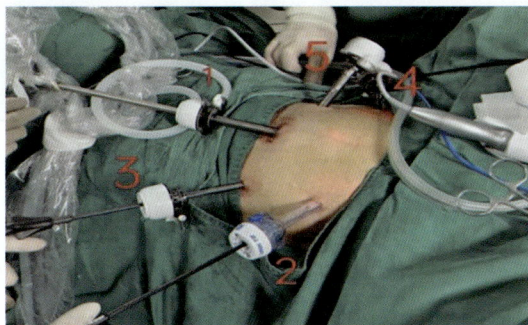

图 1-17 患者手术腹部戳卡位置

1：观察孔；2：主操作孔；3：主辅助孔；4：辅助操作孔；5：辅助操作孔。

在腹腔镜监视下整体探查肝脏、胆囊、胃、脾脏、大网膜、结肠、小肠及盆腔表面无肿瘤转移种植及其他病变。

联合电子结肠镜下判断肿瘤的位置并予以塑料夹定位标记（图 1-18）。

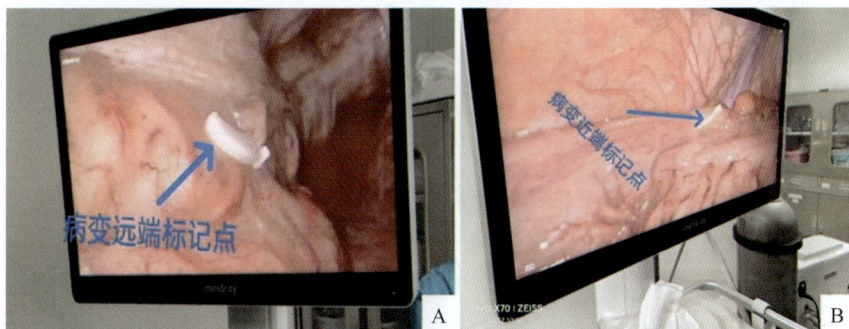

图 1-18 患者结肠镜下肿瘤定位标记

A：手术开始前在结肠镜下定位病变区，用塑料夹标记远端；B：手术开始前在结肠镜下定位病变区，用塑料夹标记近端。

解剖与分离：首先调整体位，将患者置于头低足高，向右 15°～ 20° 切斜。将大网膜翻至横结肠上方。将小肠及肠系膜轻柔翻至右侧，显露右侧结肠系膜、屈氏韧带及骶骨岬。

第一刀切入点：在骶骨岬下方约 4 cm 处用超声刀切开系膜，沿着骶前间隙走行，可见白色蜂窝状组织间隙（Toldt 间隙）（图 1-19）。

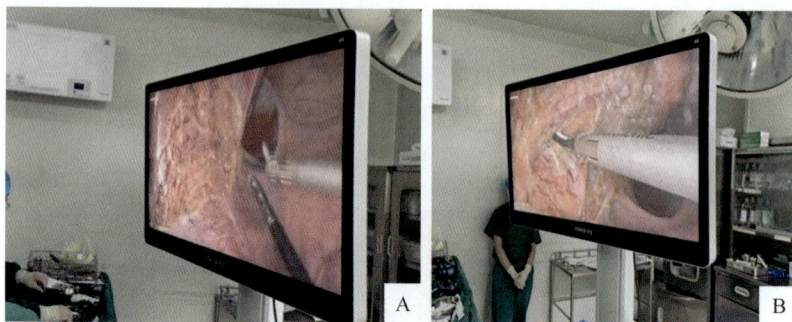

图 1-19　患者手术时第一刀切入点

A：手术开始，从骶骨岬下 4 cm 左右行第一刀；B：沿 Toldt 间隙分离。

肠系膜下动静脉根部的游离与离断：沿 Toldt 间隙向上左侧分离，沿乙状结肠系膜与回肠系膜分界线逐层向肠系膜下动脉根部游离，游离过程中可见左侧输尿管走行及蠕动。将纱布条置于肠系膜下动脉根部后方，起保护和指示作用。在乙状结肠系膜无血管去后方可见纱布。然后在肠系膜下动脉根部预切定线清扫淋巴脂肪组织，并与根部结扎肠系膜下动脉。继续向左侧分离，翻转系膜可见肠系膜下静脉走行，显露肠系膜下静脉后结扎切断该血管（图 1-20）。

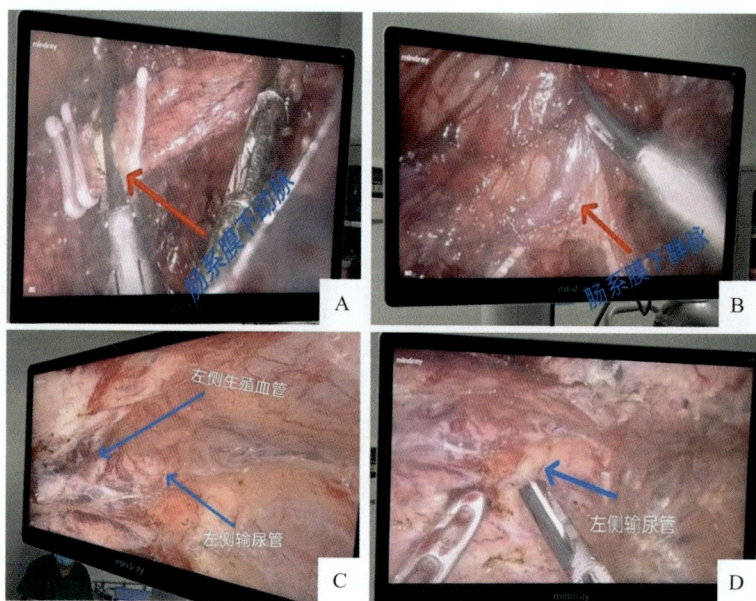

图 1-20　术中重要解剖

A：游离解剖出肠系膜下动脉；B：游离解剖出肠系膜下静脉；C：游离解剖出左侧输尿管及左侧生殖血管；D：裸化左侧输尿管。

直肠上段系膜游离：提起肿瘤边缘系膜，直肠系膜远端需游离至肿瘤下方5 cm处。沿直肠上段外侧向下打开腹膜，充分游离后壁，游离过程中需保护下腹下神经和骶前血管（图1-21）。

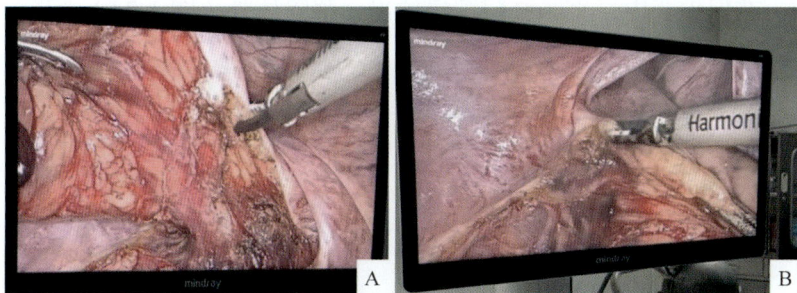

图1-21 游离直肠系膜

A：游离右侧直肠系膜；B：游离左侧直肠系膜。

乙状结肠外侧及直肠乙状结肠的游离：将纱布条垫于游离的肠系膜后方，将肿瘤肠管翻向右侧。打开乙状结肠外侧粘连，沿Toldt筋膜分离，需保护输尿管及生殖血管。向下在直肠左侧游离至与右侧同一水平（图1-22）。

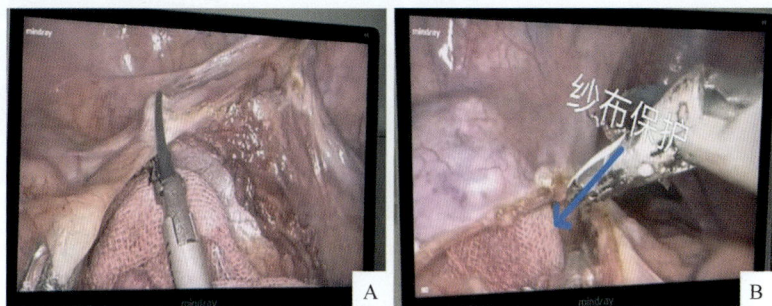

图1-22 游离乙状结肠及直肠

A：裁剪乙状结肠系膜；B：内则用纱布保护下继续裁剪乙状结肠系膜。

肿瘤下方肠管的裸化与离断：在确定水平面横断直肠系膜，肿瘤下方的肠管裸化5 cm以上后，用60/3.6的直线切割闭合器将肠管裸化区切割闭合（为防止牵拉标准时直肠撕裂，故先在距离肿瘤下3～4 cm处切断，待标本取出后，再在向下1～2 cm处再次切割闭合）（图1-23）。

乙状结肠系膜裁剪：将纱布垫于乙状结肠系膜后方，裁剪分离乙状结肠，向预定的乙状结肠壁分离。

标本的取出：将涂有达克罗宁胶浆的保护套经主操作孔置入腹腔，用超声刀将直肠闭合端切开，经肛门置入卵圆钳，将保护套拉出肛门外，用卵圆钳将抵钉座经保护套送入腹腔，将远端肠管送入保护套内，并在肿瘤上方肠壁纵行切开一小口，将 1/3 碘伏纱布条经纵向切口探入乙状结肠肠腔。将抵钉座经纵向切口置入乙状结肠肠腔。在纵向切口上方，用 60/3.6 直线切割闭合器将肠管裸化区切割闭合。至此标本完全游离于保护套中，在保护套内经直肠肛门缓慢拉出，移除体外（图 1-24）。

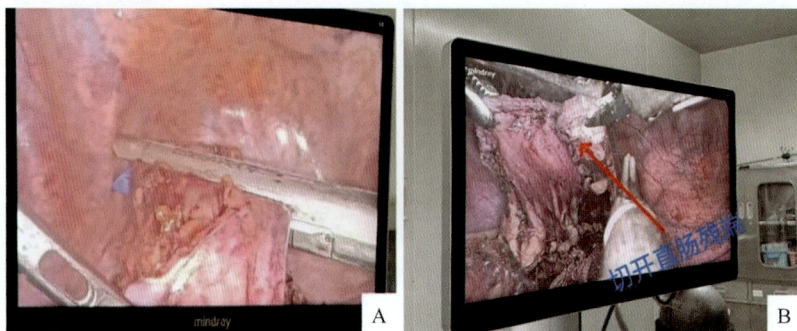

图 1-23　离断直肠

A：用直线切割闭合器离断直肠；B：切开直肠残端。

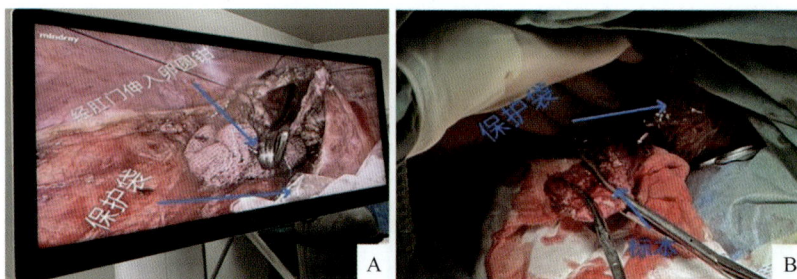

图 1-24　经肛门取出标本

A：经肛门伸入卵圆钳准备取出标本；B：在保护套下从肛门拉出标本。

消化道重建：用 60/3.6 直线切割闭合直肠残端（该患者肿瘤位置相对较高，且预留肠管较长，故较容易闭合），将切下直肠残端装入自制取物袋中，经 12 mm 戳卡取出。在乙状结肠断端中央处取出抵钉座连接杆，助手将环形吻合器经肛门置入，在靠近直肠断端后旋出穿刺器，完成对接。调整结肠系膜方向，完成乙状结肠-直肠端-端吻合。取出吻合器，检查吻合完整性。经肛门注水注气试验检查吻合口通常无漏后，用生理盐水冲洗腹腔并再次检查无误后，左右下腹各放置 1 枚引流管和双套管引流管，排尽气腹，缝合戳卡孔（图 1-25）。

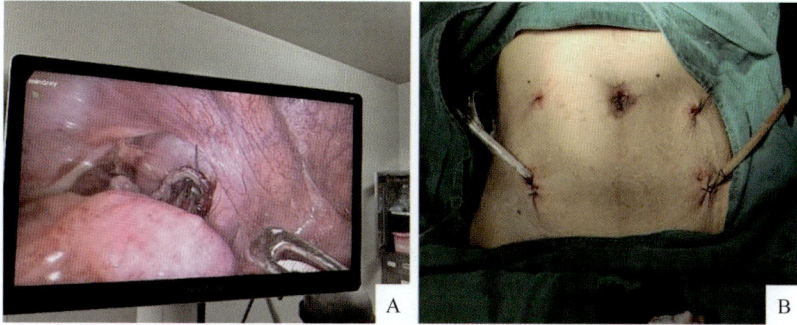

图 1-25　乙状结肠 - 直肠端端吻合

A：用管型吻合器行直肠 + 乙状结肠吻合；B：术后留乳胶引流管 + 双套管冲洗引流。

切除标本（解剖直、乙交界区上方隆起性肿瘤病变）见图 1-26。

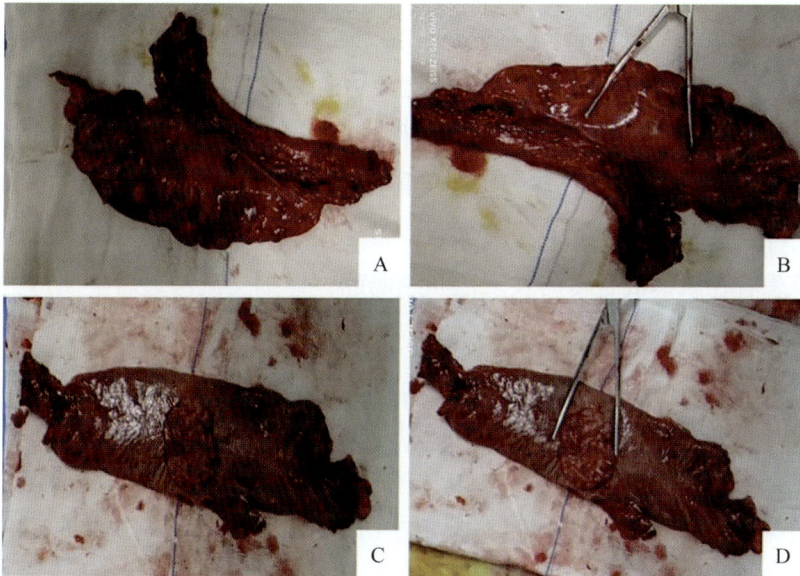

图 1-26　切除标本

A：切除标本：部分乙状结肠及系膜；B：于浆膜层面用血管钳比较肿瘤大小；C：解剖标本：黏膜腔可见肿瘤病灶；D：于黏膜层面用血管钳再次比较肿瘤大小。

5. 病理检查

中 - 高分化腺癌，浸润至深肌层，未见确切的血管、神经及淋巴管侵犯；各切缘均未见特殊；肠周共查见 10 枚淋巴结均未见癌转移。肿瘤分期 T2N0Mx（AJCC 第八版）。免疫组织化学：–6 号 CK7（–），CK20（+），CDX2（+），HER2（0），p53（突变型），CD31（血管 +），CD34（血管 +），D2-40（淋巴管 +），S100（神经纤维 +），Desmin（黏膜肌 +），Ki67（index 80%）；微卫星不稳定性检测：

MSH2（＋），MSH6（＋），MHL1（＋），PMS2（＋），提示微卫星稳定。

三、讨论总结

　　纵观外科手术的演化历史，不难发现一个规律，医生与患者一以贯之地在不断寻求微创技术，而结直肠外科体现得更加淋漓尽致。由早期较大创伤的开放手术，到日益完善的腹腔镜手术，每次进步无不体现着匠人精神。腹腔镜手术一般需要辅助切口，增加切口疼痛及并发症的风险。随着微创观念的深入人心，结直肠肿瘤外科正向微创化和功能化方向不断发展，NOSES 应运而生。NOSES 最大的优点是经自然腔道（口腔、肛门、阴道）取出标本，腹部无辅助切口，仅有几个微小戳卡孔，同时又严格规范进行良恶性肿瘤的根治性切除，更安全、更无创化、术后患者身心恢复更快。在超高海拔地区（海拔＞3500 m），独特的生活环境条件及此地居民特有的生活习性造成肿瘤发病率明显升高；且由于本地居民对疾病的认识薄弱，常造成就诊晚、发现晚，故晚期患者较多。另外本地患者对原有解剖结构过于重视，难以接受肠造口手术治疗，故对部分肿瘤患者的治疗方式选择上困难重重。而且在超高海拔地区，空气稀薄，氧含量明显下降，加之气候干燥等自然因素，常导致术后患者恢复期较平原地区延长数倍不止。该患者在就诊混合痔时发现乙状结肠癌，详细交流沟通后早期行手术治疗且选择 NOSES，微创手术获益颇多。

　　NOSES Ⅳ 主要用于肿瘤较小的高位直肠癌以及远端乙状结肠癌。该术式的操作特点表现在腹腔内完全游离切除直肠，经肛门将直肠标本取出体外，再进行全腹腔镜下乙状结肠与直肠的端 - 端吻合。与常规腹腔镜手术相比，NOSES Ⅳ 既能保证肿瘤的根治效果，又能最大限度地减轻因腹壁切口带来的创伤。NOSES Ⅳ 是一个兼具根治和保留功能的手术方式，该手术方式对术者团队有着较高的要求，包括扎实的解剖学基础、熟练的腹腔镜操作技术、清晰的手术思路，同时在严格掌握无菌术和无瘤术下，完成抵钉座在肿瘤下方取出，在肿瘤上方置入近端肠腔这一技术难点，这样才能保证 NOSES Ⅳ 的顺利实施。NOSES 的适应证与禁忌证如下。适应证：①高位直肠、直肠乙状结肠交界处肿瘤或乙状结肠远端的肿瘤。②肿瘤环周径＜3 cm 为宜。③肿瘤未侵出浆膜为宜。禁忌证：①非此段肠肿瘤。②肿瘤过大，无法经直肠肛门拖出者。③乙状结肠系膜过于肥大，判定经肛门拖出困难者。④过于肥胖者（体重指数＞35 kg/m^2）。

　　NOSES 技术具备国际先进性，国内较大的医学中心才能完成。拉萨市人民医院成功实施第 1 例腹腔镜乙状结肠癌根治术 NOSES，标志着拉萨市人民医院结直肠癌微创手术迈出重要一步，为医院微创理念和微创技术的发展起到推动作用。

（张　刚　秦鹏程　马　伟　普布罗杰　庄卓男）

参考文献

［1］金璿，德庆旺姆，拥桑拉姆，等 . 西藏地区藏族直肠癌的单中心分析 [J]. 中华临床医师杂志, 2020, 14(3): 203-207.

［2］韩彩文，王涛，段耀星，等 . 结直肠癌 NOSES 标本取出的途径：争议、现状、挑战及展望 [J]. 中国现代普通外科进展, 2024, 27(1): 47-50.

［3］白东晓，李磊，郭志朋，等 . DRGs 下的腹腔镜结直肠癌 NOSES 手术改进 [J]. 中国肿瘤临床, 2023, 50(7): 352-355.

病例 5

进展期胃窦 – 胃角腺癌（cT4aN2M0 Ⅲ 期）3D 腹腔镜下远端胃癌根治术

一、病历摘要

1. 基本情况

患者男性，64 岁，藏族，山南市人。主因"体检发现胃腺癌 2 个月，新辅助化疗 2 个疗程后"入院。患者 2 个月前因腹痛不适，就诊拉萨市人民医院行胸腹部增强 CT 发现胃幽门部胃壁增厚，伴幽门旁、胃结肠韧带淋巴结增大，考虑胃恶性肿瘤。胃镜检查示进展期胃癌；病理结果示胃腺癌，免疫组织化学：PCK（＋）、HER2（3+）、MLH1（＋）、MSH2（＋）、MSH6（＋）、PMS2（＋），提示微卫星稳定，评估后给予 2 个疗程 SOX 方案新辅助化疗。化疗后复查腹部增强 CT 提示较前胃壁增厚明显减轻，病程中无恶心、呕吐、呕血、黑便、发热、黄疸、腹泻、便秘、反酸、烧心、嗳气等症状。转入我科手术治疗。

2. 既往史和个人史

既往否认高血压、糖尿病、冠心病、脑血管疾病、肝炎、结核等病史。否认手术史，否认输血史。饮酒 20 年，折合乙醇＞ 40 g/d，已戒酒 20 年，吸烟 20 年，已戒烟 9 年。患者已婚已育，家人健康，否认家族遗传病史。

3. 体格检查

患者生命体征平稳，一般情况良好，心肺无特殊。皮肤及巩膜未见明显黄染。腹部平坦，腹式呼吸存在，无腹壁静脉曲张，未见肠型及蠕动波。腹软，全腹未触及异常包块。剑突下压痛，无反跳痛及肌紧张。肝、脾肋下未触及，墨菲征阴性。腹部叩诊呈鼓音。肝上界位于右锁骨中线第 5 肋间，肝区无叩痛，脾浊音区正常，胆囊区无叩痛，墨菲征阴性。移动性浊音阴性。肠鸣音 4 次 /min。腹部未闻及血管杂音及摩擦音。直肠指检：肛门松紧度适宜，未触及肿物，退指套无染血。

二、诊疗过程

1. 入院后完善相关检查

血常规：WBC 4.6×10^9/L，HGB 130 g/L，PLT 150×10^9/L，EO% 2.7%，NE% 56.8%，CRP < 5 mg/L。生化检查：ALT 11.99 U/L，AST 20.91 U/L，ALB 36 g/L，TBIL 9.68 μmol/L，Cr 51.79 μmol/L。肿瘤标志物：AFP 141.35 ng/mL，CEA 1.76 ng/mL。胸腹部增强 CT：胃幽门部胃壁增厚，伴幽门旁、胃结肠韧带淋巴结肿大，多系胃癌（T4aN2M0）。胃镜提示进展期胃癌；病理活检免疫组织化学：结合免疫组织化学结果符合腺癌。免疫组织化学：HER2（3+）、Ki67（index70%）。分别于 2024 年 1 月 9 日、2 月 1 日行术前新辅助化疗。方案：奥沙利铂 240 mg 静脉滴注 第 1 天 + 替吉奥 60 mg bid 口服第 1 ~ 14 天 /q3w。此次肿瘤内科入院完善胸腹部增强 CT：胃幽门部胃壁增厚，伴幽门旁、胃结肠韧带淋巴结肿大，多系胃癌（T4aN2M0），较 2024 年 1 月 2 日 CT 增强检查胃壁增厚稍减轻，肿大淋巴结明显缩小。肝右前叶下段结节，考虑血管瘤。门脉主干增粗。双肾小囊肿。双肺沿支气管血管束絮状影，细支气管炎？双肺散在纤维灶（图 1-27）。

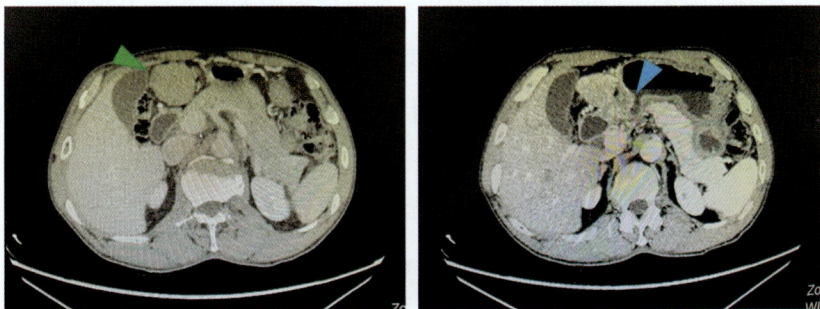

图 1-27　CT 检查

绿色箭头为胃幽门旁淋巴结肿大，蓝色箭头为胃幽门部胃壁增厚伴强化。

2. 术前诊断

进展期胃腺癌（T4aN2M0 Ⅲ A 期）2 个疗程新辅助化疗后。

3. 治疗过程

完善术前相关检查及评估后 2024 年 3 月 5 日肿瘤内科转入我科，排除手术相关禁忌后 2024 年 3 月 8 日全身麻醉下行 3D 腹腔镜远端胃癌根治术，D2 淋巴结清扫术，Uncut Roux-en-Y 吻合术。术中情况：通过五孔法进戳卡。探查未见腹水，肝脏、脾脏、腹膜、盆腔探查未见明显异常。肿瘤位于胃窦 - 胃角，幽门旁淋巴结肿大明显，

2-0 荷包线悬吊肝，沿横结肠侧打开胃结肠韧带，左侧分离至脾下极转向上至胃大弯，离断胃网膜左血管和胃短动脉至第 2 支，右侧至结肠肝曲和十二指肠球部。将结肠系膜前叶及胰腺前被膜剥除，直至胰腺上缘。Hem-o-lok 结扎胃网膜右动静脉、幽门下血管，清除幽门上、下淋巴结。在十二指肠与胰腺之间分离，清扫胰头周围淋巴结。将胃后壁翻起，胃窦 - 胃角小弯侧及大弯侧浆膜面可见肿瘤侵及。沿胰腺上缘打开腹膜，Hem-o-lok 结扎胃左静脉、胃左动脉；沿胃左动脉、肝总动脉清扫周围淋巴脂肪组织，解剖出全程肝总动脉 - 肝固有动脉，清扫其周围脂肪淋巴组织，Hem-o-lok 结扎胃右动脉。自胃左动脉沿胃小弯向贲门分离，解剖胃小弯侧淋巴脂肪组织，近肝面离断肝胃韧带，向上达贲门右侧，清扫贲门右侧淋巴脂肪组织。自贲门分别沿胃小弯裸化胃壁。取右上腹旁正中切口长约 7 cm，逐层切开入腹，保护切口，将远端胃提出腹壁，于幽门下方约 2 cm 紧贴胰腺上直线切割闭合器后切断十二指肠，荷包包埋，距肿瘤上缘 5 cm 以上直线切割闭合器切断胃，距屈氏韧带约 20 cm 处空肠经系膜无血管区带线标记预行非离断式 Roux-en-Y 吻合。观察孔切口绕脐向剑突侧延长切口约 4 cm，取出标本，探查标本病变部位以及切缘。将标记小肠牵引线与近端空肠自切口拖出，确认远近端后，距牵引线标记近端 5 cm 与 35 cm 处空肠行侧侧吻合，再将标记线处用 7-0 丝线将近端空肠给予结扎不予切断后肠管送入腹腔内，将胃残端大弯侧与其预留吻合空肠用直线切割闭合器侧侧吻合，仔细探查吻合口无张力，无狭窄，血运好。倒刺缝线加固胃空肠吻合口。冲洗腹腔，放置止血材料，检查腹腔无明显活动性出血，清点纱布、纱垫、器械无误后，十二指肠残端及吻合口后方各放置引流管一根，逐层关闭腹腔切口及各戳卡孔，术毕。手术顺利，术程约 180 min，术中出血少量，未输血，术后患者返回病房，术后标本送至病理检查（图 1-28）。

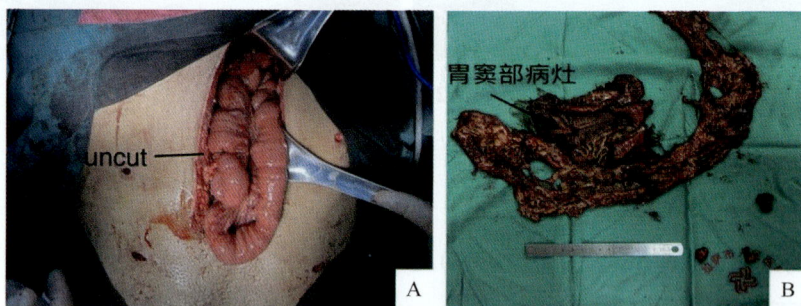

图 1-28　术中情况

A：术中照片（Uncut，丝线结扎部位）；B：手术标本。

术后第 1 天拔除尿管，第 2 天饮水 50 ~ 100 mL，术后第 3 天饮水 200 ~ 300 mL，复查引流液淀粉酶未见异常，血指标均正常，术后第 4 天空肠营养管内予肠内营养液，术后第 4 天复查腹部 CT 无异常，拔除胃肠吻合口引流管，术后第 6 天拔除盆腔引流管，术后第 8 天治愈出院，出院后 1 周专科门诊复诊血指标及腹部增强 CT 无异常，4 周后肿瘤内科继续化疗，定期电话随访，患者无不适症状。

术后病理：（远端胃肿物及大网膜）管状腺癌化疗后改变，组织学分级：中 - 高分化，肿瘤侵及黏膜下层，未见血管、淋巴管及神经侵犯；大弯断端、小弯断端及十二指肠断端均未见癌累及；网膜组织栓线处淋巴组织内见癌转移及肉芽组织。

三、讨论总结

胃癌总体治疗策略是以外科为主的综合治疗，藏区早期胃癌占比低，大多数发现已是进展期，由于高原地区气候干燥，环境相对恶劣，居民饮食较单一，健康体检意识相对淡薄，医疗资源匮乏等原因导致大部分患者无法得到及时救治，出现胃癌穿孔等严重并发症后才就诊治疗，此时已失去最佳手术治疗时机。对部分收治胃癌患者，我科采取充分筛查及消化内科兄弟科室的鼎力支持下治疗本病。随着人民的健康意识不断提高，近几年西藏自治区胃癌患者病例逐渐增多，加之"组团式"医疗援藏工作，我科得到北京清华长庚医院"以院包科"政策支援，不断补齐西藏自治区医疗短板，填补西藏自治区医疗领域多项空白，使西藏自治区医疗技术水平得到极大的提升和突破，加强患者就医意识，提高医疗技术，早诊断早治疗，最大程度地降低死亡率。

传统手术方式 Roux-en-Y 吻合与毕Ⅰ式、毕Ⅱ式吻合相比，既解决毕Ⅱ式吻合碱性胆汁反流，又解决了毕Ⅰ式吻合口张力等相关手术问题，是一种较为满意的手术方式。但传统 Roux-en-Y 吻合术后约 30% 的患者出现进食后上腹部饱胀、疼痛、恶心、呕吐为主要症状的"Roux 潴留综合征"，其主要原因可能与空肠被切断后肌电传导的连续性破坏所致，而 Uncut Roux-en-Y 吻合仅阻断空肠内容物的通过，空肠肌电传导的连续性依然保留，从而可有效减少 Roux 潴留综合征的发生。此外，全腹腔镜下Uncut Roux-en-Y 吻合手术时间和术中出血明显少于传统 Roux-en-Y 吻合，其主要原因是腹腔镜下传统 Roux-en-Y 吻合需离断空肠及系膜，这些腔镜下操作将增加手术难度与术中风险，而 Uncut Roux-en-Y 吻合无须切断系膜，关闭系膜裂孔，简化手术操作，几乎可适用于所有的远端胃切除患者。

我科首次开展 3D 腹腔镜下远端胃癌根治术，D2 淋巴清扫术，Uncut Roux-en-Y吻合术，首次在拉萨市人民医院开展，此术式填补一项空白。

（多　平　李　勇　杜　鑫　都凯强　庄卓男）

参考文献

［1］中华医学会外科学分会胃肠外科学组，中华医学会外科学分会腹腔镜与内镜外科学组，中国抗癌协会胃癌专业委员会. 完全腹腔镜胃癌手术消化道重建专家共识及手术操作指南 (2018 版)[J]. 中国实用外科杂志，2018, 38(8): 833-839.

［2］徐泽宽，徐皓，李铮. 全腹腔镜近端胃切除术的适应证及消化道重建方式的选择 [J]. 中国肿瘤临床，2019, 46(1): 12-15.

［3］沈华，洪楚原，邓一文，等. Uncut Roux-en-Y 吻合在全腹腔镜远端胃癌根治术消化道重建中的应用 [J]. 中国老年学杂志，2019, 39(5): 1096-1099.

第二章

泌尿外科

Chapter

2

尿路上皮肿瘤 – 腹腔镜肾输尿管全长切除 + 膀胱部分切除术

一、病历摘要

1. 基本情况

患者男性，藏族，61岁，拉萨林周县人。主因"间断肉眼血尿1个月余，发现左侧输尿管肿瘤20 d"。患者1个月余前无明显诱因出现间断肉眼血尿，与进食及活动无明显关系，未见脓尿、乳糜尿，无尿急、尿频、尿痛；就诊于当地医院，彩色多普勒超声示：左侧输尿管末端占位性改变；为求进一步治疗来拉萨市人民医院。全腹增强CT示：左侧输尿管下段及壁内段软组织团块，局部突入膀胱腔内，边缘伴钙化，考虑尿路上皮癌可能；曾于2021年10月12日行"膀胱镜检 + 肿物电切活检"，病理活检示：左侧输尿管浸润性尿路上皮癌（高级别）；肿瘤标志物未见明显异常，由门诊收治入院。

2. 既往史和个人史

患者既往30年前有肺结核病史，未行正规诊治，当时伴有阴囊左侧皮肤窦道，有脓液流出，后自行痊愈；否认高血压、糖尿病、高脂血症、冠心病、脑卒中病史，预防接种史不详，否认肝炎等传染病史，否认外伤史，否认手术史，否认精神病史，否认过敏史，无输血史。出生于原籍，长期居住于原籍，无疫区接触史，无饮酒嗜好，吸烟史30余年，约10支/d，无粉尘、放射性物质接触史，否认冶游史。

3. 体格检查

患者生命体征平稳，一般情况良好，心肺无特殊。皮肤及巩膜未见明显黄染。腹部平坦，全腹软，未及明显压痛反跳痛，双侧肾区无明显叩击痛压痛，双侧输尿管走行区无明显叩击痛压痛，膀胱区无明显膨隆，无明显压痛反跳痛。肛门外生殖器未见明显异常。

二、诊疗过程

1. 入院后完善相关检查

血常规：WBC 4.91×10^9/L，HGB 155 g/L，PLT 178×10^9/L，EO% 7.7%，NE% 54.9%，CRP < 5 mg/L。生化检查：ALT 23.26 U/L，AST 21.21 U/L，ALB 33.82 g/L，Cr 122.98 μmol/L，尿酸 449.6 μmol/L。凝血功能、术前感染筛查未见异常。心电图：窦性心律。心脏彩超提示左室松弛性下降，射血分数 67%。胸部 CT 提示：双肺上叶见斑片、条索及钙化影，局部支气管血管束走行紊乱。右肺下叶胸膜下斑片、条索影，考虑陈旧性肺结核；双肺不均匀肺气肿，双肺多发肺大疱；右肺中下叶胸膜下少许炎症。腹部增强 CT：左侧输尿管下段及壁内段软组织团块，局部突入膀胱腔内，边缘伴钙化，继发左侧输尿管及左肾积水，左肾萎缩。考虑：①尿路上皮癌，伴左侧髂血管旁淋巴结转移可能；②泌尿系结核待排。请结合临床及内查。左侧输尿管中段小结石。前列腺多发钙化灶。腰椎退变；L2、L3 椎体及椎旁上述改变，多系椎体结核。影像学检查见图 2-1。

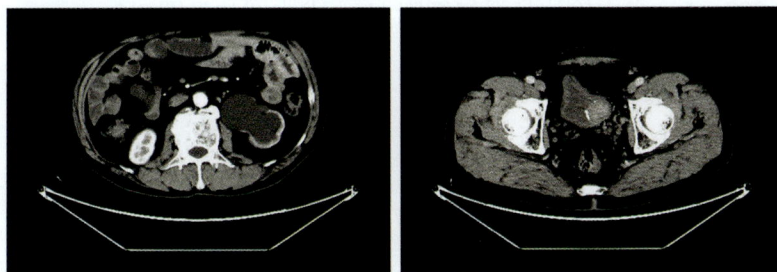

图 2-1　影像学检查

2. 术前诊断

左侧输尿管下段浸润性尿路上皮癌；左侧输尿管结石；左侧肾、输尿管积水；腰椎结核；陈旧性肺结核；双肺肺气肿合并肺大疱；肺部炎症。

3. 手术规划

入院后完善术前相关检查，排除手术禁忌，向患者及家属详细交代相关病情、手术方式及手术并发症，患者及家属要求手术治疗，遂行腹腔镜下左侧输尿管肿瘤根治术（肾输尿管全长切除 + 膀胱部分切除术）。

4. 手术步骤

①麻醉前 0.5 h 予以留置导尿，经导尿管注入表柔比星 40 mg+ 生理盐水 50 mL 行膀胱灌注治疗。②麻醉满意后，先取截石位，常规消毒、铺巾，直视下经尿道进入 F26

膀胱镜，见左侧输尿管口约 2.0 cm 瘤体基底，余膀胱体未见异常。距肿瘤基底 1.0 cm 左右使用铥激光将膀胱预切断，直至浆膜层。撤镜，留置导尿。③更改体位，取右侧斜仰卧位，再次消毒、铺巾；取左侧锁骨中线肋缘下 1 横指，切开皮肤，置入 5 mm 戳卡，建立气腹，气腹满意后分别于平脐上方 1 横指、腋前线平脐 1 横指、反麦氏点、腹正中线脐下 3 横指处置入 10、10、5、12 mm 戳卡，直视下分离降结肠与腹壁部分粘连，分离腹膜及吉氏筋膜囊部分粘连，打开结肠旁沟，显露左侧肾门，充分游离后，予以 hem-o-lok 夹夹闭切断、结扎左肾动脉及静脉；完整游离出左肾及肾周脂肪，于肾周脂肪囊下极游离输尿管直至盆腔段，于下段夹闭输尿管。见输尿管全程扩张积水，下段可见占位性病变，并与周围肿大淋巴结粘连紧密，仔细游离与周围组织粘连的左侧输尿管直至膀胱段，于预处理处切开膀胱，行膀胱袖状切除。经腔镜孔置入标本袋，将切除手术标本放入标本袋，系紧袋口。④以 3-0 倒刺线间断缝合膀胱，经尿管向膀胱注入生理盐水，观察缝合口无漏水。以 3-0 倒刺线将侧腹膜闭合，肾窝处放入流体明胶及止血纱布，并留置引流管。盆腔处同样置入引流管一根。再次检查腹腔各处，仔细止血，未见明显活动性出血及腹腔脏器损伤，关闭气腹，排出气腹气体，延长腹正中切口，取出标本袋送检，逐层关闭缝合切口，清点纱布器械对数，手术顺利结束，术中出血约 200 mL，术中输注悬浮红细胞 1U。术中图片见图 2-2。

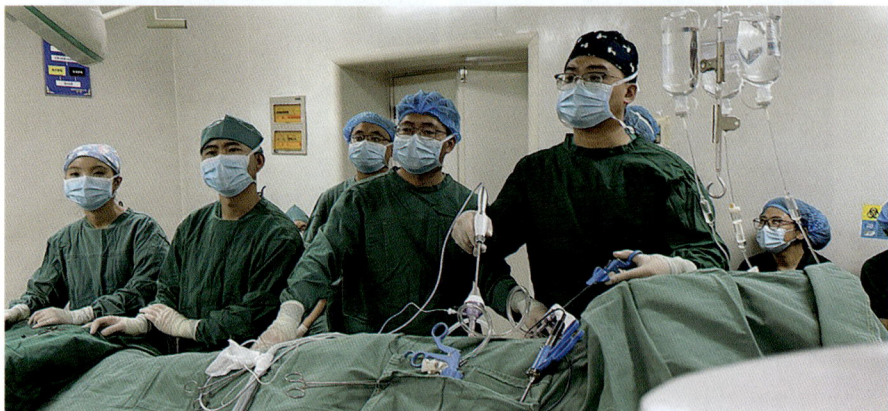

图 2-2　术中图片

5. 术后管理

术后给予抗感染、止血、止痛、营养支持等治疗。患者术后 3 d 开始饮水，5 d 进流食，13 d 出院。无并发症发生。术后 1 周复查化验结果，血常规：WBC 5.06×10^9/L，HGB 138 g/L，PLT 223×10^9/L，EO% 8.6%，NE% 57.6%，CRP 23.47 mg/L。生化检查：ALT 20.33 U/L，AST 22.63 U/L，ALB 33.12 g/L，Cr 84.06 μmol/L，尿酸 223.06 μmol/L。术后复查全腹 CT 示：左侧肾脏阙如，左侧肾静脉中断，细条状致密，左侧肾动脉狭窄，

左肾前筋膜稍增厚，肾周脂肪间隙少许积液。综上所述，考虑术后改变，请结合临床前列腺多发钙化灶，膀胱壁增厚，内少量气体，考虑膀胱炎性改变。术后 CT 影像见图 2-3。

术后病理：左输尿管浸润性尿路上皮癌。

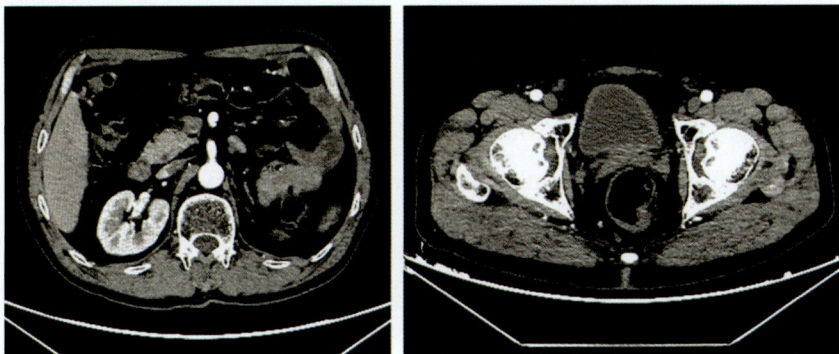

图 2-3　术后 CT 影像

三、讨论总结

上尿路上皮癌发生部位包括肾盂、肾盏、输尿管的尿路上皮，占尿路上皮癌的 5% ~ 10%，主要临床症状为血尿、腰痛。外科手术是目前公认的治疗方式，标准切除范围包括患肾、肾周脂肪囊、输尿管全长及输尿管末端部分膀胱壁。腹腔镜手术既可达到开放手术的根治效果，又具有创伤小、疼痛轻、恢复快、并发症少等优点，目前已成为优先选择的手术方式。

术中发现患者左肾重度积水，肾周、输尿管周围组织粘连水肿严重，手术解剖层次不清晰，且发现肿瘤有侵犯周围组织迹象，伴左侧髂血管多发淋巴结肿大。手术团队克服重重困难，顺利完成手术。手术范围切除患侧肾脏、输尿管全程及输尿管开口部分膀胱组织，并进行肾门、腹主动脉及髂血管旁淋巴结清扫。

本次手术不同以往在下腹部开一大切口进行的输尿管膀胱壁段的切除和缝合，而完全是在腹腔镜下进行，虽然延长一定的手术时间，但减少患者创伤，这也是我们团队第一次成功的尝试。由于肿瘤周围血管丰富，又与很多重要脏器相邻，在全腹腔镜下实施输尿管肿瘤根治术难度很高，需要有扎实的手术功底和丰富的腹腔镜操作经验。

本手术的成功开展标志着拉萨市人民医院泌尿外科腹腔镜微创技术再上新台阶。

（靳　松　胡俊杰　王辉　周需庭　徐柳）

参考文献

［1］ROUPRÊT M, SEISEN T, BIRTLE A J, et al. European Association of Urology Guidelines on upper urinary tract urothelial carcinoma: 2023 update[J]. Eur Urol, 2023, 84(1): 49-64.

［2］BAARD J, DE BRUIN D M, ZONDERVAN P J, et al. Diagnostic dilemmas in patients with upper tract urothelial carcinoma[J]. Nat Rev Urol, 2017, 14(3): 181-191.

［3］BITARAF M, GHAFOORI YAZDI M, AMINI E. Upper tract urothelial carcinoma (utuc) diagnosis and risk stratification: a comprehensive review[J]. Cancers (Basel), 2023, 15(20): 4987.

针状肾镜联合输尿管软镜治疗肾结石

一、病历摘要

1. 基本情况

患者女性，37岁，藏族，西藏乃东县人。主因"间断腰背部疼痛1个月，加重1 d"入院。患者约1个月前无明显诱因出现腰背部疼痛不适，伴双侧输尿管走行区疼痛及下腹部疼痛，为绞痛，休息后可自行缓解，伴尿痛、尿急，伴恶心不适，无血尿、脓尿，无发热寒战，无呕吐，无腹泻不适，就诊外院诊断为左肾多发结石，予以药物排石治疗。1 d前患者感左侧输尿管走行区及下腹部剧烈疼痛，就诊拉萨市人民医院急诊，行相关检查后急诊以"左肾积水伴结石"为诊断收入院。

2. 既往史和个人史

既往剖宫产手术室3次，结石手术病史3次（具体不详）；否认高血压、糖尿病、心脏病病史，否认高血脂、脑卒中史，否认结核、肝炎等传染病史，否认外伤史，否认精神病史。预防接种史不详。否认药物、食物过敏史，无输血史。长期居住于原籍，无疫区疫水接触史。无吸烟、饮酒嗜好，否认粉尘、放射性物质接触史，否认冶游史。

3. 体格检查

患者生命体征平稳，一般情况可，营养状态一般。全身皮肤黄染，巩膜黄染。心肺无特殊。腹部平坦，腹式呼吸存在，无腹壁静脉曲张，未见肠型及蠕动波。腹软，双侧输尿管走行区轻压痛，耻骨上膀胱区压痛阳性，无明显反跳痛及腹肌紧张。双侧肾区未见异常隆起，皮肤无红肿破溃，左侧肾区可见陈旧手术瘢痕，双侧肾区叩击痛阳性，左侧为著，尿道口未见异常分泌物。肛门无异常。

二、诊疗过程

1. 入院后完善相关检查

血常规：WBC 5.16×10^9/L，NE% 68.40%，HGB 141.00 g/L，PLT 217.00×10^9/L。

生化检查：ALT 21.51 U/L，AST 19.80 U/L，ALB 42.33 g/L，TBIL 13.13 μmol/L，Cr 44.1 μmol/L。凝血、感染标志物筛查阴性。腹部增强 CT：左肾多发结石，双肾盂及输尿管镜肾盂处轻度扩张积水，盆腔少量积液。影像学检查见图 2-4。

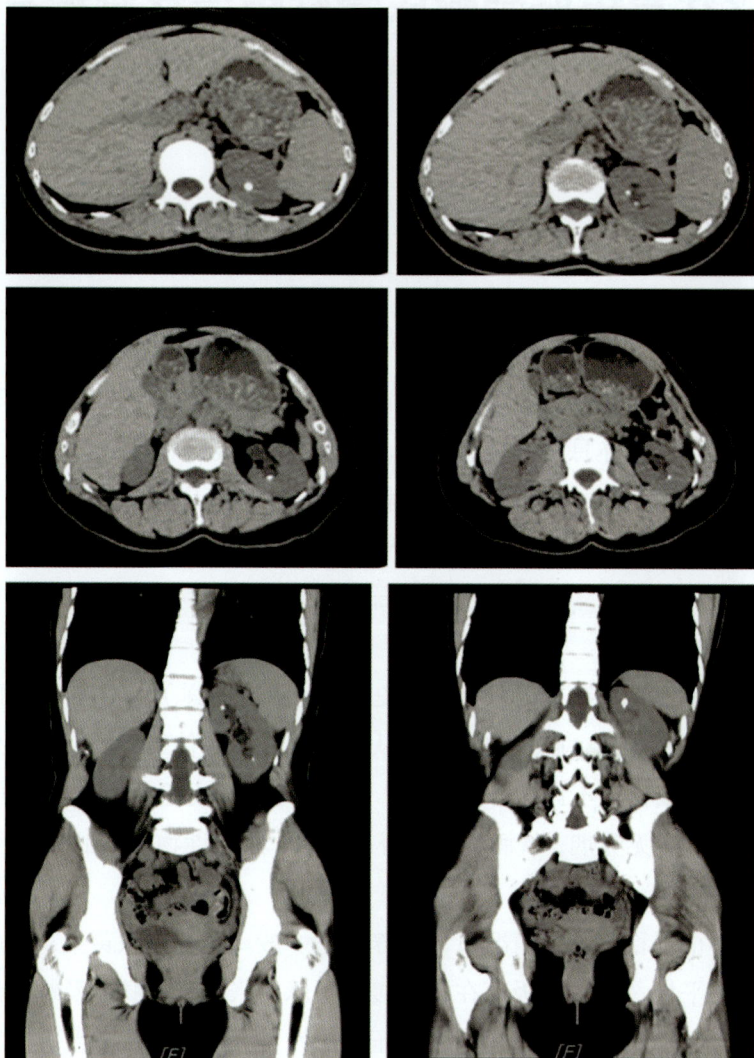

图 2-4　影像学检查

2. 术前诊断

左肾结石伴积水；左侧输尿管积水；右肾积水。

3. 术前准备

患者左肾多发结石，结石较小，部分位于下盏，单一软镜可能无法同时处理，评估后决定使用输尿管软镜联合针状肾镜处理左肾结石。完善各项相关检查，排除手术禁忌证，行左侧针状肾镜＋输尿管软镜碎石取石术。

4. 手术步骤

麻醉成功后，患者取俯卧分腿位，常规消毒，铺巾。经尿道顺利置入输尿管镜，探查膀胱，未见明显异常，沿左侧输尿管口置入超滑导丝一根，沿导丝置入输尿管镜，左侧输尿管未见明显异常，撤镜，沿导管置入输尿管软镜鞘，上段到达肾盂输尿管连接部，见鞘内有尿液流出，撤导丝，沿镜鞘置入输尿管软镜，观察肾内情况。B超引导下左十二肋缘下肩胛下线30°进针，以针状肾镜直视下穿刺左肾中盏，视野满意，可见肾盂内多发结石，较大者约0.5 cm×0.6 cm，以钬激光辅助输尿管软镜将各结石打碎并粉末化，冲洗出部分小碎石。输尿管软镜下用钬激光将结石粉碎后，用取石网篮将较大者取出，观察肾内未见明显结石，撤镜，置入导丝，撤出软镜鞘，沿导丝置入F6-26输尿管支架管，置入输尿管镜，直视下置入输尿管支架管，上达肾盂，下至膀胱，撤出导丝，撤出软镜鞘，撤出导丝，撤镜。术毕。纱布器械对数，手术结果顺利。术中情况见图2-5。

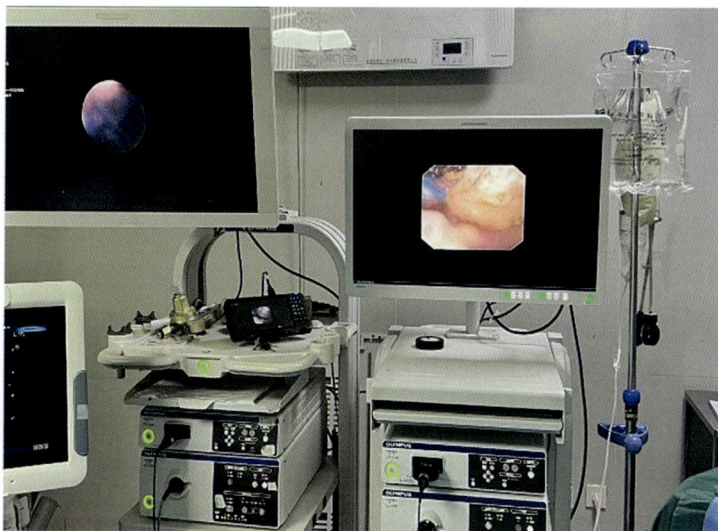

图2-5 术中情况

5. 术后处理

术后给予解痉、止痛、抗感染等对症处理。术后当天禁食水，术后第2天正常饮食。无并发症发生。术后第2天复查血常规：WBC $5.74×10^9$/L，NE% 69.00%，HGB 142.00 g/L，PLT $225.00×10^9$/L。生化检查：ALT 14.64 U/L，AST 12.99 U/L，ALB 42.1 g/L，Cr 40.33 μmol/L。术后复查腹部平片：左侧输尿管支架管影，未见结石。术后复查腹部平片见图2-6。

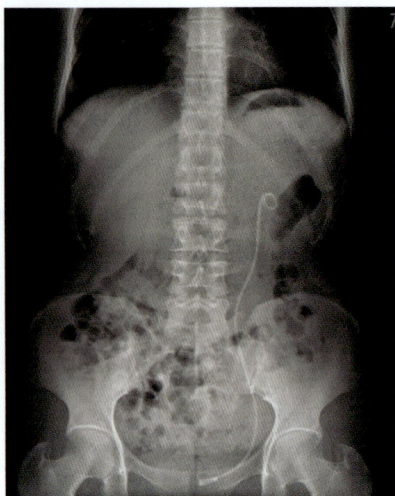

图 2-6　术后复查腹部平片

三、讨论总结

目前肾结石的微创治疗主要依赖于肾镜和输尿管镜（包括输尿管硬镜和软镜），针状肾镜是目前直径最小的肾镜，该肾镜的应用丰富复杂性上尿路结石多元化微创治疗。从设备结构来看，针状肾镜穿刺系统由激光光纤、光纤镜和进水系统组成，该系统集穿刺、碎石功能于一体，具备全程直视、无辐射、精准化等优势，目前已作为标准经皮肾镜或输尿管软镜的重要辅助技术参与复杂上尿路结石的治疗。清华大学附属北京清华长庚医院泌尿外科团队基于针状肾镜创新性提出针状肾镜辅助腔内手术对于复杂性肾结石的技术理念，该技术主要包含标准通道经皮肾镜联合针状肾镜和输尿管软镜联合针状肾镜 + 针状肾镜两种手术治疗方式。这两种手术方式分别用于处理大负荷复杂性肾结石和小负荷复杂性肾结石。研究证实针状肾镜辅助腔内手术在治疗包括小儿肾、移植肾、孤立肾及复杂性鹿角形结石等复杂性肾结石方面体现出较好的安全性和有效性。

该患者左肾结石虽然直径不大，但多发，部分位于肾下盏，单纯的输尿管软镜处理结石可能存在困难。援藏医生带来了创新性的技术 - "针状肾镜联合输尿管软镜处理复杂肾结石"，手术效果好，创生小，术后恢复快。

该例手术是拉萨市人民医院完成的首例针状肾镜联合输尿管软镜处理复杂性肾结石，这不仅是一种手术方式，更是处理复杂性尿路结石的新理念。

（靳　松　多吉扎西　梁　勇　刘　楷　林正湖）

参考文献

[1] 张培志, 李建兴. "NAES" 手术治疗复杂性肾结石 [J]. 中华腔镜泌尿外科杂志 (电子版), 2024, 18(2): 199.

[2] XIAO B, DIAO X, ZENG X, et al. Needle-perc-assisted endoscopic surgery in treatment with renal staghorn stones: a prospective randomized controlled study from a Large-Volume Stone Center[J]. Urol Int, 2023, 107(10/12): 910-915.

[3] SU B, HU W, XIAO B, et al. Needle-perc-assisted endoscopic surgery versus retrograde intrarenal surgery for the treatment of 1- to 2-cm lower-pole renal stones in patients with unfavorable infundibulopelvic anatomy: a matched-pair analysis[J]. World J Urol, 2024, 42(1): 330.

病例 3

3D 腹腔镜下右肾破裂腹腔探查术 + 右肾部分切除术 + 右肾修补术

一、病历摘要

患儿男性，9 岁，藏族，主诉"高处坠落致右侧腰腹痛 5 h"入院。当地医院检查后考虑为右肾挫伤，转至拉萨市人民医院后急诊行全腹增强 CT 检查，检查发现患儿肾周血肿较前明显增多，右肾中下极多处裂伤（图 2-7）。且患儿 HGB 水平明显降低，已出现休克血压，病情危重。评估后诊断：右肾中下极破裂伤（4 级）。紧急准备手术治疗。

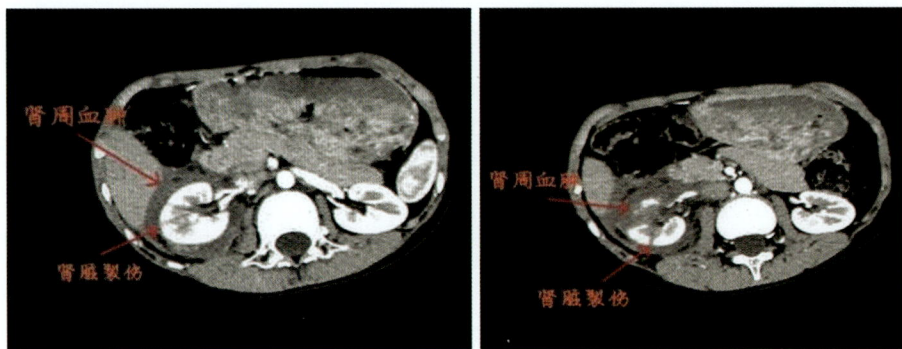

图 2-7　术前患者增强 CT 影像

二、诊疗过程

积极予以抗休克治疗同时准备手术。

1. 术前诊断
右肾破裂伤；失血性休克。

2. 术前准备
患者肾损伤，失血性休克，手术指征明确，拟腹腔镜下实施施行右肾破裂腹腔探

查术 + 右肾部分切除术 + 右肾修补术。

3. 手术步骤

准备手术器械：3D 腹腔镜系统，包括 3D 高清摄像头控制器 1 套、3D 高清双通道摄像头及显示器 1 套、10 mm 30°3D 高清双通道腔镜 1 套、3D 高清冷光源 1 套、3D 眼镜、常规腹腔镜器械。气管插管全身麻醉，健侧卧位，升高腰桥，头低、脚低。采用经腹膜后入路。于腋中线髂嵴上 2 cm 横形切开 1.5 cm 皮肤切口，用血管钳钝性分开腰背筋膜、手指钝性分开肌肉至腹膜后间隙，伸入食指向腹侧将腹膜推开，置入自制水囊并注水或空气 500 mL，保留 5 min 后放出。取出自制水囊放入 11 mm 戳卡，经戳卡注入 CO_2 气体。3D 镜头对白平衡，显示器调整成 3D 模式，佩戴眼镜。置入 3D 腹腔镜，在直视下于患侧腋后线第 12 肋缘下做 1 个 1.2 cm 切口，置入吸引器向下方分离腹侧腹膜。于腋前线第 12 肋缘下做 1 个 5 mm 切口，置入 5 mm 戳卡。游离腹膜后脂肪，先清除腹膜外脂肪（肥胖患者脂肪多可先由戳卡孔去除分脂肪组织），沿腰大肌切开肾 Gerota 筋膜后，超声刀纵行切开 Gerota 筋膜，分离肾周脂肪。于肾中部沿肾脏背侧向下及内侧剥离，显示肾静脉、肾动脉，打开肾动脉鞘充分游离肾动脉（如术前 CTA 显示肾段动脉清楚，可术中游离出目标动脉分支行超选夹闭动脉）。根据术前肿瘤定位游离肿瘤周围脂肪组织，"Bull-dog"无创伤血管夹暂时阻断肾动脉，剪刀沿肾破裂创缘将其完整切除。遇血管处用双极电凝止血用 hem-o-lok 夹夹闭，薇乔线双层连续缝合肾脏创面。开放肾动脉、降低气腹压力，明确无活动性出血后，将切除的部分肾脏装入标本袋后经戳卡孔将标本袋取出。手术在 3D 腹腔镜下顺利完成，无中转开放。手术时间 180 min，缺血时间 14 min，出血量 100 mL。

4. 术后处理

术后对症支持治疗，未出现并发症，无肾周血肿，术后住院 5 d 出院，未应用止血药物。术后病理：肾损伤性改变，术后随访 3 个月，腹部 CT 提示术野无异常。

三、讨论总结

腹腔镜下肾部分切除术对术者的要求较高，特别是血管的分离、热缺血的时间、肿瘤的辨认、切除以及缝合、打结都需要精准、快速的手术技巧。对于经验丰富的术者来说，传统腹腔镜下的二维平面或许并不构成障碍，但对于初学者及刚开展此项手术的术者来说无疑是一项挑战。复习 3D 与 2D 腹腔镜手术的文献，与 2D 腹腔镜手术相比，3D 腹腔镜的应用加快手术速度、降低手术失误。3D 腹腔镜系统的问世及临床应用，弥补了二维平面下的重要感觉缺失，因其提供三维、立体、高清的手术视野，在一定程度上提高手术的精确性，缩短手术时间。3D 腹腔镜肾部分切除术的体会如下：术中顺利找到并精细分离出肾动脉及其分支动脉是手术成功的前提。传统理念认为肾热缺血时间 < 30 min 可以避免肾功能的不可逆损伤，最近的观点认为热缺血时间应控制在 20 min 以内，如果使用低温保护，可使缺血耐受时间延长至 2 h，但血管阻断时间最好控制在 35 min 以内。因此，如何减少热缺血时间，减少肾缺血期的损害和随后的再灌注期损伤特别值得关注，这对腹腔镜手术具有较高的技术挑战。3D 腹腔镜系统提供清晰、三维、放大的显示系统，在显示屏幕下放大、立体的视觉作用至关重要，因为其立体图像可向术者传回准确信息，增强组织的辨识，微创器械能更好地放置，解剖细节、小的神经血管更容易辨别，克服二维平面视野下的视觉缺失，这对肾动脉特别是相对细小的分支动脉的分离无疑有很大帮助。在三维纵深的视野下解剖层次分明，肾动静脉的走行及与周围组织的关系清晰，精细分离分支动脉行超选手术也变得容易，避免误操作造成的损伤。综上所述，与传统 2D 腹腔镜手术比较，3D 腔镜手术在空间定位及深度感觉上有明显优势，可在一定程度上降低手术难度，缩短手术时间和肾脏热缺血时间。在援藏医生带领下我科开展的 3D 腹腔镜技术日益成熟，能够更好为藏族广大人民群众解决疑难杂症，将来会取代传统开放手术方式。

该患者治疗方式为西藏自治区内首例 3D 腹腔镜下右肾破裂腹腔探查术 + 右肾部分切除术 + 右肾修补术。

（胡俊杰　多吉扎西　徐　柳　刘　楷　林正湖）

参考文献

［1］徐忠华，陈修德，刘照旭，等 . 腹腔镜肾部分切除术 [J]. 腹腔镜外科杂志，2005, 10(2): 101-102.

［2］胡岚亭，艾合买提，王胜军，等 . 后腹腔镜肾部分切除 26 例报告 [J]. 现代泌尿外科杂志，2010, 15(3): 223-224.

［3］马超光，闫成智 .3D 腹腔镜肾部分切除术治疗肾肿瘤 (附 11 例报告)[J]. 中国微创外科杂志，2017, 17(8): 704-706, 713.

第三章

骨 科
Chapter
3

双侧发育性髋脱位（双侧发育性髋关节发育不良）

一、病历摘要

1. 基本情况

患儿男性，9岁，藏族，拉萨市尼木县人。主因"步态异常7年伴有双侧髋部、下腰部区疼痛1年"入院。患儿于7年前学步时被家长发现步态异常，到当地县医院就诊后行髋关节X线检查，提示"双侧发育性髋关节发育不良伴脱位"，家长未引起重视，未进行特殊治疗。近1年来患儿行走时步态明显摇晃，伴有双侧髋部疼痛不适，当时在该县驻村干部入户工作时发现患儿患有"发育性髋脱位"，于2023年4月26日为求进一步诊治收入院治疗。

2. 既往史和个人史

既往否认高血压、糖尿病、冠心病、脑血管疾病、肝炎、结核等病史。否认输血史。家人健康，否认家族遗传病史。长期居住于拉萨市尼木县。

3. 体格检查

患者生命体征平稳，一般情况良好，心肺无特殊。皮肤及巩膜未见明显黄染。胸腹部未见异常。四肢：患儿行走时步态呈臀中肌步态，双下肢长度均等，双侧内收肌紧张，双侧髋关节外展明显受限，站立位时骨盆明显前倾、臀部后耸、腰部前突明显，股三角空虚凹陷，双下肢屈髋外旋70°、屈髋内旋约45°。

二、诊疗过程

1. 入院后完善相关检查

查无特殊手术及麻醉禁忌证，影像学检查见图3-1。

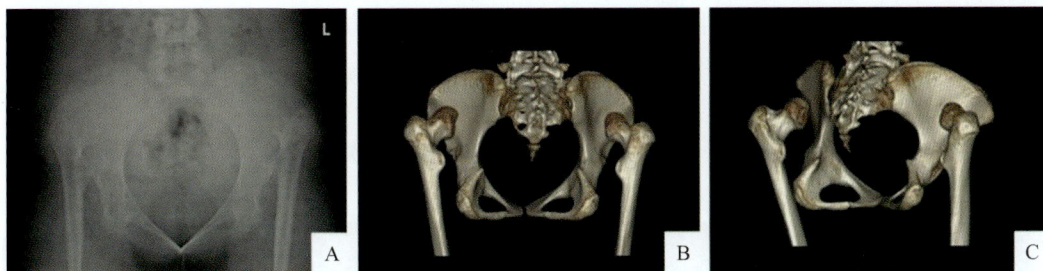

图 3-1 术前影像学检查

2. 术前诊断

双侧发育性髋脱位。

3. 手术规划

骨盆三联截骨手术通过截断骨盆的 3 个部位——髂骨、坐骨和耻骨，以重新定位髋关节，恢复其正常的解剖结构和功能。该手术旨在纠正发育性髋关节发育不良患者的髋关节脱位，减轻疼痛，改善步态，提高生活质量。

4. 术后处理

密切观察患者的生命体征和伤口情况；给予抗生素预防感染；石膏固定 4 周后拆除石膏，进行下肢牵引、指导患者进行早期功能锻炼，以促进关节功能的恢复；定期随访，评估手术效果（图 3-2）。

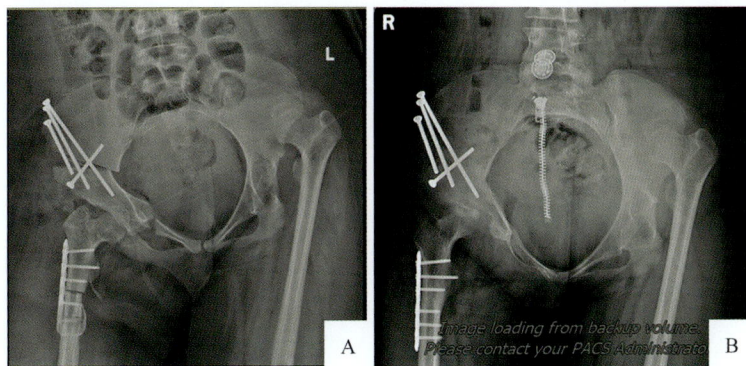

图 3-2 术后复查图像

三、讨论总结

发育性髋关节发育不良骨盆三联截骨手术是一种有效的治疗发育性髋关节发育不良的手术方式，能够纠正髋关节脱位，恢复关节功能。然而，手术的成功与否受到多种因素的影响，如患者的年龄、病情严重程度、手术技术等。因此，在选择手术方式时，需充分考虑患者的实际情况，制订个性化的治疗方案。同时，术后的护理和康复锻炼也是确保手术效果的重要环节，需给予足够的重视。

（次仁罗布　杨　劼　王　望）

参考文献

［1］孙占辉 . 年龄对大龄髋关节发育不良或伴有脱位患儿手术治疗效果的影响 [J].
　　临床骨科杂志 , 2019, 22(1): 45-47.

［2］张百慧 , 黄瑾瑾 , 胡瑶琴 , 等 . Salter 骨盆截骨联合股骨截骨术治疗发育性髋
　　关节脱位后髋臼发育演变 [J]. 浙江医学 , 2020, 42(1): 70-72.

［3］庄义洲 . 折线形骨盆截骨术治疗发育性髋关节发育不良的效果 [J]. 医学理论
　　与实践 , 2022, 35(5): 828-830.

病例 2

椎体血管瘤

一、病历摘要

1. 基本情况

患者女性，60 岁，藏族，拉萨市人。主因"胸背部疼痛 6 个月，加重 4 个月"入院。患者自诉 4 余年前无明显诱因出现肩背部疼痛不适，疼痛呈间断性钝痛，与活动无明显关联，持续一段时间后可自行缓解。无上肢放射痛、头晕、胸闷等不适。自行至西藏自治区藏医院就诊，予口服藏药治疗（具体药物不详），经治疗自觉症状稍好转。此后随时间上诉症状反复再发，均于自治区藏医院就诊，给予口服藏药治疗（具体药物不详），经治疗症状可缓解。6 个月前上诉症状明显加重，且持续时间逐渐延长。仍自行口服藏药治疗，经治疗无明显改善。遂于 2023 年 8 月因"咳嗽、胸闷"至阜康医院就诊，经完善胸部 CT 时发现胸 3、胸 7 椎体内占位性病变，进一步完善 MRI 检查，结果提示：胸 3、胸 7、胸 8 椎体占位，考虑血管瘤可能。现为求进一步诊治，至拉萨市人民医院门诊就诊，以"胸 3/ 胸 6/ 胸 7 椎体占位：血管瘤？"为诊断收入我科。

2. 既往史和个人史

既往否认高血压、糖尿病、冠心病、脑血管疾病、肝炎、结核等病史。否认输血史。无烟酒嗜好。患者已婚已育，家人健康，否认家族遗传病史。长期居住于拉萨市。

3. 体格检查

患者生命体征平稳，一般情况良好，心肺无特殊。脊柱无明显畸形，胸背部皮肤完整，无皮疹、瘢痕、瘀斑，胸 9 椎体棘突压痛、叩击痛（+），椎旁无压痛、叩击痛，双下肢皮肤感觉正常，双侧膝跳、跟腱反射正常，鞍区感觉正常，双下肢屈髋、伸膝、踝跖屈、踝背伸、拇趾背伸肌力 5 级，肌张力正常，鞍区感觉正常，肛门括约肌收缩正常，双侧踝阵挛、髌阵挛阴性，巴宾斯基征、奥本海姆征未引出，余生理反射存在、病理反射未引出。

二、诊疗过程

1. 入院后完善相关检查

血常规：WBC 5.7×10^9/L，HGB 193 g/L，PLT 154×10^9/L。生化检查：ALT 15.61 U/L，AST 18.81 U/L，ALB 42.5 g/L，TBIL 24.42 μmol/L。凝血功能正常。胸部CT：胸椎退变、骨质疏松，胸3、胸8、椎体内密度灶，考虑椎体血管瘤。双肺散在慢性炎症，多发纤维灶形成，右肺上叶轻度间质性改变，肺动脉主干增宽，二尖瓣区、主动脉壁少许钙化灶，扫及肝脏钙化灶。胸椎MRI：胸椎生理曲度存在、序列正常，诸椎间隙无狭窄，部分椎体稍变尖，椎体内信号不均，胸3、胸8椎体内可见结节状、团片状异常信号，T1WI呈稍高信号，T2WI呈高信号，T2压脂呈高信号呈"栅栏状"改变，范围分别为1.3 cm×1.1 cm、1.5 cm×1.4 cm，附件形态、信号未见异常。各椎间盘信号未见异常，未见明显膨隆及突出性改变。脊髓无受压，走行自然，形态及信号无殊。椎管无狭窄，内未见异常信号区及占位病变。椎前及椎旁软组织无特殊。考虑：①胸3及胸8椎体内异常信号，血管瘤可能。②胸椎轻度退行性变（图3-3）。

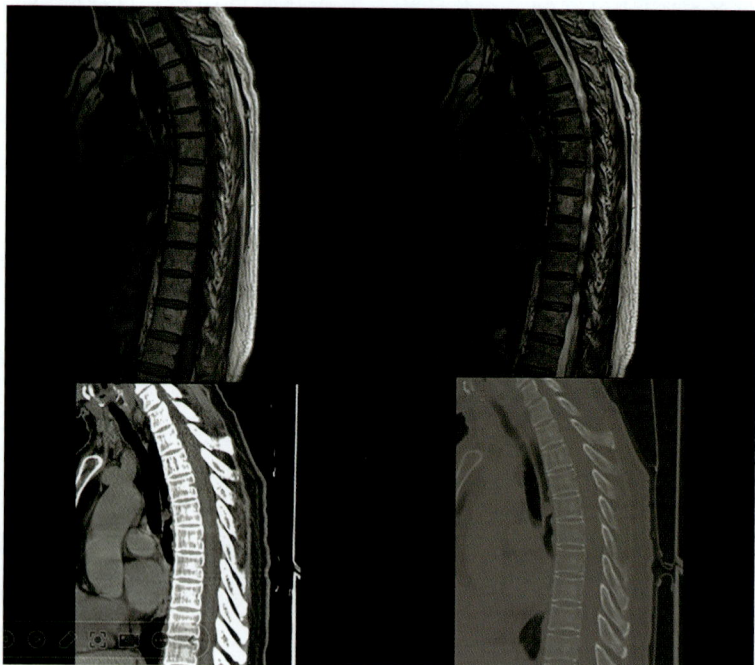

图 3-3　患者影像学检查，可见胸 3、胸 8 异常信号

2. 术前诊断

胸 3、胸 8 椎体血管瘤。

3. 手术规划

患者血管瘤诊断明确，因为血管瘤原因出现腰背部疼痛，属于有症状的血管瘤患者，需手术干预提高生活质量，防止出现血管瘤恶变，故手术指征明确；椎体血管瘤治疗方法较多，可以保守治疗、可通过椎体钉棒系统固定椎体改善生活质量，然而创伤较大，疗效不佳等；对于症状性椎体内血管瘤的治疗，单纯应用经皮椎体后凸成形术可以取得良好的效果，手术操作简单，创伤小，对老年体弱的患者也可使用，术后患者的症状可以得到快速缓解，病灶的复发可能性很小。

综上：拟行胸 8 椎体经皮椎体后凸成形术。另由于胸 3 椎体血管瘤瘤体较小，暂无手术指征。

4. 术中情况

麻醉生效后，患者取俯卧位，C 臂机透视定位胸 8 椎体左侧椎弓根无误后做好标记，常规消毒铺巾，显露术区，贴皮肤保护膜；沿标志区取椎弓根入路行胸 8 椎左侧椎体穿刺，以胸 8 椎左侧椎弓根为中心，旁开 1 cm 处为穿刺点，以尖刀切 1 个长约 0.5 cm 横行切口后，将穿刺套管针依次穿过皮肤、皮下组织、腰背筋膜、椎旁肌直至骨质，C 臂机透视正位见穿刺针尖端位于胸 8 椎左侧椎弓根外上缘，侧位见穿刺针位于胸 8 椎左侧椎弓根后缘。以骨锤轻捶穿刺针进针。当 C 臂机透视正位见穿刺针尖端位于椎弓根中心时，侧位见穿刺针尖端稍超过椎弓根中央。继续锤击穿刺针，当 C 臂机透视正位穿刺针尖端位于椎弓根内缘时，侧位见穿刺针尖端已进入椎体后缘。穿刺针继续进入约 0.5 cm 后，拔出穿刺针内芯，置入定位针至椎体前缘。置入工作套管后拔除定位针。置入扩张球囊，行左侧球囊扩张。扩张满意后，退出球囊；调制骨水泥，待骨水泥至团状期早期后，使用骨水泥推入器缓慢推入骨水泥，2.5 mL，C 臂机透视见骨水泥在胸 8 椎体渗透良好，且无渗漏。待骨水泥凝固后，退出工作套管；同时定位胸 3 椎体椎弓根旁疼痛部位棘突及椎旁组织，给予行药物注射，封闭治疗；清点器械纱布无误后，小切口缝合一针，无菌敷料覆盖。术程顺利，术中出血 5 mL。术后安返病房。术后患者胸 8 椎体棘突压痛、叩击痛（－），双下肢端血运及活动感觉均正常，足背动脉搏动可。

5. 术后处理

术后给予抗凝、抑酸、止痛等对症支持治疗。患者术后无并发症发生，术后第 2 天下地负重行走。术后复查 CT：胸椎序列连续，生理曲线正常，胸 8 椎体内见结节状高密度影。胸 3 椎体内见稍低密度结节，呈栅栏征，直径约 1.0 cm，胸椎椎体边缘骨质增生。诸椎间隙未见变窄，椎间盘密度未见明显异常，未见明显突膨出征象。胸段脊髓及脊神经大小、形态正常，未见明显异常密度。胸椎骨性椎管及椎间孔未见狭窄，局部软组织未见明显异常密度影。胸 8 椎体高密度结节，考虑骨水泥植入。胸椎轻度退变。胸 3 椎体血管瘤（图 3-4）。

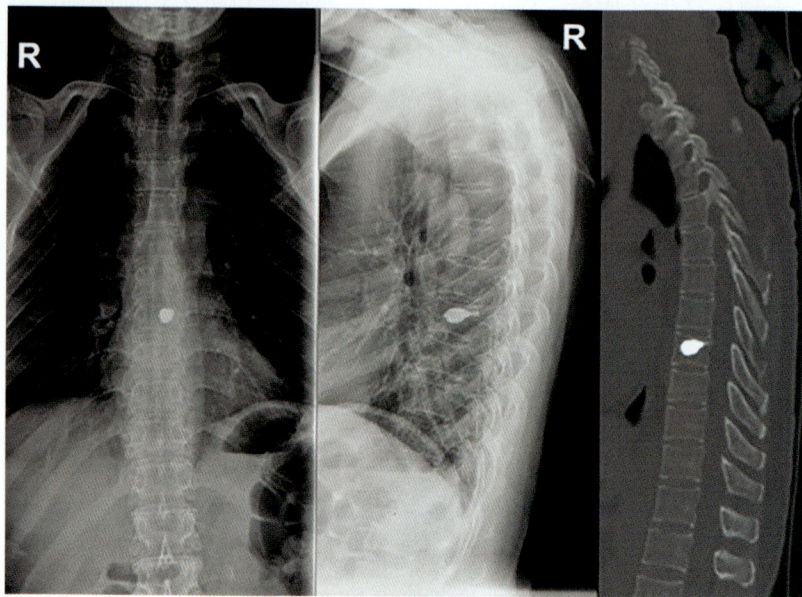

图 3-4　术后复查 CT 图像

三、讨论总结

　　对于症状性椎体内血管瘤的治疗单纯应用经皮椎体后凸成形术可以取得良好的效果，手术操作简单，创伤小，对老年体弱的患者也可使用，术后患者的症状可以得到快速缓解，病灶的复发可能性很小。通过加强椎体的充填，可有效增加椎体的强度，避免了椎体骨折或塌陷的风险，同时骨水泥充满血窦可封堵血管，硬化过程中产生 60℃热量可同时杀灭肿瘤细胞，防止肿瘤复发。但该方法也存在一些风险，术后应预防猝死及心肌梗死、肺栓塞、一过性血压下降、骨水泥渗漏（血管、椎体外、椎间盘渗漏）、硬脊膜及脊神经损伤等并发症。术中注意操作规程，术后加强防控措施可明显减少并发症的发生。

（落松群培　廖　涛　次仁罗布）

病例 3

髋臼骨折（双柱骨折）

一、病历摘要

1. 基本情况

患者男性，69 岁，藏族，日喀则市人。主因"高坠伤致左侧臀部疼痛伴活动受限 12 d"入院。患者 12 d 前不慎从楼梯上摔倒，高约 2 m，左髋部及左大腿着地，当即出现左髋部疼痛，呈持续性刺痛，左髋部及臀部肿胀，伴左髋关节、左膝关节活动障碍，不能站立及行走，无恶心呕吐，无胸闷气短，无大小便失禁，无解肉眼血尿，伤后到日喀则市藏康医院就诊，完善 CT 回示（日喀则市藏康医院）：左侧坐骨、髂骨上支、髂骨下支、左侧髂骨翼骨折，住院后治疗上予以止痛（具体药名和剂量不详）及外固定、补液等治疗，患者髋部疼痛及活动功能无明显改善。患者为求为进一步治疗，遂到拉萨市人民医院门诊就诊，门诊以"髋臼骨折"收入我科。

2. 既往史和个人史

否认高血压、糖尿病、冠心病、脑血管疾病、肝炎、结核等病史。否认输血史。无烟酒嗜好。患者已婚已育，家人健康，否认家族遗传病史。长期居住于日喀则地区，有牧区居住史和犬只接触史。

3. 体格检查

患者生命体征平稳，一般情况良好，心肺无特殊。左侧髋腹部稍肿胀，压痛阳性，左腹股沟及左髋部压痛阳性，左侧髋关节内收外旋、伸曲活动受限，骨盆挤压分离试验阳性，患肢纵向叩击痛阳性，左足远端感觉、血运可，双下肢末端感觉及血运正常，四肢肌力正常，脊柱生理弯曲存在，无压痛及叩击痛。

二、诊疗过程

1. 入院后完善相关检查

血常规：WBC 6.63×10^9/L，HGB 133 g/L，PLT 269×10^9/L，红细胞沉降率

（erythrocyte sedimentation rate，ESR）40 mm/h；生化检查：ALT 15.18 U/L，AST 28.15 U/L，ALB 30.6 g/L，TBIL 15.42 μmol/L；凝血功能和肿瘤标志物筛查正常。胸部CT：双侧胸廓对称，双肺可见点状高密度影及索条影，邻近胸膜增厚，双肺上叶并可见透亮影，气管、主支气管及各叶段气管支气管通畅。双肺门、纵隔内可见淋巴结钙化影。纵隔基本居中，心脏大血管未见明显异常，心包少量积液。双侧胸腔未见积液。胸壁软组织未见明显异常密度影。骶髂关节CT：膀胱壁不均匀增厚，且内壁欠光整，左侧髂骨及耻骨上下支骨折，且累及髋臼、骶髂关节面，扫及慢性膀胱炎（图3-5）。

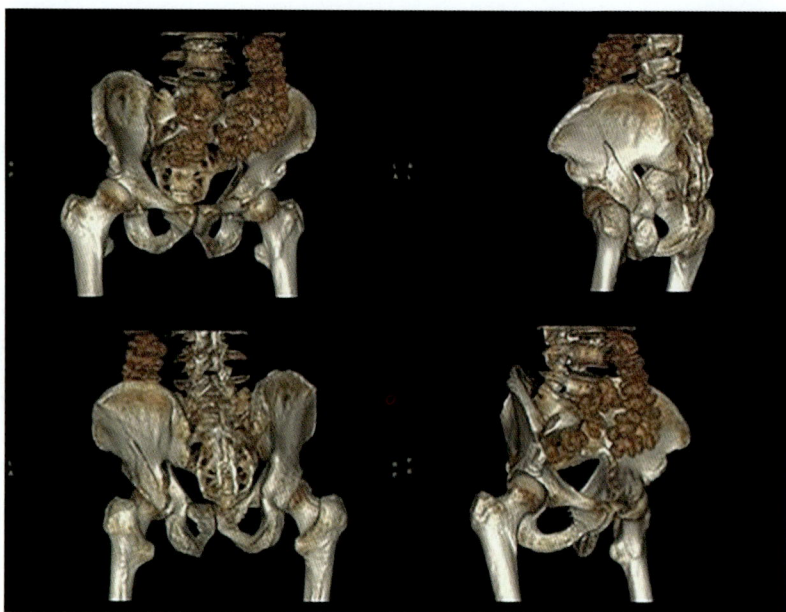

图3-5　患者影像学检查：CT 可见髋臼双柱骨折，骨折累及后壁

2. 术前诊断

髋臼骨折（双柱骨折）。

3. 手术规划

患者属于高能量损伤，入院后完善相关检查，已排除泌尿及消化系统相关损伤。分析影像学检查提示：该患者髋臼骨折分型属双柱骨折（前柱＋后柱），骨折线累及前柱、后柱及四边体，关节面粉碎严重，需同时处理前柱及后柱，并需要解剖复位关节面骨折。传统手术需要前方髂腹股沟入路＋后方K-L入路联合进行手术，虽骨折复位较容易，但存在创伤大、出血多、术中医源性损伤可能性高、患者又为老年患者可能无法耐受手术等，故考虑行后方扩大K-L入路进行手术。术中要点：①避开并保护坐骨神经、臀上动脉等重要组织；②髋臼主骨折块位于后方，首先将后方主骨折块予以解剖复位及坚强固定；③后柱固定完，通过坐骨大切迹复位四边体及前柱骨折，并用骨盆复位钳予以临时固定；④术中通过C臂X线机导航下行前柱螺钉固定前柱骨折块。

4. 术中情况

麻醉满意后，取右侧卧位，常规3M碘伏消毒铺巾，术野贴膜；以左侧大转子自大腿后外侧向髂后上棘方向做1个长约16 cm的切口，切开皮肤浅筋膜，更换刀片，沿皮肤切口切开阔筋膜，钝性分离臀大肌，暴露髋臼后方骨折断端；术中见骨折断端错位，断端内少许肌肉、筋膜、血肿组织嵌顿清除骨折端内嵌顿组织；抬高左下肢，点式复位钳固定骨折端，术中直视下见骨折断端对位对线良好；予2枚空心螺钉将后方髋臼骨折端固定，选取6孔钢板跨髋臼后方骨折线置于四边体外，远近端分别予2枚螺钉固定；取除临时复位的点式复位钳，选取10孔钢板跨髋臼后方骨折线置于髋臼后壁及坐骨结节上方，远近端分别予3枚、2枚螺钉固定；术中活动左下肢见骨折断端稳定；予以切口内冲洗2000 mL盐水，电凝充分止血，见无明显活动性出血后，核对手术器械、纱布等数量无误后，逐层缝合皮下组织及皮肤，消毒皮肤后，伤口辅料覆盖加压包扎。

5. 术后处理

术后给予抗凝、抑酸、止痛、止血等对症支持治疗。患者术后无并发症发生，术后6周下地负重行走。术后复查血常规：WBC 8.88×10^9/L，HGB 125 g/L，PLT 277×10^9/L，CRP 16.15 mg/L。生化检查：ALT 14.58 U/L，AST 26.21 U/L，ALB 27.90 g/L。术后复查CT：双侧髋关节及骶髂关节基本在位，左侧髂骨可见内固定器在位，未见明显断裂或松动，左侧髂骨及耻骨上下支骨质断裂，可见数条低密度骨折线影及骨碎片影，累及髋臼、骶髂关节面，断端对位尚可，且左侧耻骨上下支骨皮质稍毛糙，周围软组织肿胀、积气。术后为预防异位骨化予以口服吲哚美辛胶囊（50 d），并建议每3～6个月复查（图3-6）。

三、讨论总结

该患者髋臼骨折分型属于双柱骨折，拉萨市人民医院之前均通过前后两入路进行复位及固定，本病例通过后方单一入路进行复位及固定，具有创伤小、手术时间短、恢复快、术后并发症少等特点，极大提高患者预后及就医体验感；术中通过前柱螺钉固定前柱骨折块，术中若稍有不慎或术中X线透视理解及判断失误，可直接损伤股动脉及股静脉等重要组织，本病例应用通道螺钉，减少了术中更多显露及创伤，加强了固定的稳定性。

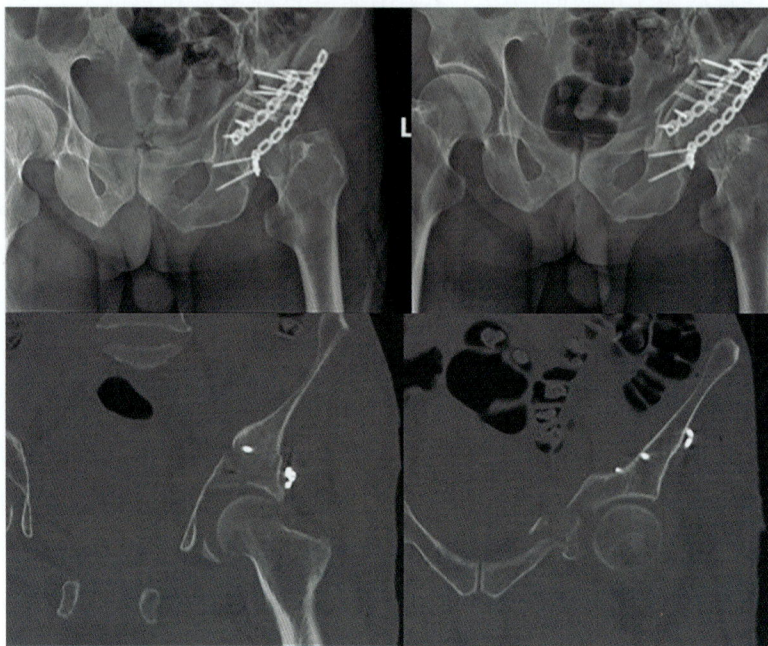

图 3-6　术后复查图像

（落松群培　吴宏华　廖涛）

参考文献

［1］张元智, 刘刚, 张立峰, 等. 髋臼后柱顺行骨通道螺钉钉道的数字化分析与验证 [J]. 中华创伤骨科杂志, 2018, 20(5): 389-393.

［2］何立, 陈华, 易成腊. 骨盆解锁复位架联合智能可视化系统辅助复位与固定治疗 Tile C1 型骨盆骨折 [J]. 中华骨科杂志, 2023, 43(19): 1308-1315.

第四章

神经外科

Chapter

4

病例 1

前颅窝巨大脑膜瘤

一、病历摘要

1. 基本情况

患者女性，55 岁，藏族，主因"视物模糊 10 年，加重 1 年"入院。患者 10 年前无明显诱因出现视物模糊，视力稍下降，无视物重影、视野缺损，未予以重视。1 年前患者感视物模糊加重，视力下降明显，嗅觉丧失，就诊于西藏自治区人民医院，查头颅 MRI 示：鞍上区 - 前颅窝区软组织包块，考虑脑膜瘤。现患者及家属为求进一步诊治，就诊于拉萨市人民医院门诊，门诊以"颅内占位性病变性质待诊"收住院治疗。

2. 既往史和个人史

既往否认高血压、糖尿病、冠心病、脑血管疾病、肝炎、结核等病史。否认手术、输血史。无疫区接触史，无吸烟、饮酒嗜好，无粉尘、放射性物质接触史。

3. 体格检查

患者生命体征平稳，一般情况良好，心肺无特殊。意识清楚，格拉斯哥昏迷评分（Glasgow coma score，GCS）15 分，问答切题，查体合作，双侧嗅觉丧失，双眼视力粗侧下降、视物模糊，无视物重影、视野缺损，双侧瞳孔等大等圆，直径 3 mm，直接、间接光反应存在，双侧角膜反射灵敏。颈软无抵抗。心肺腹查体未见明显异常，四肢肌张力正常，肌力 V 级，双侧巴宾斯基征阴性。

二、诊疗过程

1. 入院后完善相关检查

血常规：WBC 6.21×10^9/L，HGB 157 g/L，PLT 307×10^9/L。激素：睾酮 0.1 ng/mL，垂体催乳素 27.82 ng/mL，黄体生成素 29.19 mU/mL，卵泡刺激素 76.53 mU/mL。凝血功能正常。头颅 MRI：①鞍区及鞍上、双侧额部肿瘤性病变，倾向鞍区起源脑

膜瘤可能大，或其他，伴双侧额叶脑水肿，中线结构稍偏移，视交叉稍受压，垂体受压变扁，垂体柄偏移，双侧海绵窦未见确切受累。②脑白质高信号，改良 Fazekas 分级Ⅰ级。③脑磁共振血管成像示：右侧椎动脉较对侧纤细，系发育变异（图 4-1）。

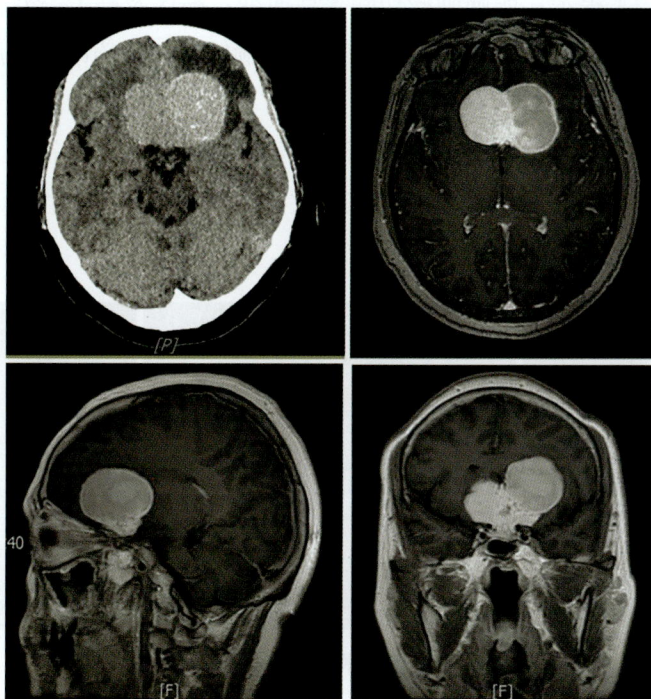

图 4-1　患者术前头颅 MRI

2. 术前诊断

颅内占位性病变：脑膜瘤？嗅觉丧失。

3. 鉴别诊断

脊索瘤：与脑膜瘤的临床表现无明显差异，但 CT 显示脊索瘤半数以上有多发的斑点或小片状钙化，骨质有广泛严重破坏。垂体瘤：垂体瘤是一组从垂体前叶和后叶及颅咽管上皮残余细胞发生的肿瘤，如肿瘤增大已超越鞍膈者称为大腺瘤，除内分泌症状外尚有可能引起视神经或视交叉的压迫症状，表现为视力、视野的影响，其典型者为双颞侧偏盲。

4. 手术治疗

术中选取左额外侧，剪开硬脑膜，从侧裂释放脑脊液，轻柔牵拉上抬左侧额叶，可见肿瘤起自鞍结节，先自颅底断其血运，肿瘤血供丰富，因肿瘤较大，先瘤内减压，肿瘤质地韧，内有纤维小梁及钙化，待瘤内减压后沿肿瘤边界分离分块切除，肿瘤与脑组织部分蛛网膜边界消失，与脑组织粘连明显，与双侧大脑前动脉粘连明显，锐性分离，大脑前动脉及回返动脉完整保留，分块完全切除肿瘤。

5. 术后处理

肿瘤病理检查提示：见梭形细胞构成瘤，形态符合脑膜瘤（WHO Ⅰ级）。完善头颅 MRI（图 4-2）提示：颅脑肿瘤切除术后改变：鞍区及鞍上、双侧额部术后残腔伴周围水肿，术区未见确切肿瘤残留征象，双侧额叶及左侧顶叶脑肿胀，颅骨内固定术后改变。

患者此次切除完整脑膜瘤，术后无新增神经功能障碍，视力视野未见恶化，无电解质紊乱，第 3 天出现明显头痛症状，完善腰椎穿刺及脑脊液检查提示颅内感染，美罗培南抗感染后患者感染治愈，顺利出院。

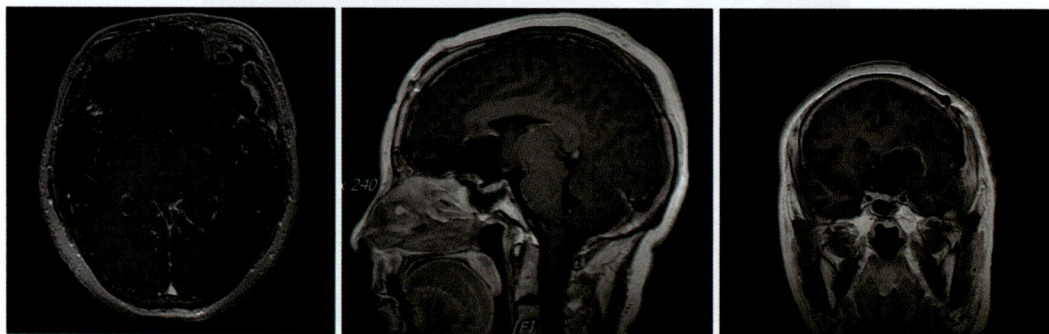

图 4-2 患者术后复查头颅 MRI

三、讨论总结

鞍区位于颅底部，其解剖结构较复杂，与垂体、下丘脑、鞍上池、鞍上血管等结构互为毗邻结构。特别是肿瘤体积较大，后方与双侧前动脉关系密切，即使是分支血管有损伤，也可造成患者偏瘫失语的后果。因此手术当中血管的保护是重中之重。在选取手术入路过程中，选取额外侧入路，有利于在手术早期断其肿瘤基底的血供，减少肿瘤出血，有利于术中分辨肿瘤界面，保护其表面路过的穿支动脉。

（单永炳　张　斌）

参考文献

［1］简俊红，罗大山 . 鞍区脑膜瘤的诊断及治疗进展 [J]. 国际神经病学神经外科学杂志 , 2008, 35(1): 39-42.

［2］蔡卫，陈宏璘，张建永，等 . 鞍区脑膜瘤的临床特点与显微外科治疗 [J]. 中国临床神经外科杂志，2018, 23(11): 745-747.

［3］陈琪，李国强，李惊涛，等 . 鞍区脑膜瘤患者的临床特征及预后影响因素分析 [J]. 西部医学，2017, 29(6): 799-803.

病例 2

右侧大脑中动脉巨大动脉瘤

一、病历摘要

1. 基本情况

患者女性，58 岁，汉族。主因"突发意识不清 12 h"入院。患者 12 h 前无明显诱因出现四肢乏力，无其他不适，患者及家属未予重视，今晨家属发现患者倒地意识不清，旁边有呕吐物，立即送往拉萨市人民医院急诊就诊，途中再次呕吐 1 次，量不多，急诊完善相关检查提示颅内动脉瘤，我科会诊后以"颅内动脉瘤"收住入院，病程中患者意识不清。

2. 既往史和个人史

否认高血压、糖尿病、高血脂病史，否认冠心病、脑卒中病史，预防接种史不详，否认结核、肝炎等传染病史，否认手术史和外伤史，否认精神病史，否认过敏史，无输血史。平素体健，否认疫区接触史，否认异地居留史，无吸烟嗜好，无饮酒嗜好，否认其他不良嗜好。否认工业毒物、粉尘、放射性物质接触史，否认冶游史。

3. 体格检查

昏睡，精神差，GCS 10 分（E2V35），头颅大小正常无畸形，睑结膜无充血水肿，左右瞳孔 3：4，对光反射稍迟钝，深浅感觉查体无法配合，心肺腹未见异常。脊柱四肢无畸形，右侧肌力 4 级，左侧偏瘫，肌张力未见异常。生理反射存在，病理反射未引出。

二、诊疗过程

1. 入院后完善相关检查

头颅 CTA 检查（图 4-3）：明确右侧中动脉巨大动脉瘤。完善术前相关检查化验，急诊于 2021 年 11 月 22 日，在全身麻醉下行开颅右侧大脑中动脉动脉瘤夹闭、去骨瓣减压术。

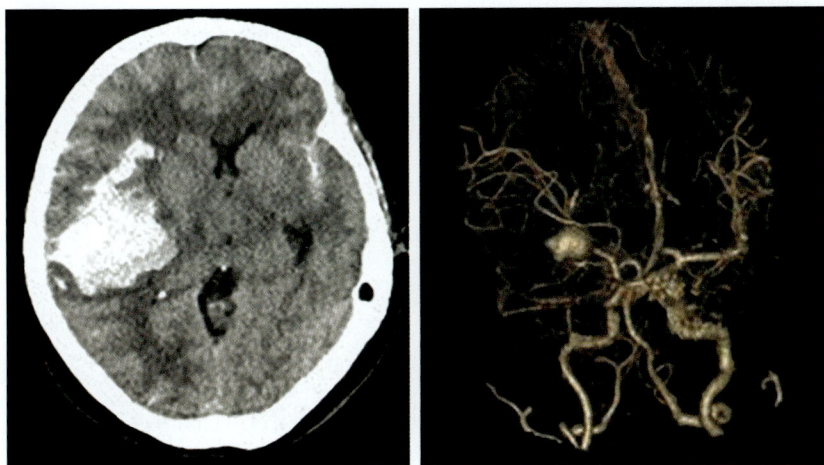

图 4-3　患者术前头颅 CTA 检查

2. 术前诊断

右侧大脑中动脉瘤；右侧颞叶脑出血；蛛网膜下腔出血。

3. 鉴别诊断

可逆性缺血性神经功能缺损或小卒中：脑缺血导致神经功能缺损症状体征超过 24 h，可在数日至 3 周内完全或近于完全消失。短暂发作性神经疾病，如局灶性癫痫、偏瘫型偏头痛、基底动脉型偏头痛、内耳性眩晕、晕厥和阿 - 斯综合征，以及严重心律失常，如室上性及室性心动过速、心房扑动、多源性室性期前收缩及病态窦房结综合征等引起发作性全脑供血不足。这组疾病可引起头晕、晕倒及意识丧失，但通常缺乏局灶性神经症状体征，心电图可有异常。脑栓塞：发病年龄为青壮年，发病情况不定，发病最急，以秒、分计，多无头痛和呕吐，多无意识障碍或较轻，偏瘫、失语、颅神经麻痹等局灶体征明显，常成为患者主诉。多无脑膜刺激征，无短暂性脑缺血发作和高血压病史，CT 可见脑内低密度区，MRI 可见 T1W 低信号区，T2W 稍高信号区。数字减影血管造影可见阻塞的血管。

4. 手术治疗

麻醉成功后，使患者仰卧位，头架固定头稍微左偏，常规术野消毒、铺巾。取左额颞弧形切口，铣刀铣开骨瓣约 6 cm × 6 cm，骨窗四周微钻打孔悬吊硬膜。蝶骨嵴两侧分离后磨除部分蝶骨嵴，硬脑膜电凝止血。硬脑膜张力高，弧形剪开硬脑膜，暴露额颞叶，可见侧裂右暗红色陈旧血，颞叶造瘘约 3 cm 深处可见暗红色流出，表面脑棉片覆盖，从额叶底部外侧向下探查，周围陈旧性暗褐色血块包裹，仔细暴露右侧大脑中动脉，见右侧大脑中动脉 M1 远端动脉瘤，动脉瘤与周围脑组织粘连紧密，仔细分离动脉瘤，术中动脉瘤破裂出血，临时阻断右侧大脑中动脉，夹闭破口，吸出血肿后撤销临时阻断夹，用3枚直动脉瘤夹夹闭瘤颈，可见大脑中动脉血流通畅，用尼莫地平水反复冲洗术腔，止血纱覆盖创面，再次仔细探查，术区无明显活动性出血及异常后，去除骨瓣，人工生物膜覆盖脑表面，外放置1根引流管及ICp，逐层关颅，手术顺利，术中出血约450 mL，术后予以自体血回输500 mL，术后带气管插管镇静状态下转入ICU进一步治疗。

5. 术后处理

术后带气管插管镇静状态下转入ICU进一步治疗，经积极监护、脱水、维持酸碱电解质平衡、补充ALB等支持治疗后患者恢复可，予拔除气管插管后，监测血氧可，痰液稍多，自行咳痰能力弱，转入普通病房继续专科治疗（图4-4）。

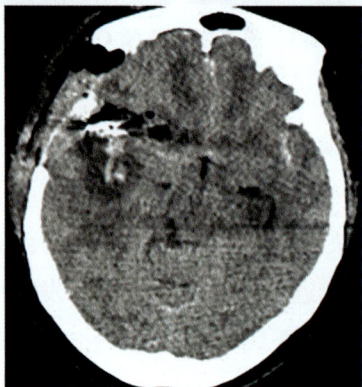

图4-4　术后复查头颅 CT 平扫

三、讨论总结

脑动脉瘤作为一种严重的脑血管疾病，给人类健康带来了巨大威胁。通过深入了解其发病机制、流行病学特征以及临床表现等方面的知识，可以更好地预防和治疗这一疾病。同时，随着医学技术的不断进步和多学科协作的深入发展，相信未来能够更好地应对脑动脉瘤带来的挑战，为人类的健康保驾护航。

（拉巴索朗　于　洮）

参考文献

[1] YONG-ZHONG G, VAN ALPHEN H A. Pathogenesis and histopathology of saccular aneurysms: review of the literature[J]. Neurol Res, 1990, 12(4): 249-255.

[2] SUZUKI Y, ENDO T, IKEDA H, et al. Venous infarction resulting from sacrifice of a bridging vein during clipping of a cerebral aneurysm: preoperative evaluation using three-dimensional computed tomography angiography—case report[J]. Neurol Med Chir (Tokyo), 2003, 43(11): 550-554.

[3] DAVIES P F, TRIPATHI S C. Mechanical stress mechanisms and the cell. An endothelial paradigm[J]. Circ Res, 1993, 72(2): 239-245.

右侧小脑占位

一、病历摘要

1. 基本情况

患儿女性，7岁，藏族。主因"间断头痛5个月，加重1 d"入院。患者于入院前5个月无明显诱因突发头痛症状，无恶心呕吐，无意识丧失等，每次头痛发作均口服止痛药物治疗，服药后患者头痛症状减轻，家长未予以重视，患者1 d前头痛症状再次发作，服用止痛药物无缓解，且意识状态变差，呼之不应，立即前往当地医院就诊，就诊途中呕吐数次，到达达孜区医院，完善头颅CT提示颅内病变待查，后颅窝肿胀，遂患者转诊于拉萨市人民医院就诊。为求进一步诊治，以"颅内病变"收住院治疗。

2. 既往史和个人史

否认糖尿病、高血压、高血脂病史，否认冠心病史，否认脑卒中史，预防接种史不详，否认结核、肝炎等传染病史，否认手术史及外伤史，否认精神病史，否认过敏史，无输血史。出生于原籍，长期居住于原籍，无疫区接触史，无吸烟嗜好无饮酒嗜好，无粉尘、放射性物质接触史，否认冶游史，疫苗接种正常。

3. 体格检查

患者嗜睡，GCS评分14分，双侧瞳孔等大等圆，直径3 mm，直接、间接光反应存在，双侧角膜反射灵敏。颈软无抵抗。四肢肌张力正常，肌力V级，肱二、三头肌反射、桡骨膜反射、膝腱反射、跟腱反射正常，双侧巴宾斯基征阴性。

二、诊疗过程

术前CT检查见图4-5。

1. 术前诊断

右侧小脑占位。

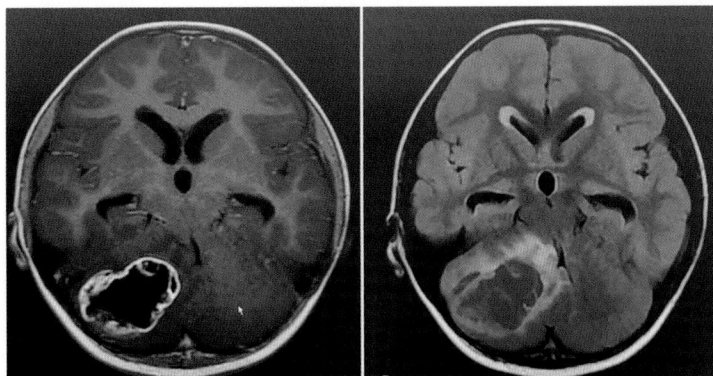

图 4-5　术前 CT 检查

2. 鉴别诊断

脑膜瘤：多以颅内压增高为主要表现，一般不以前庭神经损害为首发症状，影像学检查可见邻近硬膜强化为脑膜"尾征"。上皮样囊肿：病程较长，多以三叉神经刺激症状为首发，且多累及第 3 支，听神经的损害多不明显，影像学检查有助鉴别。胶质瘤：多以颅内压增高及脑干和小脑症状为首发，病变发展快，内听道不扩大。MRI 可见肿瘤内侧面与脑干和小脑多无明显边界。听神经瘤：以听力进行性下降，耳鸣明显，患者多有头晕、头痛症状，影像学颅脑 CT 内耳道薄层骨窗位可见内听道呈喇叭口样扩大，可见骨质破坏。

3. 手术治疗

麻醉成功后，取左侧俯卧位，头架固定头颅，取后正中右拐反"L"切口，铣刀铣开约 5 cm×5 cm 大小骨瓣，可见硬脑膜张力高，切开寰枕筋膜，见小脑扁桃体及部分小脑半球组织嵌枕骨大孔，骨缘四周骨蜡止血，双极电凝出血点，脑膜剪刀剪开硬脑膜，显微镜下严密探查，沿占位边缘缓慢切开脑组织，剥离肿瘤，见右侧小脑病变供血丰富，约 5 cm×6 cm 大小，质硬，边缘不清，慢慢剥离出肿瘤，完整切除肿瘤组织，瘤腔止血纱及吸收性明胶海绵严密止血，见脑组织搏动可，再次观察无明显活动性出血，予以人工脑膜修补，严密缝合硬脑膜，丝线固定骨瓣。硬膜外普通硅胶管管引流，逐层关颅。

4. 术后处理

术后肿瘤标本送至北京天坛医院，病理检查提示：室管膜瘤。完善头颅MRI（图4-6）提示：颅脑肿瘤切除术后改变，小脑术后残腔伴周围水肿，术区未见确切肿瘤残留征象，颅骨内固定术后改变。

患者此次切除完整室管膜瘤，术后无新增神经功能障碍，视力视野未见恶化，无电解质紊乱，后患者病情稳定，术后恢复良好。

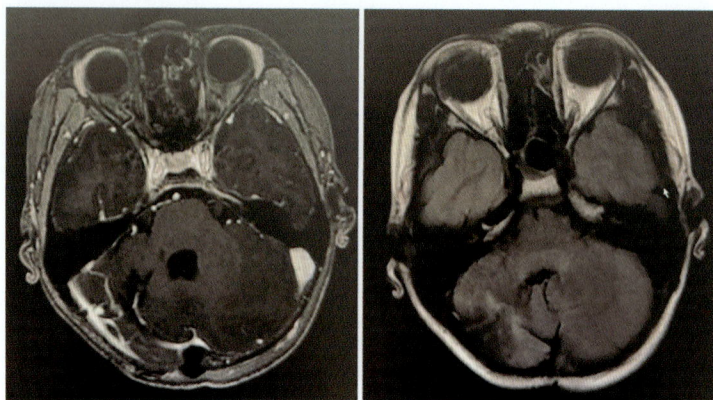

图 4-6　术后 MRI 复查

三、讨论总结

　　室管膜瘤是一种来源于脑室与脊髓中央管的室管膜细胞或脑内白质室管膜细胞巢的中枢神经系统肿瘤，属于胶质瘤的一种，占胶质瘤的 18.2%。其发病机制目前尚不明确，通常认为其起源于脑室或脊髓中央管的室管膜细胞。室管膜瘤的发病率男性多于女性，且多见于儿童及青年。发病部位以第四脑室和侧脑室多见，室管膜瘤的治疗以手术治疗为主，术后多需继续化疗。由于肿瘤位置的特殊性，手术难度较大，因此手术效果不尽如人意。此外，室管膜瘤容易复发和转移，预后较差。为了预防室管膜瘤的发生，建议保持健康的生活方式，避免长期处于高压状态，定期进行体检以及及时发现并治疗可能存在的脑部疾病。同时，对于已经确诊的室管膜瘤患者，应积极配合医生的治疗建议，以期获得更好的治疗效果。

（付永鹏　曹晓昱）

参考文献

［1］CACHIA D, JOHNSON D R, KAUFMANN T , et al. Case-based review: ependymomas in adults[J]. Neurooncol Pract, 2018, 5(3): 142-153.

［2］VILLANO J L, PARKER C K, DOLECEK T A. Descriptive epidemiology of ependymal tumours in the United States[J]. Br J Cancer, 2013, 108(11): 2367-2371.

［3］陈利军，陈士新，兰延宏，等．脑室外室管膜瘤的 MRI 诊断 [J]. 中国医学影像技术，2010, 26(10): 1844-1847.

病例 4

神经内镜下颅内血肿清除术

一、病历摘要

1. 基本情况

患者女性，69 岁，藏族。主因"突发头痛、呕吐 4 h"入院。患者入院前 4 h 突发头痛、恶心呕吐，呕吐物为胃内容物，无意识障碍、抽搐、肢体活动受限等不适，行头颅 CT 示："右侧额叶脑出血"（图 4-7）。为求进一步诊治，急诊收住院治疗。患者自发病以来精神欠佳，恶心呕吐，无肢体抽搐，无二便失禁。

2. 既往史和个人史

既往高血压 6 年余，现口服美托洛尔 1 片 /d，青霉素过敏，否认糖尿病史，否认高血脂病史，否认脑卒中史。

3. 体格检查

患者入院血压 165/125 mmHg，意识清楚，精神欠佳，GCS 15 分，问答切题，查体合作，双侧瞳孔等大等圆，直径 3 mm，对光反射灵敏，双侧角膜反射灵敏。颈软无抵抗。全腹软，无压痛反跳痛、肌紧张，四肢肌张力正常，肌力 V 级，左侧巴宾斯基征可疑阳性。

二、诊疗过程

1. 病情变化

患者入院后 8 h 意识加重，昏睡，刺痛睁眼，查体欠合作，GCS 8 分，双侧瞳孔等大等圆，直径 3 mm，对光反射灵敏，双侧角膜反射灵敏。颈软无抵抗。四肢肌张力正常，左侧巴宾斯基征可疑阳性。余查体无法配合。

2. 实验室相关检查

血常规：WBC 8.12×10^9/L，HGB 170 g/L，PLT 207×10^9/L。头颅 CTA 未见血管异常（图 4-7）。凝血功能正常。

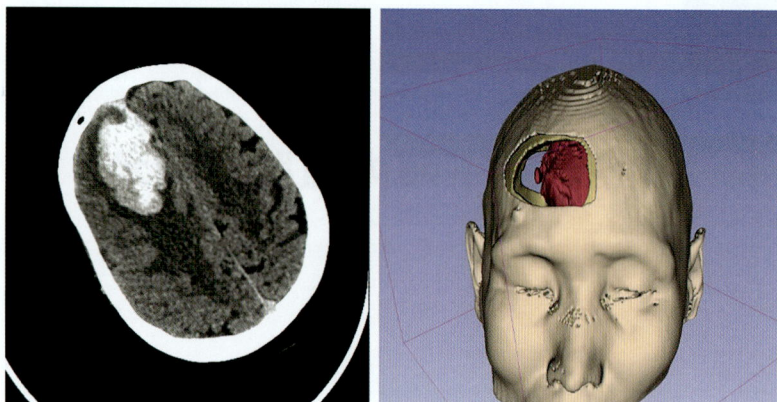

图 4-7 术前影像学检查

3. 术前诊断

右侧额顶叶脑出血；高血压 3 级 高危级。

4. 鉴别诊断

脑血管畸形：亦称血管瘤，非真性肿瘤，系先天性脑血管发育异常，临床上有多种类型，其中以动静脉畸形多见，本病多见于男性，青年多见。临床表现以畸形血管破裂出血为最常见症状，部分患者以癫痫为首发症状，如出血严重，出现脑疝，如不及时救治，常可致死。数字减影血管造影可明确诊断。

5. 手术治疗

术前使用 3D-slicer+Sina 无创精准定位血肿位置，联合神经内镜清除血肿，取右侧额顶部标记头皮直形切口，长约 5 cm，术中剪开硬膜，脑组织轻度膨出，脑穿针穿刺抽出约 10 mL 暗红色血凝块，见脑组织轻度塌陷，予以长度 7 cm 脑部扩张导管引建立通道，神经镜下可见暗红色血凝块，逐步清除血肿，镜下仔细止血，术后转 ICU 进一步治疗。

6. 术后处理

术后患者转 ICU 治疗，予以保证脑灌注压，抗感染、预防癫痫、脱水等治疗，复查 CT（图 4-8）血肿清除满意，患者于术后第 1 天意识清醒，遵嘱活动，第 3 天拔出气管插管，转我科继续康复治疗。

三、讨论总结

临床中患者出现高血压脑出血是因为自身脑内动脉破裂、静脉破裂或者是毛细血管出现破裂所致，其中最常见包括内囊、基底节以及丘脑。发生出血量较多疾病患

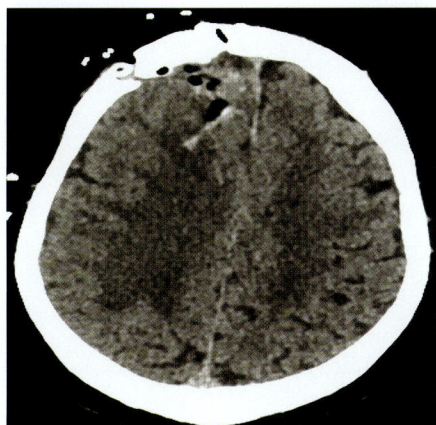

图 4-8 术后影像学复查

者必须及时开展手术治疗，从而确保患者生命安全。手术治疗方式较多分别包括穿刺引流术、钻孔引术以及开颅术等，然而每种手术方式都有其劣势。传统的开放性治疗术式可迅速清除血肿，有效降低脑出血患者的颅内压，但术后并发症发生风险较高，影响预后。神经内镜下颅内血肿清除术其疗效优于传统开颅术，手术创伤小，可促使患者术后病情快速康复，同时还能减少术后并发症以及出血量。借助先进的 3D-slicer+Sina 软件，实现了对脑出血部位的精准定位。这使手术操作更加精准、有效，避免了传统开颅手术可能带来的大面积脑组织暴露和损伤

此次手术为我科首次使用神经内镜辅助 3D-slicer 导航应用于脑出血手术，术中的效果明显，有利于促进患者的康复。标志着神经外科更进一步发展，为拉萨市人民医院神经外科填补一项空白。

（马 强 张 斌）

参考文献

［1］胡志卿，范学政，李明，等 . 神经内镜辅助 3D-slicer 导航在高血压脑出血手术中的应用及预后分析 [J]. 神经损伤与功能重建，2021, 16(12): 756-758.

［2］叶富跃，杨堃，马春阳，等 . 3D-Slicer 联合智能手机辅助定位下神经内镜血肿清除术对基底节区脑出血患者的应用价值研究 [J]. 中国临床神经科学，2022, 30(1): 49-55.

［3］苏稳，马洁 . 3D-Slicer 辅助神经内镜治疗高血压脑出血的临床效果研究 [J]. 浙江创伤外科，2024, 29(3): 483-486.

第五章

消化内科

Chapter

5

超声内镜引导下胰腺假性囊肿引流术

一、病历摘要

1. 基本情况

患者男性，55 岁，藏族。因"反复剑下疼痛 1 年，加重 4 d"就诊。患者先后多次就诊于外院，诊断为"急性胰腺炎、胰腺假性囊肿"，外院予以保守治疗后症状好转出院。此次患者饮酒后再次出现腹痛，于外院检查提示急性胰腺炎伴假性囊肿，囊肿体积较前增大（2023 年 5 月 26 日外院腹部彩超：胰腺区囊肿大小约 6.8 cm × 5.3 cm × 5.1 cm）。

2. 既往史和个人史

5 年前因跌倒至锁骨骨折，并行左锁骨内固定术；吸烟 40 年，2 ~ 3 包 /d，饮酒 30 年，以啤酒为主，乙醇折合量 > 40 g/d，未戒酒。

3. 体格检查

体温 36.7℃，脉搏 60 次 /min，呼吸 21 次 /min，血压 150/100 mmHg，血氧饱和度 95%。一般情况尚可，发育正常，营养良好，体型肥胖，意识清晰，推入病房，自主体位，检查配合，表情自如，语言流利，面容正常。全身皮肤黏膜未见黄染，未见瘀斑、瘀点，无肝掌、蜘蛛痣，毛发分布正常，皮肤弹性可，无皮下结节、瘢痕，无皮下出血、皮疹，皮肤无水肿。浅表淋巴结未扪及，双肺叩诊清音，双肺呼吸音低，双侧可闻及散在湿啰音，未闻及胸膜摩擦音。心前区无隆起及凹陷，心律齐，各瓣膜听诊区未闻及病理性杂音，未闻及心包摩擦音。腹部饱满，腹式呼吸存在，未见腹壁静脉曲张，未见肠型及蠕动波，腹软，剑下及左上腹压痛明显，肝脾肋下未触及，墨菲征阴性。腹部叩诊呈鼓音。肝上界位于右锁骨中线第 5 肋间，肝区无叩痛，脾浊音区正常，胆囊区无叩痛。移动性浊音阴性。肠鸣音 1 次 /min。

二、诊疗过程

入院后了解患者病史及相关辅助检查结果，"胰腺假性囊肿"诊断明确，囊肿直径＞6 cm，4个月的病程中无明显吸收，呈逐渐长大趋势，出现腹痛症状，经过多学科讨论，为患者提供了3种治疗方案：①外科可采取胰腺假性囊肿与空肠吻合术；②超声引导下经腹壁皮肤假性囊肿穿刺引流置管术，因囊肿前方较多脏器遮挡，穿刺风险较高、难度较大；③消化内科建议在超声内镜引导下行内引流术。与患者及患者家属商量后，其表示内镜下治疗更加微创，创伤小、并发症少，愿意行超声内镜下胰腺假性囊肿穿刺引流术（图5-1）。

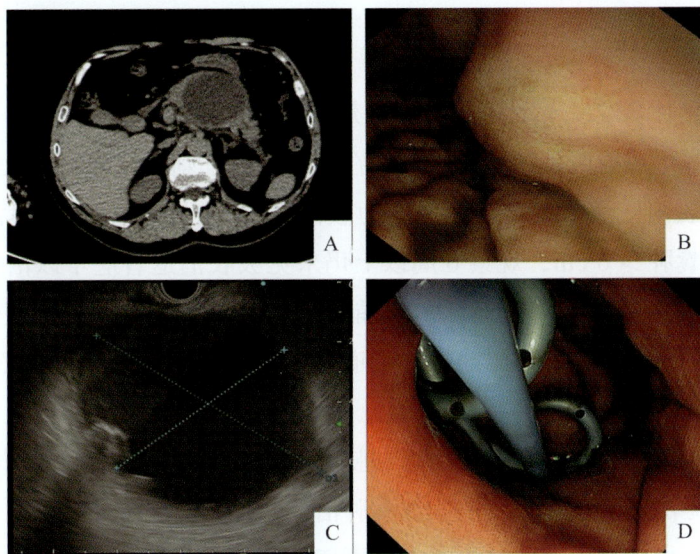

图 5-1 患者腹部影像及内镜下图像

A：患者术前腹部CT提示胰腺假性囊肿（大小约7.5 cm×7.0 cm）；B：内镜下见胰腺假性囊肿压迫胃壁；C：超声内镜下假性囊肿大小约8.4 cm×6.5 cm；D：超声内镜引导下行胰腺假性囊肿引流术，成功留置胃腔内支架及鼻引流管。

2023年6月2日，在拉萨市人民医院数字胃肠室为患者实施西藏自治区首例超声内镜引导下经胃胰腺假性囊肿内外引流术，术中在超声内镜精准定位下穿刺针进入假性囊肿内，回抽出棕褐色浑浊液体后置入导丝，扩张球囊成功扩张穿刺道后，沿导丝分别植入双猪尾支架及弯头鼻引流管，胃腔内见大量棕褐色浑浊液体经支架引流入胃内，引流袋内亦有棕褐色浑浊液体引流，术后患者腹胀，腹痛症状很快缓解，术后1周复查CT，囊肿已基本消退，患者顺利出院（图5-2）。

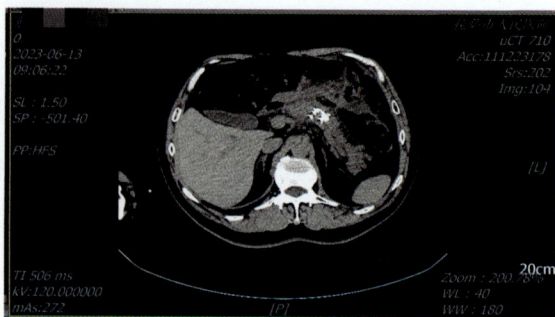

图 5-2　术后复查 CT 图

患者术后第 12 天复查腹部 CT 胰腺假性囊肿明显吸收。

三、讨论总结

胰腺假性囊肿多继发于重症急性胰腺炎、慢性胰腺炎和胰腺损伤，是最常见的胰腺囊性病变。其形成原因是胰液外溢积聚在网膜囊内，刺激周围组织及器官的浆膜形成纤维包膜，囊内壁无上皮细胞，故称为假性囊肿。假性囊肿的自然消退率在 50% 以上，但对于囊肿 > 6 cm，观察 6 周以上仍未见吸收消退者应予以治疗。患者常表现为上腹胀满感、持续性疼痛、胃排空功能障碍或梗阻性黄疸。巨大假性囊肿可并发感染、胰源性胸腹水、囊肿内出血、胃肠道梗阻、胰瘘等并发症，甚至危及生命。

目前，治疗胰腺假性囊肿有保守治疗、手术治疗、经皮穿刺引流及内镜治疗。保守治疗主要通过肠内外营养合并应用抑制胰酶分泌或抑制胰酶活性的药物，让其自然吸收，但这种方法对复杂或多发的假性囊肿治疗效果并不好。外科手术治疗通过切开腹壁进入腹腔，再切开胃前壁进入胃腔，再切开胃后壁与囊腔壁后将其缝合，但外科手术对患者创伤大、恢复慢、医疗费用高；而经皮穿刺引流容易导致胰瘘。近年来，随着内镜诊治技术的飞速发展，超声内镜引导下经胃内胰腺假性囊肿引流术成为治疗胰腺假性囊肿的首选方案，其优势在于创伤小，安全性和治愈率高，术后并发症少。

在超声内镜引导下进行支架引流术，相当于在囊肿和胃腔之间搭一个"桥"，把囊肿里面的液体引流到胃腔，一段时间后囊肿就会消失。超声内镜引导下胰腺假性囊肿引流术不仅效果显著，而且创伤小、并发症少，可以减轻患者的痛苦和缩短治疗时间。这项手术结合超声影像、内镜逆行胰胆管造影术（endoscopic retrograde cholangiopancreatography，ERCP）及内镜穿刺等技术，为消化内镜Ⅳ级手术。拉萨市人民医院此项新技术、新项目的开展，可为众多胰腺疾病患者带来新的福音，也标志着我科超声内镜技术上了一个新的台阶。

在援藏医生的指导下，拉萨市人民医院消化内科医护团队成功实施全区第一例超声内镜引导下胰腺假性囊肿引流术。这标志着又一项新技术、新项目的诞生，标志着拉萨市人民医院治疗性超声内镜取得重大进展。

（王俊雄　伊比然恨　巴桑卓玛　旦增卓嘎）

参考文献

马佳怡, 杜奕奇, 王凯旋, 等. 《中国胰腺假性囊肿内镜诊治专家共识意见(2022年)》解读 [J]. 中华胰腺病杂志, 2023, 23(3): 161-164.

超声内镜引导下经十二指肠胆道引流术

一、病历摘要

1. 基本情况

患者男性，82 岁，藏族，因"间断右上腹疼痛 2 个月余"就诊。2 个月余前因反复右上腹疼痛，于拉萨市人民医院外科住院治疗，完善腹部影像学提示胰头部、钩突部占位，脓肿不能除外，请拉萨市人民医院消化内科援藏医生会诊后为其实施了超声内镜下穿刺术，穿刺病理提示恶性。因患者年事已高、手术风险大，经药物治疗后腹痛症状缓解后办理出院。此次因腹痛再发伴全身黄染症状加重入我科治疗。

2. 既往史和个人史

2012 年在西藏自治区第二人民医院行膝关节置换术。吸烟 30 年，20 支 /d，戒烟 20 年；饮酒 30 年，平素饮啤酒，乙醇折合量 < 40 g/d，戒酒 20 年。

3. 体格检查

体温 36.5℃，脉搏 80 次 /min，呼吸 19 次 /min，血压 105/60 mmHg，血氧饱和度 95%。一般情况较差，皮肤黏膜、巩膜黄染，双肺呼吸音粗，未闻及明显干湿性啰音和胸膜摩擦音，心界不大，心律齐，心率 80 次 /min，各瓣膜区未闻及杂音，无心包摩擦音。腹部平坦，未见肠型及蠕动波，腹软，右上腹部压痛阳性，无反跳痛及肌紧张，未触及包块。肝脾肋下未触及，墨菲征阳性。腹部叩诊呈鼓音。肝上界位于右锁骨中线第 5 肋间，肝区无叩痛。移动性浊音阴性。肠鸣音 4 次 /min。腹部未闻及血管杂音及摩擦音。双下肢无水肿。

二、诊疗过程

入院后完善相关检查，考虑其胰头癌伴梗阻性黄疸诊断明确，存在胆管炎表现，需紧急行 ERCP+ 内镜鼻胆管引流术（endoscopic nasobiliary drainage，ENBD）指征。在 ERCP 术中，十二指肠镜进镜至十二指肠降部见十二指肠壶腹部肿瘤受累，反复寻找难以明确乳头开口部位，无法进行胆管插管。遂行超声内镜胆管引流术引流，在超声内镜扫查下选择穿刺路径，最终于十二指肠球降交界处与胆总管中段间成功地置入了双猪尾胆管支架，完成超声内镜引导下经十二指肠胆道引流术（超声内镜引导下胆总管-十二指肠吻合术），内镜下见胆汁流出通畅，术后患者黄疸逐渐消退，复查血胆红素、炎症指标水平均呈下降趋势，未出现出血、穿孔、感染等相关并发症（图 5-3）。

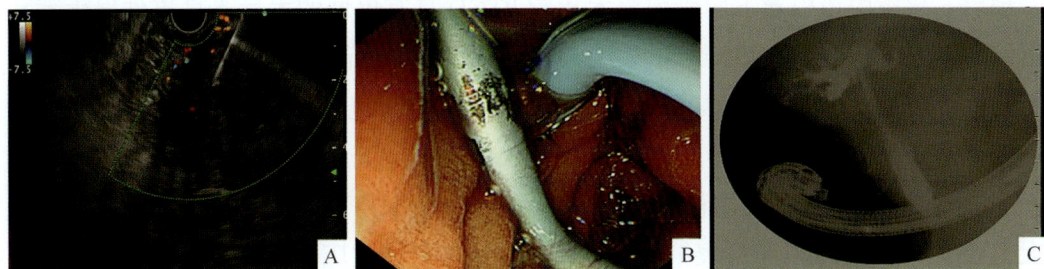

图 5-3　患者超声内镜引导下经十二指肠胆道引流术操作图像

A：超声内镜引导下细针穿刺抽吸术图；B：超声内镜引导下精准定位穿刺点，沿黄斑马导丝在十二指肠球降交界及胆总管中段间置入双猪尾支架；C：X 线下确认支架置入成功。

三、讨论总结

胰腺癌是恶性程度最高的消化道恶性肿瘤之一，绝大部分胰腺癌患者的发病年龄集中在 40 ~ 80 岁，老年患者发病风险显著高于年轻人，近年来其发病率和死亡率在国内外快速上升，并呈年轻化趋势。其预后极差，临床上大多数患者在确诊时已进入胰腺癌晚期，5 年生存率为 7.2% ~ 9.0%。与其临床症状较隐匿，缺乏用于早期诊断的兼具敏感性及特异性指标相关，早期胰腺癌（肿瘤直径 ≤ 2 cm，局限于胰腺内，无胰腺外浸润和淋巴结转移者）手术切除率为 90% ~ 100%，5 年生存率可达到 70% ~ 100%。因此，实现胰腺癌的早诊早治显得极为重要。

如何进行胰腺癌早期诊断，2020 年中华医学会肿瘤学分会制订的胰腺癌早诊早治专家共识提出胰腺癌高危人群筛查量表，通过此表确定胰腺癌患病高危人群，并将高危人群分组为低风险人群（40 ~ 70 分）、中风险人群（71 ~ 99 分）、高风险人群（≥ 100 分），对于不同组人群制订了相应的筛查项目及筛查频率（低风险人群每年 1 次、中风险人群每半年 1 次、高风险人群每 3 个月 1 次），以确保胰腺癌能早诊早治。胰腺癌的筛查项目：①肿瘤标志物（CEA、CA19-9、CA125、CA242）；②液体活检（循环肿瘤细胞、循环游离 DNA 检测）；③影像学：腹部彩超、胰腺多层螺旋 CT、MRI、PET-CT、超声多普勒造影术、超声内镜、超声内镜引导下细针穿刺抽吸术及 ERCP 等。

如何进行胰腺癌早期治疗，专家共识提出需多学科诊疗制订属于患者的最佳方案（手术、化疗、放疗等）。若患者已进展为胰腺癌晚期，无法行外科根治手术时，可进行姑息性治疗，除癌性疼痛的治疗外，如出现胆道梗阻、胆管炎等并发症时，可行 PTCD、ERCP+ERBD 以及超声内镜引导下胆管引流术以解除患者梗阻症状，改善患者预后。超声内镜引导下胆管引流术相较 PTCD 具有更低的术后不良事件发生率和更低的再干预率，且受腹水影响较小，减少胆汁外引流所致的电解质紊乱，可提高患者的生活质量。相较于 ERCP，超声内镜引导下胆管引流术具有术后发生医源性胰腺炎概率低、支架通畅率更高、受消化道重建解剖结构影响小等优点。

拉萨市人民医院消化内科在北京医疗人才"组团式"援藏及"以院包科"政策的大力援助下，自 2020 年开展第 1 例超声内镜检查后，在历任援藏医生的带领下开展了超声内镜检查（小探头超声内镜、线阵超声内镜）、超声内镜引导下细针穿刺活检术、超声内镜引导下细针穿刺活检术+快速现场病理评估、超声内镜引导下弹簧圈置入术、超声内镜引导下胰腺假性囊肿内外引流术、超声内镜引导下经胃肝内胆管引流术（超声内镜引导下肝胃吻合术）等多项超声内镜诊断及治疗技术，2023 年拉萨市人民医院消化内科又开展了西藏自治区首例胆管内超声检查，并成功完成多例超声内镜引导细针穿刺活检术+快速现场病理评估及胰腺假性囊肿引流术。

此次超声内镜引导下胆总管-十二指肠吻合术的成功开展，标志着拉萨市人民医院超声内镜下介入治疗技术更加全面、成熟，日后可为更多 ERCP 不成功的患者完成无切口的内镜下微创胆管引流，使患者获益最大化。

（刘揆亮）

参考文献

[1] 杨尹默，田孝东. 中国胰腺癌诊治指南（2021）[J]. 中国实用外科杂志, 2021, 41(7): 725-738.

[2] 中华医学会肿瘤学分会胰腺癌早诊早治专家共识 [J]. 临床肝胆病杂志, 2020, 36(12): 2675-2680.

病例 3

内镜经乳头胆囊引流术

一、病历摘要

1. 基本情况

患者女性，70 岁，藏族，因"腹痛伴恶心、呕吐 1 d"入院。患者 1 d 前因暴饮暴食后开始出现腹痛，以左上腹部及剑下为主，伴有恶心、呕吐（为胃内容物含胆汁），疼痛可放射至后腰部，无发热、寒战、眼黄、尿黄及皮肤瘙痒等不适，无腹胀、乏力、食欲缺乏、进行性腹围增长，无头痛、头晕、乏力、纳差、口干等不适。无胸痛、胸闷、心悸、呼吸困难，无咳嗽、咳痰、咯血及黏液脓血痰。于拉萨市人民医院急诊就诊完善血常规：WBC 15.94×10^9/L、NE% 94.6%、RBC 4.58×10^{12}/L、HGB 147 g/L、血细胞比容 45.8%、PLT 154×10^9/L。CRP 42.74 mg/L。心肌三合一：未见异常。降钙素原（procalcitonin，PCT）37.2 ng/mL。凝血常规：血浆 D-D 6.02 mg/L。生化指标：ALT 321.7 U/L、AST 293.57 U/L、TBIL 44.69 μmol/L、DBIL 30.67 μmol/L。肾功能：未见异常。新型冠状病毒 IgM 抗体 0.03 s/co、新型冠状病毒 IgG 抗体 1.27 s/co。新型冠状病毒核酸：阴性。胸部 CT：双肺炎症，双侧胸膜增厚，主动脉壁钙化。全腹部 CT：胰腺及胰周上述改变，多系急性水肿型胰腺炎，伴局限性腹膜炎，请结合临床及实验室检查。胆囊增大，胆囊颈部结石可能性大，胆囊炎。胆总管下段结石，肝外胆管轻度扩张，伴肝外胆管炎。双肾囊肿。腹主动脉及双侧髂动脉壁钙化。拉萨市人民医院急诊给予抗炎、抑制胰液分泌、降低胰酶活性，抑酸、补液及补充维生素等治疗，并以"急性胰腺炎"收入我科。

2. 既往史和个人史

出生并生长于墨竹贡嘎县，长期居住于墨竹贡嘎县，农民，无疫区接触史，无吸烟嗜好无饮酒嗜好，无粉尘、放射性物质接触史；否认冶游史。

3. 体格检查

体温 36.3℃，脉搏 84 次/min，呼吸 21 次/min，血压 115/73 mmHg，血氧饱和度 95%（未吸氧下）。一般情况差，发育正常，营养中等，体型肥胖，意识清晰，步入病房，自主体位，检查配合，表情痛苦，面色红润，意识清楚，语言流利，急性病容。全身皮肤、黏膜未见黄染，未见瘀斑、瘀点，无肝掌、蜘蛛痣，皮肤弹性减退，结膜无充血，巩膜无黄染，颈软，颈静脉未见充盈、怒张，肝颈静脉回流征阴性，双肺呼吸音粗，双侧未闻及干、湿啰音，未闻及胸膜摩擦音，心尖搏动位于第 5 肋间左锁骨中线内 1.0 cm，搏动范围正常，心界不大，心率 84 次 /min，心律齐，各瓣膜听诊区未闻及病理性杂音，腹部稍膨隆，腹软，上腹部压痛阳性，以剑下及左上腹为主，无反跳痛及肌紧张，未触及包块，墨菲征阳性。移动性浊音阴性。肠鸣音 4 次 /min，双下肢无水肿。

二、诊疗过程

患者入院后完善相关检查后诊断为胆源性急性胰腺炎（中重症）、胆总管结石、胆囊结石伴胆囊炎。胆囊管结石嵌顿压迫，胆囊明显增大，胆囊壁明显增厚，若不及时进行胆囊取石及胆囊引流，易导致化脓性胆囊炎甚至引发胆囊穿孔。既往此类患者多需外科手术治疗，但患者年龄较大、基础病多，如感染急性期腹腔粘连重，外科手术难度高、风险大。遂决定 ERCP 取胆总管结石的同时采用内镜下经十二指肠乳头胆囊管取石并胆囊引流术，顺利取出 1 枚约 0.6 cm × 0.7 cm 大小胆总管结石，并植入鼻胆管，手术过程非常顺利，患者引流出大量脓性胆汁后恢复良好，已经开始正常进食（图 5-4）。

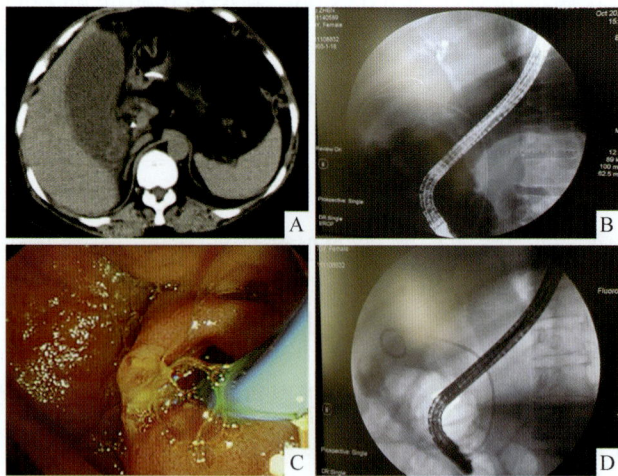

图 5-4　患者内镜经乳头胆囊引流术术中图像

A：患者内镜经乳头胆囊引流术术前腹部 CT 图；B：内镜经乳头胆囊引流术术中成功将导丝置入胆囊中；C：十二指肠镜下所见鼻胆囊引流管；D：X 线下见鼻胆囊引流成功留置于胆囊内。

三、讨论总结

内镜经乳头胆囊引流术是在 ERCP 下将导丝经十二指肠乳头超选插入胆囊管至胆囊腔并于胆囊腔盘曲 2 ~ 3 圈，沿导丝将鼻胆引流管置入胆囊内进行引流的方法。内镜经乳头胆囊引流术可在取出胆囊管结石的同时及时引流出感染性胆汁，显著降低胆囊压力，解除胆囊梗阻，并且能保留胆囊结构的完整。该技术创伤小、安全性高，但因需要 ERCP 下导丝超选经过胆囊管进入胆囊腔内并盘曲，对手术者操作技术要求极高，目前这种手术方式在拉萨市人民医院及全区、市内 ERCP 历史上还从未实施过，国内能开展这种手术的医院更是屈指可数。

消化科全体同仁不断学习新知识、新技术，本着患者利益最大化的原则，把更多、更先进、更微创的技术不断引进，更好地为患者服务。

（王俊雄）

参考文献

王医博 , 刘东斌 , 梁阔 . 高危急性胆囊炎引流治疗的研究现状 [J]. 医学研究杂志 ，2020, 49(10): 171-174, 184.

胆管癌射频消融治疗

一、病历摘要

1. 基本情况

患者男性，61岁，藏族。因"腹痛10 d"入院。入院10 d前进食生冷食物后出现剑突下胀痛、恶心，无明显呕吐，无畏寒、发热、寒战等不适。自行口服藏药1 d（具体药名及剂量不详）自觉腹痛较前无明显好转。期间自觉双眼巩膜变黄，大便颜色变浅、小便呈酱油色，活动后稍感乏力、自觉发热（具体体温未予以监测）。为求进一步诊治就诊于武警医院查血常规：WBC 4.65×10⁹/L、HGB 178 g/L、淋巴细胞百分比（lymphocyte，LY%）53.1%；生化指标：ALT 308 U/L、AST 115 U/L、TBIL 63.8 μmol/L、DBIL 33 μmol/L、ALP 401 U/L、CRP 15.04 mg/L。腹部彩超：①肝实质回声不均质；②肝内钙化斑；③胆泥沉积。上腹部CT：①肝内胆管及肝总管扩张（肝总管最大管径约1.4 cm）；②胆囊壁稍增厚；③肝右叶钙化灶；④考虑食管裂孔疝；⑤腰椎退行性变。建议完善MRCP进一步明确诊断，后就诊于拉萨市人民医院，完善血常规：WBC 4.22×10⁹/L、NE% 54%、HGB 176 g/L、血细胞比容51.4%、CRP < 5 mg/L；肝功异常更加明显：ALT 271.4 U/L、AST 98.92 U/L、ALB 30.17 g/L、TBIL 86.9 μmol/L、DBIL 64.39 μmol/L、ALP 386.85 U/L、GGT > 650 U/L。MRCP示：胆囊增大，胆囊多发结石。肝内胆管、左右肝管及肝总管扩张，肝总管结石。胆总管中上段结石，胆总管上段扩张。为求进一步诊治，门诊以"胆总管结石"收入我科。患者自患病以来，患者意识清晰，精神一般、大便颜色变浅、小便色黄，近期体重稍减轻。

2. 既往史和个人史

1年前院外行白内障手术，否认高血压病史，否认糖尿病史，否认高血脂病史，否认冠心病史，否认脑卒中史，预防接种史不详，否认结核、肝炎等传染病史，否认外伤史，否认精神病史，否认过敏史，无输血史。出生于原籍，长期居住于那曲县由恰乡朗玛雪村，无疫区接触史，饮酒10余年，偶尔饮酒，乙醇折合量 < 40 g/d，否认粉尘、放射性物质接触史，否认冶游史。

3. 体格检查

体温 36.5℃，脉搏 76 次 /min，呼吸 18 次 /min，血压 150/108 mmHg，血氧饱和度 90%，体重指数 26 kg/m²。一般情况尚可，发育正常步入病房，自主体位，检查配合，表情自如，意识清楚，语言流利，急性面容。全身皮肤黏膜轻度黄染，未见瘀斑、瘀点，无肝掌、蜘蛛痣，毛发分布正常，皮肤弹性可，无皮下结节、瘢痕，无皮下出血、皮疹，皮肤无水肿。双肺叩诊清音，双肺呼吸音清晰，双侧未闻及干、湿啰音，未闻及胸膜摩擦音。心前区无隆起及凹陷，心尖搏动位于第 5 肋间左锁骨中线内1 cm，搏动范围正常，心前区未触及震颤和心包摩擦感，心界不大，心率 76 次 /min，心律齐，各瓣膜听诊区未闻及病理性杂音，未闻及心包摩擦音。腹部平坦，腹式呼吸存在，未见腹壁静脉曲张，未见肠型及蠕动波，腹软，剑下压痛（+）、无反跳痛及肌紧张，未触及包块。肝脾肋下未触及，墨菲征可疑阳性。腹部叩诊呈鼓音。肝上界位于右锁骨中线第 5 肋间，肝区无叩痛，脾浊音区正常。移动性浊音阴性。肠鸣音4 次 /min。腹部未闻及血管杂音。

二、诊疗过程

患者影像学提示胆总管中下段狭窄，胆管癌可能，肝内外胆管继发扩张。进一步完善超声内镜、胆道镜直视下活检后，病理回报证实为"胆总管腺癌"并局部转移，外科会诊考虑已无手术机会，且因胆红素过高暂无法行放化疗等治疗。消化内科为患者设计诊疗方案，并成功为患者进行"ERCP+ 胆道射频消融 + 金属支架置入术"，术后患者胆汁引流通畅，黄疸指数逐渐下降，为患者后续治疗创造了良好条件(图 5-5)。

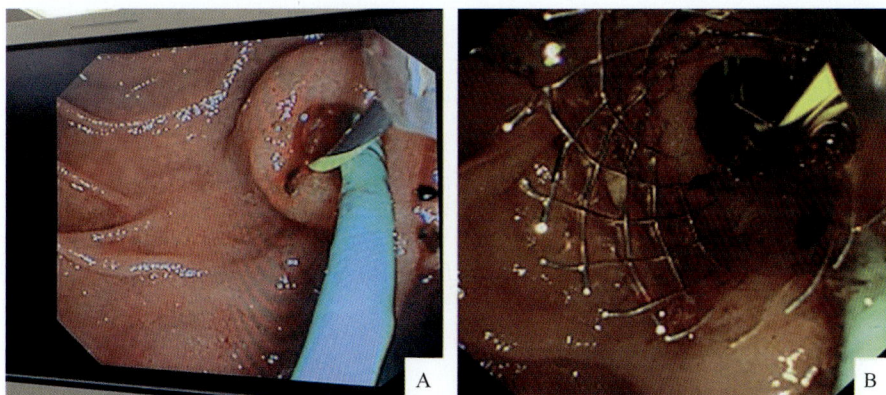

图 5-5　患者 ERCP+ 胆道射频消融 + 金属支架置入术中图像

A：患者十二指肠镜下射频消融图；B：ERCP 术中金属支架置入图。

三、讨论总结

　　胆管癌是一种较为常见的胆道系统恶性肿瘤，患者预后较差，长期生存率低。目前外科手术切除仍是唯一的根治性疗法，但临床仅少数患者可获得根治性手术的机会，未接受手术切除的患者中位生存期不足 1 年。实体肿瘤的射频消融术目前已广泛应用于临床。其原理是将高频电流引导至肿瘤组织中，达到破坏肿瘤的目的，ERCP下可将射频消融导管引导至胆管内，通过消融局部肿瘤，从而疏通胆管。针对胆管癌的治疗，射频消融术常联合胆道金属或塑料支架共同应用，相比单纯放置支架，可延长支架通畅时间，从而延长患者总生存期，改善生活质量。

　　近年来，拉萨市人民医院消化内科临床能力迅速提高，尤其在消化系统疾病的内镜治疗领域形成一定特色。ERCP下胆管肿瘤射频消融术的开展，标志着拉萨市人民医院消化内科在胆管疾病内镜治疗领域的又一突破。

（刘揆亮　伊比然恨）

参考文献

［1］吴佩 . 肝门部胆管癌诊治现状 [J]. 皖南医学院学报 , 2004, 23(1): 1-3.

［2］刘晶磊 , 邸琨 , 徐树彬 , 等 . 射频消融联合支架植入术治疗恶性胆道梗阻 [J]. 中国介入影像与治疗学 , 2016, 13 (10): 587-591.

病例 5

ERCP+SpyGlass 激光碎石 + 球囊取石 +ERBD 术

一、病历摘要

1. 基本情况

患者女性，44 岁，藏族。因"间断腹痛伴恶心、呕吐 6 个月余"入院。6 个月余前无明显诱因出现剑突下及右上腹持续刀割样剧痛，可向同侧背部放射，伴恶心、呕吐（具体次数不详），为黄色胆汁样胃内容物，呕吐后及屈曲位疼痛稍缓解，伴全身乏力、气紧、呼吸困难、畏寒、寒战、发热（具体体温未测）等不适，无呕血、黑便，无血便、陶土样大便，无腹胀、腹泻，无咳嗽、咳痰、胸闷、胸痛、心悸等不适，就诊于外院，完善血常规：WBC 24.52×10^9/L、NE% 96.3%、LY% 0.7%；CRP 12.2 mg/L；腹部彩超示：胆总管十二指肠上段结石伴扩张，肝内胆管广泛扩张；给予抗感染、抑酸、补液等对症治疗（具体药名、剂量、用法不详）后腹痛较前好转，但仍间断发作，患者为求进一步诊治，于 2022 年 1 月 12 日至拉萨市人民医院急诊就诊，急诊血常规：WBC 6.17×10^9/L、NE% 72.00%、RBC 4.28×10^{12}/L、HGB 135.00 g/L、PLT 111.00×10^9/L、CRP 61.18 mg/L；生化指标：LIP 30.3 U/L、ALT 224.75 U/L、AST 220.12 U/L、TBIL 110.62 μmol/L、DBIL 93.94 μmol/L，当时考虑诊断为"胆总管结石伴急性胆管炎"，并收入我科，入院后于 2022 年 1 月 2 日急诊行 ERCP 及 ENBD、2022 年 1 月 17 日行 ERCP 十二指肠乳头切开胆道取石术，因患者胆总管结石巨大（1.6 cm × 3.4 cm），碎石失败故予以胆总管支架置入术，并建议 3 ~ 6 个月置换支架及我科门诊随访；术后出院后患者诉偶有剑突下疼痛不适，饥饿时明显，进食后缓解，无反酸、烧心、恶心、呕吐、发热、寒战、眼黄、尿黄等症状，此次患者为行 SpyGlass 取石以"胆总管结石"收入我科。患者自起病以来，患者精神、饮食、睡眠尚可，大小便正常，近期体重无明显变化。

2. 既往史和个人史

11 余年前于山南市人民医院行胆囊切除术，2 年余前因胆总管结石于山南市人民医院行胆总管切开取石术（具体情况不详）；1 年余前于自治区人民医院行 ERCP，明确"胆总管结石",当时未处理结石（具体情况不详）。患者持续肝功能异常 6 个月，完善相关嗜肝、非嗜肝病毒检查后均未见明显异常，否认饮酒史、服用肝损药物史。3 个月前发现"右眼慢性泪囊炎，双眼黄斑病变"，10 d 前行右眼鼻泪管置管术。

3. 体格检查

体温 37.0℃，脉搏 82 次 /min，呼吸 20 次 /min，血压 133/93 mmHg，血氧饱和度 92%，体重指数 23.04 kg/m²。一般情况尚可，慢性病容，意识清晰，精神欠佳，意识清楚。全身皮肤黏膜、巩膜未见黄染，未见瘀斑、瘀点，无肝掌、蜘蛛痣，浅表淋巴结未扪及肿大，口唇无发绀，甲状腺无肿大，肝颈静脉回流征阴性。双肺呼吸音稍粗，心界不大，心率 82 次 /min，心律齐，腹部平坦，无腹壁静脉曲张，未见肠型及蠕动波，腹软，剑下压痛阳性，无反跳痛及肌紧张，未触及包块。肝脾肋下未触及，墨菲征阴性。腹部叩诊呈鼓音。肝上界位于右锁骨中线第 5 肋间，肝区无叩痛。移动性浊音阴性。肠鸣音 4 次 /min。腹部未闻及血管杂音及摩擦音。双下肢无水肿。

二、诊疗过程

入院后完善相关检查，考虑患者存在"胆总管结石伴急性胆管炎"，立即行急诊 ERCP+ENBD 术解除胆道梗阻，防止患者病情进一步进展、出现感染性休克等危及生命。并于入院后第 10 天患者病情平稳后为其行 ERCP+ 胆道取石术，术中造影发现胆总管巨大结石（1.6 cm×3.4 cm），予以行十二指肠乳头切开 + 十二指肠乳头大球囊扩张术联合网篮碎石等，仍无法取出巨大结石，予以留置胆管支架防止胆道再次发生梗阻及胆管炎，并建议患者 3 ~ 6 个月后更换支架并随访。2022 年 7 月 21 日为患者开展了西藏自治区首例"ERCP+SpyGlass 激光碎石 + 球囊取石 +ERBD"术，成功为患者解除了胆道巨大结石，术中及术后未出现相关并发症（图 5-6）。

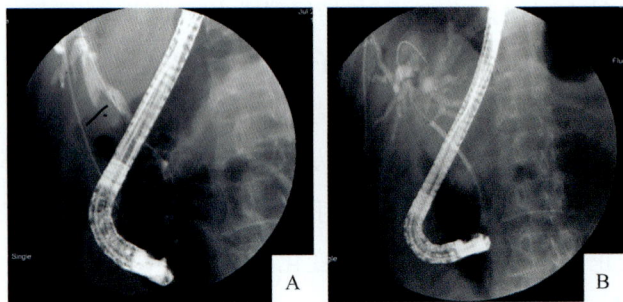

图 5-6　患者 ERCP+SpyGlass 激光碎石术图像

A：患者 ERCP 术中造影见胆总管多发结石；B：ERCP 术中使用 SpyGlass DS 系统观察胆总管内结石；C：SpyGlass 直视下行胆道内结石激光碎石术；D：激光碎石后将结石取出乳头口。

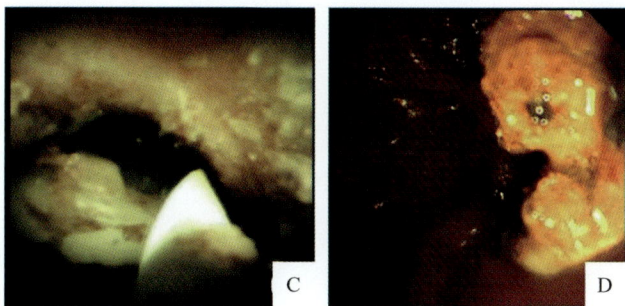

图 5-6　（续）

三、讨论总结

2021 年 8 月拉萨市人民医院内镜中心试用 SpyGlass DS 系统，在时任援藏医生的指导下，为 4 例胆总管狭窄患者开展了 ERCP+SpyGlass 诊治术，精准明确胆道狭窄的病变性质及范围，为患者的下一步诊疗指明方向。2022 年 5 月，拉萨市人民医院内镜中心正式引进 SpyGlass DS 系统，使拉萨市人民医院胆胰疾病的诊疗真正地进入可视化、精准化、数字化的新时代。

ERCP+SpyGlass 激光碎石术这项技术的开展，填补了拉萨市人民医院乃至西藏自治区该项技术的空白，并为全区胆胰疾病微创诊疗技术的发展做出了巨大的贡献，为众多胆总管巨大结石的患者带来了新的希望。

（李　巍　王俊雄　伊比然恨）

第六章

心血管内科

Chapter

6

"震波球囊技术"联合冠脉支架置入术
治疗冠脉钙化病变

一、病历摘要

1. 基本情况

患者男性，76 岁，藏族。主因"咳嗽、咳痰伴胸闷、气促 8 d，加重 3 d"入院。患者入院前 8 d 无明显诱因出现咳嗽、咳痰，痰为白色黏液痰，痰不易咳出，伴胸闷、气促，以活动后为著，伴劳力性呼吸困难，偶有夜间阵发性呼吸困难、端坐呼吸，伴双下肢水肿，无小便量减少。3 d 前无明显诱因右侧胸闷较前加重，伴右侧压榨样不适，以凌晨为著，伴夜间憋醒，无大汗淋漓、濒死感，无心前区撕裂样疼痛、肩背部放射痛等不适，为求进一步就诊于拉萨市人民医院呼吸内科并收入院，住院期间完善心脏彩超：节段性室壁运动异常，左室收缩减低，左房增大，主动脉瓣轻度反流，二尖瓣轻度反流，心包积液；入院急查心肌酶谱三合一：心肌肌钙蛋白 I 1.31 ng/mL、肌酸激酶同工酶 3.06 ng/mL、肌红蛋白 35.63 ng/mL，考虑"急性冠脉综合征"，由呼吸内科转入我科 CCU。

2. 既往史和个人史

2 型糖尿病；高血压 3 级（很高危）。

3. 体格检查

体温 36.2℃，脉搏 103 次 /min，呼吸 22 次 /min，血压 132/74 mmHg，血氧饱和度 92%（鼻导管吸氧下）。一般情况尚可，急性病容，口唇发绀，颈静脉充盈，肝颈静脉回流征阳性，双肺呼吸音粗，双肺可闻及散在湿性啰音，双下肺为著，心律绝对不齐，第一心音强弱不等，各瓣膜区未闻及杂音及心包摩擦音。腹部无特殊阳性体征，双下肢轻度凹陷性水肿。

二、诊疗过程

入院后完善检查，血常规：WBC 7.11×10^9/L，NE% 77.9%，RBC 5.26×10^{12}/L，HGB 148 g/L，PLT 334×10^9/L；CRP 10.78 mg/L。心肌酶：肌酸激酶同工酶 MB 35.63 ng/mL、肌红蛋白 3.06 ng/mL、心肌肌钙蛋白 I 1.31 ng/mL；N 端脑钠肽前体 8267 pg/mL。心脏彩超：节段性室壁运动异常，左房增大，主动脉瓣轻度反流，二尖瓣轻度反流，心包积液；左室射血分数 47%。胸部 CT：慢支炎征象双肺上叶胸膜下肺大疱。左肺炎症；双肺轻度间质性改变、下肺为著。左心室稍增大，左右冠状动脉、主动脉壁、主动脉瓣区散在钙化灶。心包少量积液。双侧胸腔少量积液。初步诊断：①急性非 ST 段抬高型心肌梗死基利普分级 II 级；②高血压 3 级（很高危），心房颤动；③ 2 型糖尿病。给予冠心病二级预防治疗：①双联抗血小板（拜阿司匹林肠溶片 100 mg qd、氯吡格雷片 75 mg qd）；②抗凝：依诺肝素钠注射液 0.6 mL q12h 皮下注射；③调脂、保护血管内皮、稳定斑块：阿托伐他汀钙片 20 mg qn；④降压、降糖：盐酸贝那普利 5 mg qd，二甲双胍片 0.5 g tid。入院第 7 天完善冠状动脉造影提示：冠状动脉呈左优势型，左主干：末端 50% 狭窄，左前降支动脉：近段弥漫性狭窄伴重度钙化，最重约 80%，中段 100% 闭塞，左回旋支动脉：全程不规则，远段 60% 狭窄；右冠状动脉：细小，全程弥漫性狭窄，最重约 90% 狭窄。根据心电图、心脏彩超等相关检查，此次犯罪血管考虑为左前降支动脉，首次完成了冠状动脉造影检查提示前降支近中段弥漫性病变伴重度钙化，中段开始 100% 闭塞，考虑到术中普通球囊不能完成预扩张，故 2023 年 5 月 24 日 14：30 实操"震波球囊技术"完成经皮冠状动脉介入治疗，手术过程顺利，患者术后无任何不适，手术成功（图 6-1）。术后患者在 CCU 进一步观察后择期出院。

三、讨论总结

本例患者为急性非 ST 段抬高型心肌梗死，冠状动脉造影提示病变血管存在重度狭窄伴有重度钙化，在冠状动脉有钙化病变时，经皮冠状动脉介入治疗手术难度大且并发症多，常规手术操作无法完成血运重建，需掌握冠状动脉内旋磨、准分子激光、Shockwave IV 等技术，其中 Shockwave IVL 为针对冠状动脉钙化病变处理的一项新技术，国内很多临床中心已开展 1 年余时间，但目前西藏全区冠状动脉介入领域仍未开展，该技术能够较好地提高钙化病变介入手术成功率，且具备安全、学习曲线短等优势。

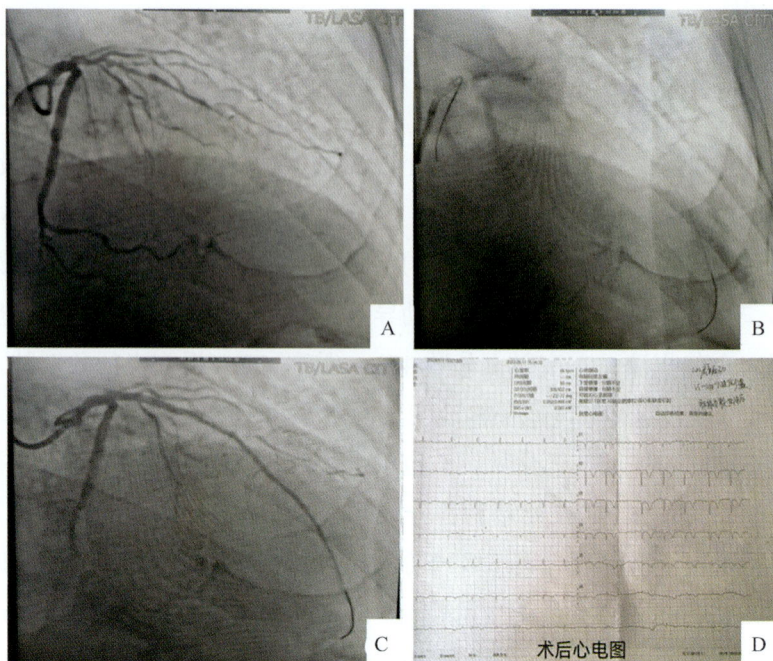

图 6-1 术中影像资料及术后心电图

A：左前降支动脉闭塞、弥漫性病变合并钙化；B：左前降支动脉钙化病变使用震波球囊扩张；C：成功开通并顺利置入 1 枚支架，左前降支动脉血流通畅；D：术后心电图。

此次手术的成功填补了西藏自治区冠状动脉介入专业领域"震波球囊技术"的空缺，并且提高了拉萨市人民医院心内科冠状动脉介入团队对钙化病变的处理能力。

（次仁仲嘎 索朗德吉 普 珍 索 朗 晋 美 赵雪东 王建龙）

参考文献

［1］柯元南，陈纪林．不稳定性心绞痛和非 ST 段抬高心肌梗死诊断与治疗指南 [J]．中华心血管病杂志，2007, 35(4): 295-304.

［2］刘房春，张健．震波治疗在严重冠状动脉钙化病变中应用进展 [J]．中国心血管杂志，2022, 27(6): 593-596.

［3］洪涛．欧洲心脏病学会 2017 版急性 ST 段抬高型心肌梗死诊断和治疗指南更新之我见 [J]．中国介入心脏病学杂志，2017, 25(9): 483-485.

病例 2

高原地区冠脉瘤样扩张伴大量血栓致急性心肌梗死

一、病历摘要

1. 基本情况

患者男性,66岁,藏族。主因"胸痛1 h"入院。1 h前劳累时出现胸骨后压榨样疼痛,伴喉部有紧缩感、大汗淋漓、恶心、呕吐,呕吐物为胃内容物,自行口服"布洛芬及硝酸甘油"(具体剂量不详)后症状较前稍缓解,后就诊于拉萨市人民医院急诊。

2. 既往史和个人史

高原性红细胞增多症病史2年余;吸烟40年余,平均7支/d,未戒烟。

3. 体格检查

生命体征平稳,双上肢血压对称,一般情况欠佳,多血貌,口唇发绀,双肺呼吸音粗,双下肺可闻及少许湿性啰音,心界不大,心率85次/min,心律齐,各瓣膜区未闻及病理性杂音,右下肢股骨下段阙如。

二、诊疗过程

入院后完善相关检查,血常规:RBC 6.5×10^{12}/L、HGB 203 g/L、血细胞比容62.5%;凝血功能:D-D 0.88 mg/L,心脏彩超:左室射血分数68%,左室壁节段性运动异常,主动脉瓣轻度反流;心电图:广泛前壁导联ST段抬高;心肌酶谱:心肌肌钙蛋白I 17.8 ng/mL、肌酸激酶同工酶MB 16 mg/mL、肌红蛋白50 ng/mL。初步诊断:ST段抬高型心肌梗死(前间壁+下壁),高原性红细胞增多症。立即行急诊冠状动脉造影提示:右冠近段100%闭塞,前降支中段70%狭窄(图6-2)。考虑犯罪血管为右冠状动脉,拟干预右冠状动脉,JR4,Runthrough NS导丝通过困难,换用FieldXT通过病变,交换工作导丝,使用抽吸导管进行血栓抽吸。抽吸出大量红血栓之后患者出现心室颤动,给予电除颤2次,转为窦律。患者血流动力学稳定后右冠状动脉近端内给予替奈普酶5 mg溶栓,复查造影血流恢复TIMI3级,局部仍有大量血栓,决定延迟支架置入，术后患者胸痛完全缓解，复查心电图提示窦性心律，前壁及下壁 ST 回落，安返病房后给予阿司匹林＋替格瑞洛抗血小板治疗，瑞舒伐他汀稳定斑块，低分子肝素 6000 U，q12h 抗凝（图 6-3）。1 周后复查造影提示左前降支动脉中段 70% 狭窄，右冠状动脉全程瘤样扩张，血栓基本吸收，残余狭窄 < 50%，前降支中段置入支架 1 枚，右冠状动脉行血管内超声检查可见少量残余血栓，近段可见破裂斑块。右冠状动脉斑块破裂狭窄处最小管腔面积 18.93 mm^2，未予特殊处理。出院后 2 个月随访均未再发作胸痛，治疗上继续予以阿司匹林＋替格瑞洛、厄贝沙坦＋美托洛尔、瑞舒伐他汀等冠心病二级预防治疗（图 6-4）。

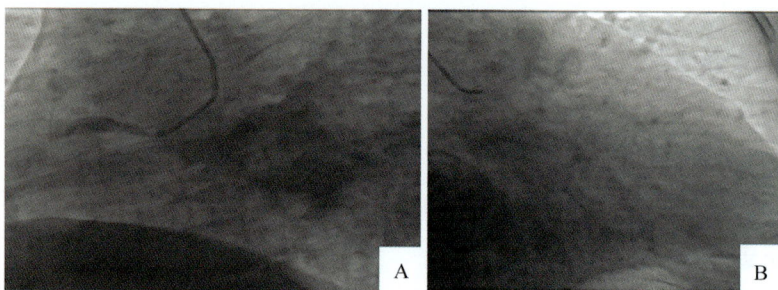

图 6-2　该患者冠状动脉造影图

A：右冠状动脉；B：前降支。

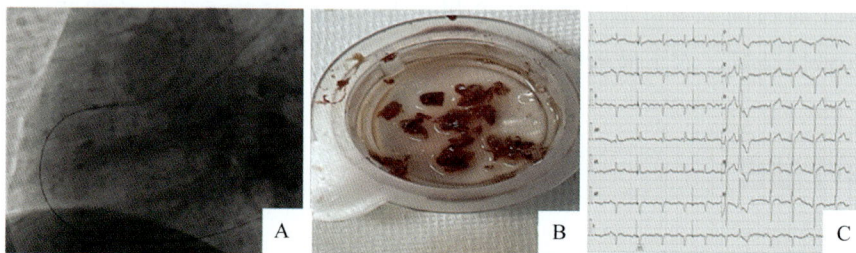

图 6-3　治疗过程和心电图

A：右冠状动脉抽吸血栓；B：抽出的大量血栓；C：患者术后心电图。

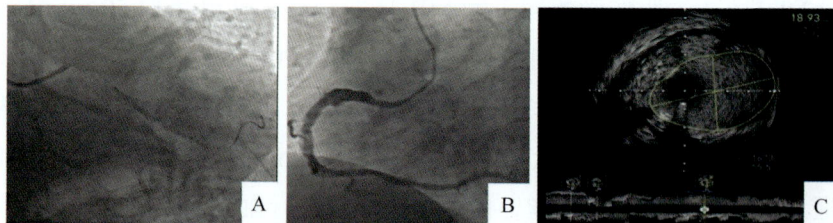

图 6-4　治疗过程及血管内超声

A：前降支；B：右冠状动脉全程瘤样扩张；C：用血管内超声检查右冠状动脉腔面积。

三、讨论总结

冠脉瘤样扩张包括冠状动脉瘤与冠状动脉扩张，冠状动脉瘤是病变扩张至少相邻正常节段的 1.5 倍，而冠状动脉扩张是弥漫性扩张至少相邻正常节段的 1.5 倍。我国指南首次推荐：对于冠状动脉内高血栓负荷的患者可行冠状动脉内靶向溶栓，溶栓可选择尿激酶原、瑞替普酶、替奈普酶、阿替普酶、尿激酶等药物。给药剂量为静脉溶栓剂量的 20%～50%，分次缓慢推注，指南同时建议给药时机为血栓抽吸后，球囊扩张前后，支架置入前后，经指引导管、抽吸导管、微导管、刺破球囊在血栓近端、血栓远端、血栓中段给药。INNOVATION 研究结果显示，与急诊经皮冠状动脉介入治疗手术的 ST 段抬高型心肌梗死患者相比，延迟经皮冠状动脉介入治疗手术患者支架置入 3～7 d，梗死面积和微血管梗阻并不会减少，对于高血栓负荷患者，延迟支架置入术可能减小最终的梗死面积。

对 2021 年 1 月至 2022 年 3 月在拉萨市人民医院心内科确诊并进行冠状动脉经皮冠状动脉腔内成形术治疗的 54 例世居高原的急性心肌梗死患者进行分析，总结经验：世居高原患者冠状动脉管腔普遍偏粗，冠状动脉血流慢，微循环障碍多见，钙化病变少，瘤样扩张多见，常合并有高原性红细胞增多症。冠状动脉弥漫扩张伴高血栓负荷是高原 ST 段抬高型心肌梗死常见的发病机制。综上所述，对冠脉瘤样扩张并高血栓负荷的 ST 段抬高型心肌梗死患者处理，建议血栓抽吸后评估是否有严重残余狭窄，若有严重残余狭窄进行球囊扩张，若无则进行冠状动脉内溶栓，待 TIMI3 级血流后抗凝 3～7 d，行延迟支架置入策略对于高原冠状动脉扩张伴高血栓负荷可能是有效的。

（次仁仲嘎　索朗德吉　普　珍　索　朗　晋　美　赵雪东　王建龙　杭　霏）

参考文献

［1］张新超，于学忠，陈凤英，等．急性冠脉综合征急诊快速诊治指南 (2019)[J]．临床急诊杂志，2019, 20(4): 253-262.

［2］CAFRI C, SVIRSKY R, ZELINGHER J, et al. Improved procedural results in coronary thrombosis are obtained with delayed percutaneous coronary interventions[J]. J Invasive Cardiol, 2004, 16: 69-71.

第七章

呼吸与危重症医学科

Chapter

7

病例 1

混合感染所致重症肺炎合并急性呼吸窘迫综合征

一、病历摘要

1. 基本情况

患者女性，33 岁，藏族，农民。主因"咳嗽、咳痰 3 d，加重伴发热、胸痛 1 d"于 2024 年 1 月 16 日入院。患者 3 d 前受凉后出现咳嗽，呈阵发性，咳少量白色黏痰，易咳出，无发热、盗汗，无心悸、胸闷、胸痛、呼吸困难，无头晕、头痛、鼻塞、流涕等不适，未行特殊治疗。此后，上诉症状逐渐加重，1 d 前出现发热，最高体温不详，伴胸痛，以前胸部为主，呈刺痛，咳嗽时加重，痰呈淡褐色黏痰，自觉心悸、气促、头痛，无胸闷、咯血，无心前区压榨样疼痛，无腹痛、恶心、呕吐等不适。自服感冒药（具体用药不详）治疗后，上述症状无明显好转，就诊于当地医院，胸部 CT 提示：双肺多发渗出影，间质性肺水肿可能；心包微量积液，予以"地塞米松针、奥硝唑氯化钠注射液"治疗后上述症状无明显好转。为求进一步诊治，就诊于拉萨市人民医院，急诊以"肺部感染"收入我科。

2. 既往史和个人史

否认高血压、糖尿病、结核、肝炎等病史，否认外伤、手术、过敏史。患者已婚、育有 1 女，丈夫及女儿体健。

3. 体格检查

体温 39.0℃，脉搏 145 次 /min，呼吸 44 次 /min，血压 109/65 mmHg，血氧饱和度 88%（经鼻高流量、温度 35℃、流量 35 L/min、吸入氧浓度 40%）急性病容，呼吸急促，口唇发绀；左肺下叶呼吸音低，双肺未闻及干湿性啰音及胸膜摩擦音；心界不大，心率 145 次 /min，律齐，各瓣膜听诊区未闻及病理性杂音，未闻及心包摩擦音；腹部（-）；双下肢无水肿。

二、诊疗过程

入院后完善相关检查，血常规：WBC 2.05×10^9/L，NE% 78.6%，HGB 166 g/L，PLT 153×10^9/L，CRP 101.93 mg/L；PCT 7.53 ng/mL；凝血指标：纤维蛋白原 4.316 g/L、D-D 9.12 mg/L；电解质：血钾离子（K^+）3.46 mmol/L、血钠离子（Na^+）133.5 mmol/L，N 端脑钠肽前体 354 pg/mL，心肌酶谱、肾功能正常。心电图：窦性心动过速（140 次 /min）。血气分析：pH 7.48、二氧化碳分压（partial pressure of carbon dioxide，PCO_2）20.4 mmHg、氧分压（partial pressure of oxygen，PO_2）59 mmHg、碳酸氢根（HCO_3^-）15.1 mmol/L（高流量鼻导管氧疗：温度 35℃、流量 35 L/min、吸入氧浓度 40%）。初步诊断：①重症社区获得性肺炎，急性呼吸窘迫综合征，呼吸性碱中毒，白细胞减少症；②电解质紊乱（低钾、低钠）；③窦性心动过速。予以"莫西沙星 0.4 g qd+ 头孢哌酮舒巴坦钠 3 g q12h 静脉滴注"抗感染治疗。

2024 年 1 月 17 日呼吸道核酸回报：乙型流感阳性，加用磷酸奥司他韦 75 mg q12h 口服。2024 年 1 月 18 日调整抗感染方案："美罗培南 500 mg q8h+ 利奈唑胺 600 mg q12h"抗感染，"甲泼尼龙 40 mg q12h"抗炎；同时予以"人免疫球蛋白 15 g qd×3d"支持治疗。氧疗改为无创呼吸机辅助通气。2024 年 1 月 19 日患者夜间呼吸困难加重、三凹征明显，双肺下叶呼吸音低，双肺上叶可闻及散在痰鸣音，血氧饱和度 88%（无创呼吸机辅助通气），血压 84/52 mmHg，呼吸 45 ～ 50 次 /min，考虑"急性呼吸窘迫综合征、脓毒血症性休克"，立即予以血管活性药物（去甲肾上腺素）及气管插管 - 有创呼吸机辅助通气（压力控制同步间歇指令通气模式参数：呼气末正压 8 cmH_2O，压力支持 8 cmH_2O，吸入氧浓度 50% ～ 60%）。并行气管镜检查：镜下充血水肿且存在散在出血点；管壁可见白色分泌物附着（图 7-1、图 7-2）。考虑真菌感染可能，予以伏立康唑预防性抗真菌治疗。抗病毒改为玛巴洛沙韦片。2024 年 1 月 23 日患者痰培养 + 药敏：查见白念珠菌、中量金黄色葡萄球菌（对利奈唑胺、头孢洛林、达托霉素、庆大霉素、左氧氟沙星、万古霉素、莫西沙星、苯唑西林、利福平、替考拉宁、替加环素敏感，对克林霉素、红霉素、青霉素耐药）。2024 年 1 月 23 日肺泡灌洗液二代测序回报：金黄色葡萄球菌序列数 19 708，流感嗜血杆菌序列数 9861，白色念珠菌序列数 47，乙型流感病毒序列数 6401。支气管肺泡灌洗液曲霉抗原 0.68（阳性）。支气管肺泡灌洗液 X-pert：阴性。

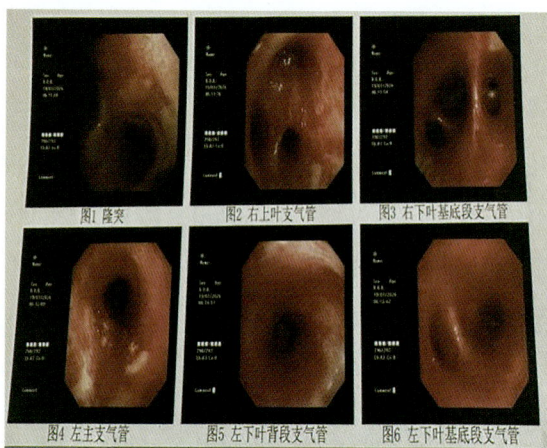

图 7-1　患者气管镜图像

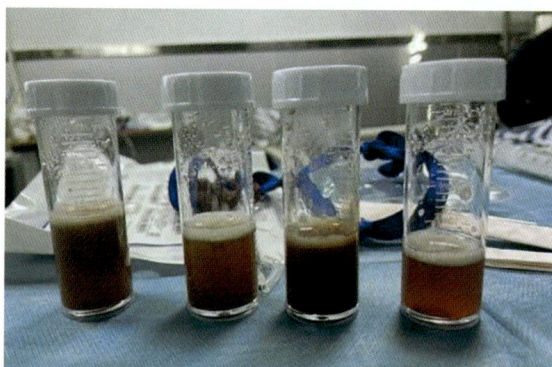

图 7-2　患者肺泡灌洗液

2024 年 1 月 23 日再次行气管镜检查：气管镜下黏膜充血、水肿、散在出血点较前好转。（图 7-3）治疗过程中给予加强痰液引流及深镇静下行俯卧位通气，促进肺复张，减轻背部肺组织压迫，改善肺灌注（图 7-4）。

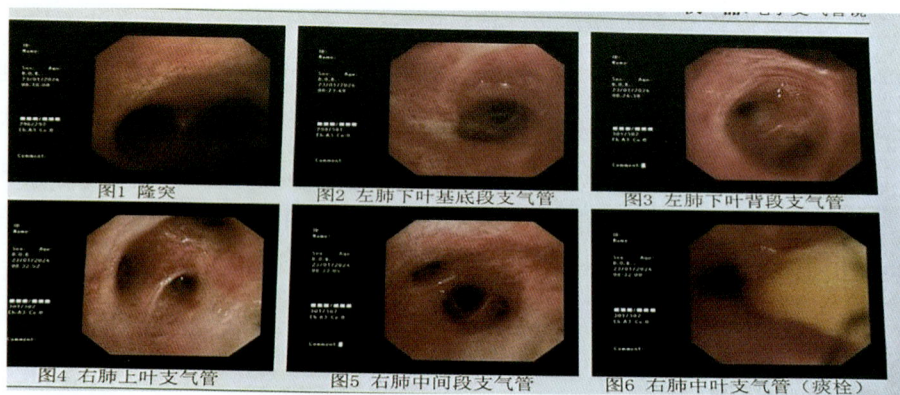

图 7-3　调整用药后的气管镜图像

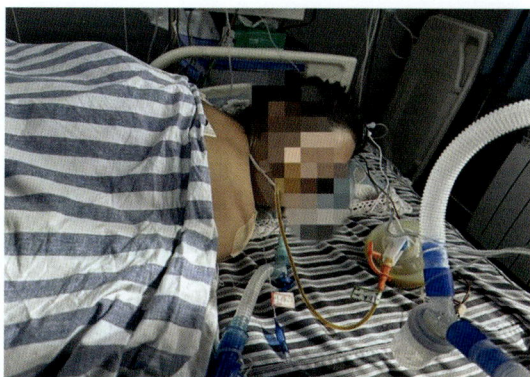

图 7-4　患者痰液引流及俯卧位通气情况

2024 年 1 月 27 日患者再次出现发热，体温 38.4℃；感染指标水平上升；再次肺泡灌洗液二代测序：金黄色葡萄球菌序列数 14 401，流感嗜血杆菌序列数 7024，鲍曼不动杆菌序列数 19 282，白色念珠菌序列数 3098，乙型流感序列数 563。调整抗感染治疗方案：美罗培南降级为头孢哌酮舒巴坦钠 3g q12h 静脉滴注＋替加环素 100 mg q12h 静脉滴注抗感染治疗。炎症指标逐渐恢复至正常范围。2024 年 1 月 29 日顺利拔除气管插管。2024 年 2 月 2 日将利奈唑胺改口服、替加环素改为 50 mg q12h。后患者家属要求出院，建议继续口服利奈唑胺 0.6 g q12h（3 ~ 4 周）。患者治疗影像学改变过程见图 7-5。

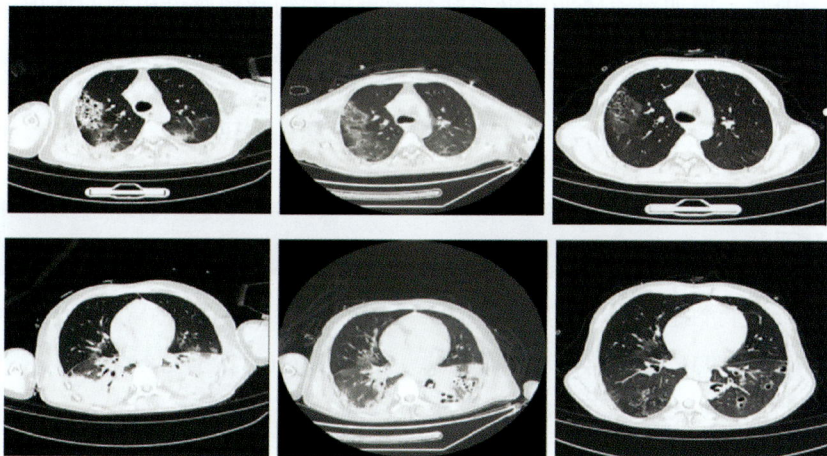

图 7-5　患者胸部影像学改变过程

三、讨论总结

据统计，流感每年的发病率为 10% ~ 30%，具有突然暴发、传播迅速等特点。

全球每年报告 300 万～500 万例流感病例及 29 万～65 万例流感相关死亡病例，继发细菌性肺炎是疾病恶化或死亡的主要原因之一，常见病原体为肺炎链球菌、化脓性链球菌及金黄色葡萄球菌。近年来在确诊的流感病例中，金黄色葡萄球菌的检出率有所上升，其中甲氧西林耐药菌株约占 60%。国外一项研究在 148 例流感病毒阳性患者的鼻拭子标本中，共检测出金黄色葡萄球菌 35 例，约占 24%；其中在 72 例收入 ICU 的流感患者中检出 18 例，占 25%；在 76 例收入普通病房的流感患者中检出 17 例，占 22%。近期国内一项研究发现重症流感患者继发金黄色葡萄球菌肺炎约占 11%。继发金黄色葡萄球菌肺炎可导致严重的坏死性肺炎，病死率高达 90%，是成人及儿童中流感相关病死率的独立危险因素。社区获得性耐甲氧西林金黄色葡萄球菌菌株，包括 USA300 克隆型、ST398 克隆株等已被证明与青壮年、无基础疾病的流感患者病死率升高有关，其治疗同样非常棘手。有研究表明，在流感病毒流行期间，继发金黄色葡萄球菌感染的临床病程多为暴发性，常表现为不同程度的发热、咳嗽、咳痰及呼吸困难；实验室检查可有白细胞水平降低或升高，PCT、CRP 水平升高。患者病程进展迅速、治疗过程长、胸部 CT 早期表现为支气管肺炎表现，后可累积双肺多叶段，并逐渐进展为实变影、空洞等有相对提示作用的影像学表现。此类患者的治疗十分困难，危重患者死亡时间多< 7 d，尸检常发现严重的肺水肿和肺泡出血，这与金黄色葡萄球菌具有的酚溶性调节肽、白细胞消杀素、α 溶血素、β 毒素、辅助基因调节系统等有关。因此，增加对流感病毒继发肺部金黄色葡萄球菌感染机制的认识，有助于为流感继发金黄色葡萄球菌感染的治疗甚至预防继发感染提供更多的解决思路。

（张云桃　小巴桑　白玛央金　贾江河　崔　娜）

参考文献

[1] 卫生部流行性感冒诊断与治疗指南编撰专家组. 流行性感冒诊断与治疗指南 (2011 年版)[J]. 中华结核和呼吸杂志 , 2011, 34(10): 725-734.

[2] BARTLEY P S, DESHPANDE A, YU P C, et al. Bacterial coinfection in influenza pneumonia: rates, pathogens, and outcomes[J]. Infect Control Hosp Epidemiol, 2022, 43(2): 212-217.

[3] LIU C W, LIN S P, WANG W Y, et al. Influenza with community-associated methicillin-resistant staphylococcus aureus pneumonia[J]. Am J Med Sci, 2019, 358(4): 289-293.

病例 2

胸腔镜下胸膜活检及经皮肺穿刺确诊肺腺癌

一、病历摘要

1. 基本情况

患者男性，69 岁，藏族。主因"咳嗽、呼吸困难 2 个月，胸痛 1 个月"入院。患者 2 个月前无明显诱因出现咳嗽、活动后呼吸困难，无发热、咯血、喘息、胸痛、心悸等不适。当时于拉萨市人民医院住院治疗，诊断为"社区获得性肺炎，恶性胸腔积液？"予以莫西沙星抗感染，并行胸腔穿刺引流等治疗，胸腔积液送检未见恶性细胞，经上述治疗后症状好转出院。1 个月前，上述症状反复，同时出现胸痛，为左侧胸背部间断隐痛，深呼吸及咳嗽时疼痛加重，无发热、咳痰、盗汗、咯血、心悸、黑矇等不适，遂再次就诊于拉萨市人民医院，胸部 CT（对比 2023 年 10 月 17 日）提示：左肺散在结节、左肺上叶较大结节不除外肺肿瘤可能，左肺结节较前部分增大，左肺散在炎症、左侧胸腔积液。为求进一步诊治收入院治疗。

2. 既往史和个人史

10 余年前，患者于拉萨市人民医院行"阑尾切除术"；否认高血压、糖尿病、高血脂、冠心病、脑卒中史，预防接种史不详，否认结核、肝炎等传染病史，否认外伤史、输血史，否认精神病史，自诉对青霉素、花草过敏，否认食物过敏史。

3. 体格检查

患者生命体征平稳，一般情况可，口唇发绀，左下肺呼吸音低，未闻及干湿性啰音和胸膜摩擦音。心界不大，心律齐，各瓣膜区未闻及杂音，无心包摩擦音。腹软，全腹无压痛、无反跳痛及肌紧张，未触及异常包块。肝脾肋下未触及，墨菲征阴性。移动性浊音阴性，肠鸣音 4 次 /min。双下肢无水肿。

二、诊疗过程

1. 入院后完善相关检查

血常规：WBC 7.15×10^9/L，NE 4.49×10^9/L，CRP 5.06 mg/L。血气分析（未吸

氧）：pH 7.4，PCO$_2$ 35.5 mmHg，PO$_2$ 55 mmHg，HCO$_3^-$ 22.1 mmol/L，标准碱剩余 −2.7 mmol/L。凝血功能：D-D 0.84 mg/L。肿瘤标志物：CEA 2.72 ng/mL，CA125 22.1 U/mL，CA19-9 17.89 U/mL，铁蛋白 72.96 g/L，AFP 1.26 ng/mL。肝肾功能、血脂、电解质、PCT、MP-IgM、心肌酶、脑利尿钠肽、感染 8 项等均未见明显异常。腹部彩超：胆囊结石。心脏彩超无特殊。淋巴结彩超结果提示：双侧锁骨上区目前未见异常增大淋巴结。双侧颈部查见多个淋巴结，左侧较大约 1.2 cm×0.5 cm，右侧较大约 0.5 cm×0.6 cm，皮髓质分界清，内见门型血流信号。双侧腋窝查见多个淋巴结，左侧较大约 0.8 cm×0.6 cm。右侧较大约 0.9 cm×0.4 cm，皮髓质分界清，内见门型血流信号。双侧颈部、腋窝查见淋巴结，结构未见明显异常。胸部 CT 平扫：左肺上叶尖后段结节，多系肿瘤性病变，肺癌可能性大，较前对比左肺结节部分增大。左侧胸膜不规则增厚伴胸膜下多发结节，考虑胸膜转移可能性大。心膈角区、左肺门及纵隔多发淋巴结显示、部分增大；扫及上腹部及腹膜后多发淋巴结增大；考虑淋巴结转移。双肺慢性支气管炎改变，右肺上叶间隔旁型肺气肿，双肺散在炎症，部分纤维化，较前稍增多。胸部 CT 增强示：双侧肺动脉主干及其分支动脉未见明显充盈缺损影。较前对比，左肺上叶结节大小变化不明显，左侧胸膜增厚及胸膜下强化结节较前明显增多、增大，淋巴结较前增大，左肺下叶小叶间隔增厚加重（图 7-6）。全腹部 CT 平扫＋增强：肝内多发小囊肿；右侧肾实质囊肿；右侧髂总动脉局部腹壁血栓形成。头颅 MRI：颅内散在小缺血灶，缺血性脑白质病，改良 Fazekas 分级 I 级。轻度脑萎缩

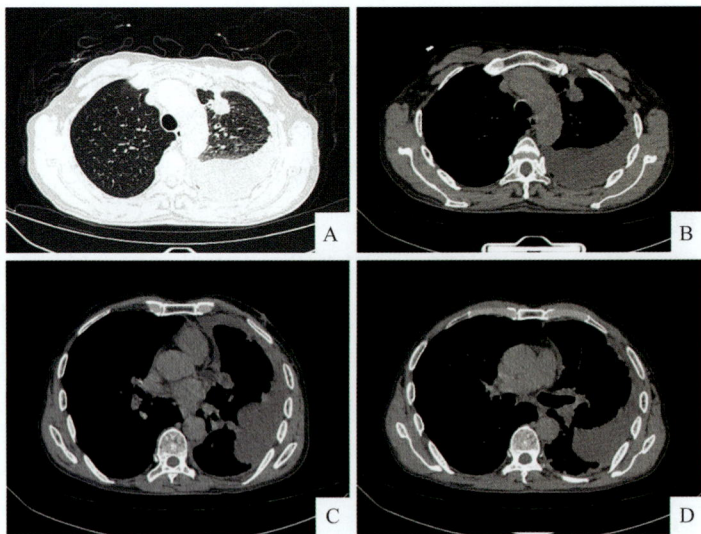

图 7-6 患者影像学检查

A、B：患者左上肺占位，可见毛刺、分叶及胸膜凹陷征；C：肺门淋巴结增大；D：包裹性胸腔积液及胸膜下结节。

征象。颅内未见确切转移征象。胸腔积液送检结果回示：胸腔积液常规生化：李凡它试验阳性，比重＞1.018，细胞总数 151×10⁶/L，单个核细胞数 145，多个核细胞数 6，ALB 26.73 g/L，腺苷脱氨酶 8.71 U/L，乳酸脱氢酶 181.7 U/L，胸腔积液肿瘤标志物：CEA 20.11 ng/mL，CA125 649.5 U/mL，CA19-9 68.19 U/mL，铁蛋白＞2000.00 g/L。

2. 初步诊断

①肺部结节 肿瘤？其他；②胸腔积液 恶性？其他；③胆囊结石。

3. 行胸腔镜下胸膜活检术及经皮肺穿刺术检查

胸腔镜术中情况：胸腔内可见粘连带，胸腔暴露好，胸腔内可见少量血性胸腔积液，血性胸腔积液共引流约 100 mL。壁层及膈胸膜充血水肿，被覆白色纤维素样物，肋膈角、壁层胸膜可见散在白色结节样变。脏层胸膜见充血水肿。壁层胸膜多点取活检 21 块，观察无活动性出血，置入胸膜闭式引流管，插入 12 cm，皮肤缝 2 针固定。术中全程患者生命体征平稳，无明显出血，操作过程顺利（图 7-7）。

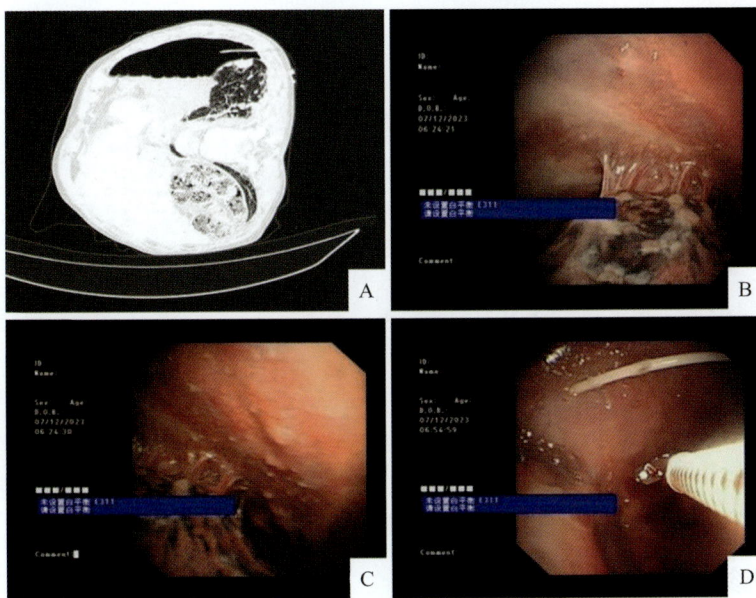

图 7-7　胸腔镜术中情况

A：术前 CT 定位下建立人工气胸；B：术中见脏层胸膜与壁层胸膜粘连；C：可见脏层胸膜及壁层胸膜结节；D：胸腔镜下活检。

4. 经皮肺穿刺情况

CT 引导下经皮肺穿刺活检术，取俯卧位 CT 床上，先用行 CT 扫描，先用自制电极片贴于穿刺部位，再次扫描确定最佳穿刺点，进针角度及达标深度，在 CT 红线光标指示下，以记号笔标记出穿刺点，常规消毒铺无菌巾单，用利多卡因 2 mL 穿刺点局部皮下及穿刺道胸壁麻醉，嘱患者平静呼吸后屏气进针穿破胸膜，按预定进针至靶点，行靶层面 CT 扫描，证实针尖位于病灶内后，快速活检针枪击发后取材，拔除活检针，堵塞穿刺针孔，将槽内有形条状组织送入固定液内，穿刺点消毒后敷贴加压，再次 CT 扫描后确定无胸腔积液及气胸改变，操作顺利。

5. 术后病理检查

胸膜活检病理结果示：考虑腺癌浸润。结合病理结果明确诊断：肺腺癌，分期暂未定。经皮肺穿刺病理结果：左肺上叶组织穿刺组织 2 条，内见癌巢浸润，结合免疫组织化学结果符合肺腺癌，伴小灶区域鳞状分化。免疫组织化学结果：NapsinA（＋），TTF-1（＋）、P53（＋）、Ki67（index5%）、CD56（－）、Syn（－）、CgA（－）、CK-Pan（＋）、P40（灶＋）、CK5/6（－）（图 7-8）。

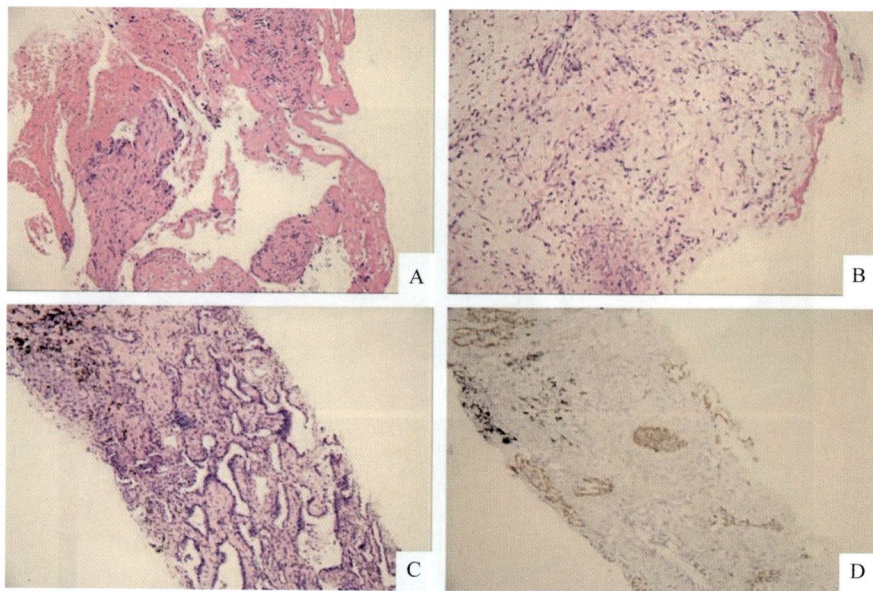

图 7-8　胸腔镜及经皮肺穿刺活检病理，结果确诊肺腺癌

6. 术后诊断

①左肺上叶腺癌（cT4N2M1a Ⅳ A 期）肺内转移 纵隔淋巴结转移；②左侧胸膜转移 恶性胸腔积液；③胆囊结石。

进一步治疗经过，基因结果回示：ALK（＋），ROS1（＋）、EGFR（－）、KRAS（－）。结合病理及基因结果后规律给予"克唑替尼胶囊 250 mg bid 口服"靶向治疗，并给予预防性保肝药物。经治疗后患者咳嗽、胸痛、呼吸困难改善。复查胸部 CT 见左上肺肿瘤缩小，恶性胸腔积液基本消失（图 7-9）。

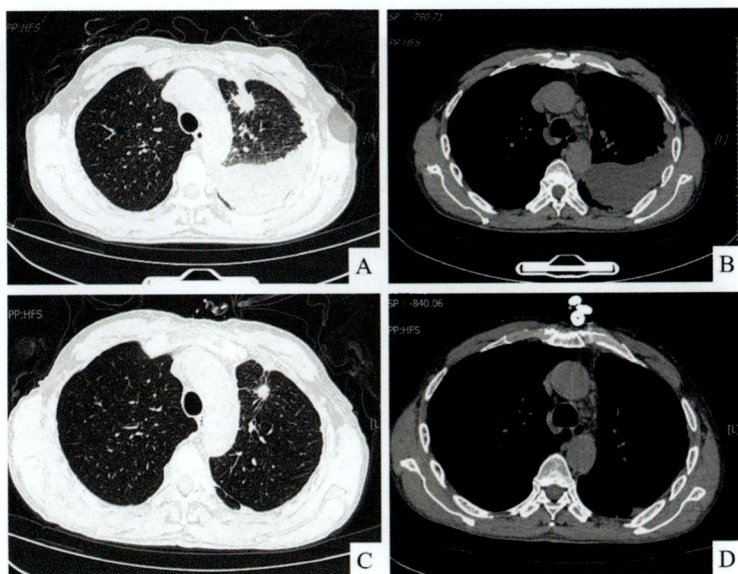

图 7-9　胸腔镜术前、靶向治疗后对比胸部影像

A、B：术前胸部影像；C、D：治疗后可见患者左上肺肿瘤较前明显减小，患者左侧顽固性恶性胸腔积液基本消失。

三、讨论总结

患者不明原因出现胸痛，反复胸腔积液，抗感染及胸腔穿刺引流治疗效果不佳，常规检查仍未能明确左上肺占位及左侧胸腔积液原因。因此有进一步行有创操作如胸腔镜下胸膜活检及经皮肺穿刺活检指征。活检病理对确诊肺部肿瘤及指导下一步治疗意义重大。该患者为肺腺癌伴转移，予以靶向治疗后病情明显好转。肺腺癌较容易发生于女性及抽烟者。起源于支气管黏膜上皮，少数起源于大支气管的黏液腺。发病率比鳞癌和未分化癌低，发病年龄较小，女性相对多见。多数腺癌起源于较小的支气管，为周围型肺癌。早期一般无明显的临床症状，常在胸部 X 线检查时被发现。表现为圆形或椭圆形肿块，一般生长较慢，但有时早期即发生血行转移。淋巴转移则发生较晚。

胸腔镜的开展及镜下胸膜活检为首次在拉萨市人民医院开展的新技术。

（崔　娜　张云桃　小巴桑　白玛央金　贾江河）

参考文献

［1］中国恶性胸腔积液诊断与治疗专家共识组 . 恶性胸腔积液诊断与治疗专家共识 [J]. 中华内科杂志 , 2014, 53(3): 252-256.

［2］中华医学会肿瘤分会 . 中华医学会肺癌临床诊疗指南 (2023 版)[J]. 中华医学杂志 , 2023, 103(27): 2037-2074.

病例 3

急性肺血栓栓塞症（中高危组）

一、病历摘要

1. 基本情况

患者男性，37岁，藏族。主因"胸闷、胸痛、呼吸困难1 d"入院。患者1 d前因"肺部感染"于当地医院住院治疗时，出现胸痛、胸闷、气促、呼吸困难，胸痛以心前区为主，呈持续性钝痛，无心前区撕裂样及压榨性疼痛。伴咳嗽、咳痰，痰中带鲜红色血丝，痰不易咳出，伴发热，最高体温38℃。无寒战、盗汗，无头晕、头痛、恶心、呕吐、腹痛、腹泻等不适。考虑为"急性肺栓塞"，转入拉萨市人民医院急诊，完善胸部增强CT明确诊断"急性肺栓塞"，给予足量依诺肝素抗凝、头孢曲松抗感染后收入我科。

2. 既往史和个人史

2017年因"左下肢静脉血栓"于自治区人民医院住院治疗，出院后口服抗凝药物1个月后停药。否认高血压、糖尿病、冠心病、脑血管疾病、肝炎、结核等病史。否认外伤史、手术史。否认输血史。吸烟15年，吸烟指数300。偶饮酒。患者育有1子，家人健康，否认家族遗传病史。

3. 体格检查

体温38℃，脉搏134次/min，呼吸34次/min，血压121/89 mmHg，血氧饱和度88%（面罩10 L/min）。一般情况欠佳，急性病容，端坐呼吸，口唇发绀。颈软，颈静脉充盈，肝颈静脉回流征阳性。胸廓对称无畸形，双肺叩诊过清音，双肺呼吸音粗，双下肺可闻及散在湿啰音，双侧未闻及哮鸣音及胸膜摩擦音。心界向左扩大，心率134次/min，律齐，各瓣膜区未闻及杂音及心包摩擦音。腹部查体无特殊。四肢皮温稍低，双下肢无水肿。

二、诊疗过程

入院后完善相关检查，血常规：WBC 12.87×10^9/L，HGB 174 g/L，PLT 184×10^9/L，

NE% 88.1%，CRP 149 mg/L。脑利尿钠肽 1787 pg/mL。心肌三合一正常。血气分析（面罩吸氧 10 L/min）：pH 7.34、PCO_2 21.7 mmHg、PO_2 64 mmHg、乳酸 2.22 mmol/L、HCO_3^- 11.6 mmol/L。生化指标：AST 76.6 U/L，ALB 38.6 g/L，DBIL 11.2 μmol/L，Cr 153.3 μmol/L。心脏彩超：右心增大，主肺动脉稍增宽，三尖瓣轻中度反流，肺动脉高压（62 mmHg）。2023 年 3 月 27 日胸部增强 CT：双肺多发肺动脉血栓，管腔狭窄，部分分支动脉闭塞。双肺感染灶，双肺下叶为著，部分合并肺梗死不排外。初步诊断：①急性肺血栓栓塞症（中高危组），肺梗死？右心增大，肺动脉高压，心功能不全；②社区获得性肺炎。患者入科 0.5 h 后呼吸困难未见好转，呼吸频率、心率均较前明显增快，脉搏 130 ～ 140 次 /min，呼吸 35 ～ 45 次 /min，血压降至 86 ～ 110/60 ～ 70 mmHg，考虑中高危急性肺血栓栓塞症临床恶化，立即予以阿替普酶 50 mg 溶栓治疗。同时积极完善床旁下肢血管超声提示：左侧股浅静脉、腘静脉及肌间静脉血栓形成。并复查心脏彩超：右心增大（较溶栓前减小），肺动脉高压（56 mmHg）。但是患者呼吸困难、呼吸频率及心率改善不显著，且下肢近端深静脉血栓形成，血栓负荷重，再发血栓脱落风险大，故请血管外科协助治疗，放置下腔静脉滤器防止血栓再次脱落，并行肺动脉造影及导管内重组组织型纤溶酶原激活物 50 mg 溶栓。在患者活化部分凝血活酶时间＜正常值 2 倍后给予足量依诺肝素抗凝，并继续给予抗感染、吸氧等对症治疗。术后第 1 天患者胸膜、胸痛、气促症状明显改善，血压、心率均在正常范围，血氧饱和度 96%（氧浓度 50%、25 L/min），但出现痰中带血，为鲜红色血痰，无血凝块，量约 100 mL，加用卡络磺钠止血。在溶栓后第 4 天复查心脏彩超：右心增大，肺动脉高压（36 mmHg）。胸部增强 CT 提示肺栓明显减少，但双肺炎症较前加重，故将阿莫西林克拉维酸钾调整为头孢哌酮舒巴坦钠，继续抗感染治疗，并继续予低分子肝素抗凝、止血等对症治疗。此后患者生命体征逐渐平稳，无胸闷、胸痛、气促、呼吸困难及痰中带血等不适。复查胸部 CT 双肺病灶较前明显吸收（图 7-10）。

三、讨论总结

　　本病例患者来自西藏高原地区，而高原环境下的低氧状态增加了肺血栓栓塞症的发病风险，同时影响病情的进展和治疗效果。研究表明，高海拔环境可能通过引发血液浓缩和增加红细胞生成等机制，导致血栓形成风险增加。此外，高原低氧环境会加重肺动脉高压，进而使肺血栓栓塞症患者的右心负荷显著增加。对于西藏等高原地区的患者，特别是中高危肺血栓栓塞症患者，低氧、高心率和高肺动脉压的状态使病情加重迅速，治疗难度增加。对此类患者的病理生理状态需要进一步的循证医学研究以提升预后管理。

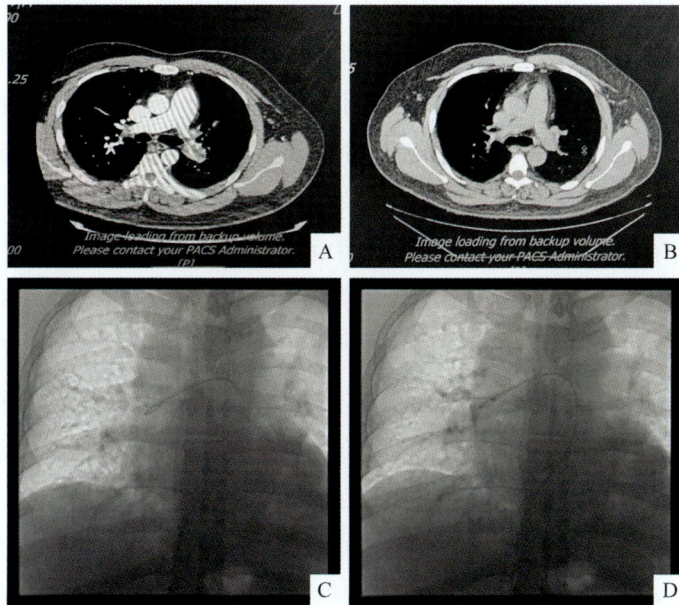

图 7-10　患者影像学检查

A：治疗前左右肺动脉可见明显充盈缺损；B：治疗后复查充盈缺损消失；C：术前右肺动脉主干血流明显减少；D：介入手术后血流明显改善。

该患者在入院后即表现出中高危肺血栓栓塞症症状，包括血压波动、持续的低氧血症及右心功能受损。当前的国际指南建议对中高危肺血栓栓塞症患者，在无溶栓禁忌证的情况下进行溶栓治疗。本例患者在无溶栓禁忌的前提下，给予阿替普酶溶栓，符合最新的指南建议。溶栓治疗可在短时间内有效改善血流动力学状态，但需要关注出血风险。本病例患者在溶栓过程中出现了痰中带血的症状，提示溶栓后有一定出血风险，但经过止血处理后无进一步不良事件发生，说明溶栓治疗在高原患者中的安全性仍需大规模数据验证。

考虑到患者的血栓负荷重、近端深静脉血栓形成，且存在再次脱落风险，采取溶栓联合下腔静脉滤器置入的策略。下腔静脉滤器作为一种预防性措施，在阻止下肢血栓向肺动脉迁移方面具有重要作用，尤其适用于存在深静脉血栓和高肺血栓栓塞症风险的患者。尽管一些研究对下腔静脉滤器的长期使用存在争议，但在急性阶段，尤其是高危肺血栓栓塞症患者中，下腔静脉滤器的短期使用能够有效预防致命性肺栓塞。本例患者在溶栓治疗后再次溶栓，并联合下腔静脉滤器置入，为患者的病情控制提供了双重保障，显著降低了再次发生肺血栓栓塞症的风险。

在肺血栓栓塞症治疗中，导管内溶栓术作为一种微创治疗方式，具有良好的靶向性和较低的系统性出血风险。对于中高危肺血栓栓塞症患者，通过导管将溶栓剂直接注入肺动脉，可以实现更快速和有效的溶栓。本例中患者在阿替普酶静脉溶栓后，仍存在右心负荷加重、呼吸困难等症状，因此进一步进行导管内溶栓。术后患者的症状明显改善，心脏彩超结果显示右心减小和肺动脉压下降。该治疗方法的成功实施，为高原肺血栓栓塞症患者提供了新的治疗选择，说明导管内溶栓可作为系统溶栓失败后的有效补充手段，但其在高原人群中的疗效还需更多临床数据支持。

多学科诊疗在高危肺血栓栓塞症治疗中的作用显而易见，本例患者的成功救治离不开多学科团队协作，涉及呼吸科、血管外科、急诊科等多个专业。高危肺血栓栓塞症患者病情进展迅速、风险较高，通过多学科诊疗协作可实现快速诊断、治疗决策和术中应急处理。多学科诊疗模式在本例中发挥了重要作用，使患者能够在第一时间接受溶栓和导管内溶栓等关键治疗。多学科诊疗不仅提高了治疗效果，也优化了治疗流程，为今后类似患者的管理提供了可参考的模式。

该病例是高原急性中高危肺血栓栓塞症规范化诊治的成功案例，为西藏地区肺血栓栓塞症的治疗积累了宝贵的临床数据。其成功救治为高原肺血栓栓塞症患者的治疗策略提供了实用的参考，包括溶栓、下腔静脉滤器联合使用和导管内溶栓的多层次干预。高原环境下肺血栓栓塞症患者的多学科协作、治疗过程和策略选择也为今后的大规模研究提供了实践依据，为进一步验证高原肺血栓栓塞症的循证治疗奠定了基础。

（张云桃　小巴桑　白玛央金　贾江河　崔　娜）

参考文献

[1] 中华医学会呼吸病学分会肺栓塞与肺血管病学组，中国医师协会呼吸医师分会肺栓塞与肺血管病工作委员会，全国肺栓塞与肺血管病防治协作组. 肺血栓栓塞症诊治与预防指南 [J]. 中华医学杂志，2018, 98(14): 1060-1087.

[2] KONSTANTINIDES S V, MEYER G, BECATTINI C, et al. 2019 ESC Guidelines for the diagnosis and management of acute pulmonary embolism developed in collaboration with the European Respiratory Society (ERS) [J]. Eur Heart J. 2020;41(4): 543-603.

[3] 周琴，杨光. 高原地区急性肺栓塞溶栓治疗的疗效观察 [J]. 中华医学杂志，2020, 100(21): 1664-1668.

第八章

内分泌科

Chapter

8

病例 1

肾上腺危象

一、病历摘要

1. 基本情况

患者 65 岁，男性，藏族，丧偶，拉萨市区人，主因"反复头晕、乏力 1 年，加重伴意识障碍、腹泻 1 d"入院。患者于 1 年前无明显诱因开始出现头晕、乏力、心悸、手抖、出汗等症状，近 1 年症状反复出现，症状逐渐加重伴有体重减轻及皮肤颜色逐渐加深，反复就诊多家医院，曾发作时测血糖 2.6 mmol/L，诊断"低血糖"，均给予补液等对症治疗后好转（具体诊疗不详）。1 d 前患者无明显诱因再次出现头晕、乏力、食欲缺乏、心悸等症状，症状逐渐加重，出现意识模糊，呼吸急促，伴腹泻，为黄色水样便，量较多，就诊拉萨市人民医院急诊，生化指标：Glu 2.4 mmol/L、K^+ 4.55 mmol/L、Na^+ 110.60 mmol/L、ALT 82.84 U/L、AST 180.85 U/L、Cr 132.28 μmol/L，PCT 15 ng/mL；肾上腺：早 8 时空腹肾上腺功能示促肾上腺皮质激素 736 pg/mL、皮质醇 0.5 μg/dL；血常规：WBC 2.92×10^9/L、NE% 66.2%、E 0.12×10^9/L、PLT 116×10^9/L，CRP 58.58 mg/L；头颅 CT：未见明显异常。全腹 CT：肾上腺结核，左肾阙如。胸部 CT：慢性支气管炎，双肺慢性炎症。右肺支气管扩张伴感染，予抗炎，补液、补糖等对症支持治疗后上述症状无明显好转，为进一步诊治，急诊以"肾上腺皮质功能不全"收入我科。

2. 既往史和个人史

20 余年患肺结核病史，规律抗结核治疗 6 个月后停药；2018 年发现甲状腺功能减退，长期口服左甲状腺素治疗；2015 年西藏成办医院行"左肾切除术"；否认其他慢性疾病史，否认家族遗传病史。

3. 体格检查

体温 38.6℃，脉搏 88 次/min，呼吸 28 次/min，血压 86/54 mmHg，血氧饱和度 86%，体重指数 17 kg/m²；一般情况差，意识不清，呼之能应，不能回答问题，呼吸急促，体形消瘦，营养状况差，表情痛苦，全身皮肤黏膜颜色发黑，四肢、牙龈、乳晕、皮肤褶皱处及掌指关节处色素沉着明显（图 8-1）。双肺呼吸音粗，可闻及少量湿啰音，心腹（-）。

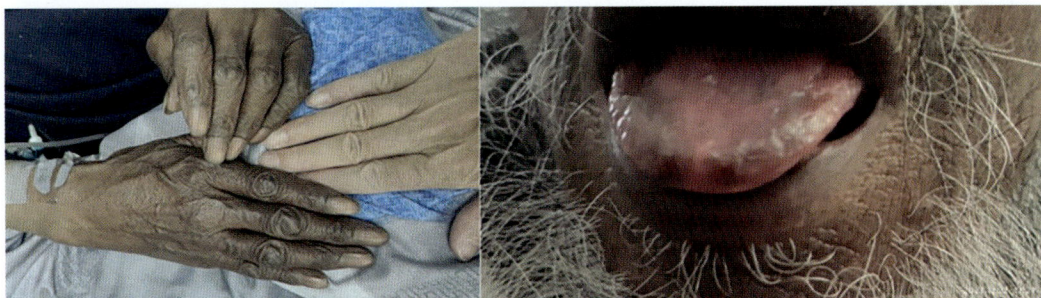

图 8-1 患者皮肤及黏膜颜色

二、诊疗过程

入院后完善相关检查，血常规：WBC 2.72×10^9/L、NE% 66%、嗜酸性粒细胞 0.12×10^9/L、HGB 125 g/L、PLT 79×10^9/L、CRP 77.96 mg/L；PCT 19 ng/mL；血气分析：pH 7.28、实际碱剩余 -13.7 mmol/L、HCO_3^- 11.4 mmol/L、PCO_2 23.6 mmHg、PO_2 121 mmHg；生化指标：葡萄糖 3.6 mmol/L、ALT 57.63 U/L、AST 110.57 U/L、Cr 125.41 μmol/L、脑利尿钠肽 1119 pg/mL、磷酸肌酸激酶同工酶 > 1000.00 U/L，K^+ 4.8 mmol/L，Na^+ 110 mmol/L；肾上腺：早 8 时空腹肾上腺功能示促肾上腺皮质激素 736 pg/mL，皮质醇 0.5 μg/dL（表 8-1）。心电图提示：窦性心动过速。头颅 CT：未见明显异常。全腹 CT：肾上腺结核。胸部 CT：慢性支气管炎，双肺慢性炎症。右肺支气管扩张伴感染。初步诊断：①肾上腺危象；②原发性肾上腺皮质功能减退症；③肺部感染；④横纹肌溶解综合征；⑤代谢性酸中毒；⑥甲状腺功能减退症；⑦低钠血症；⑧肝功能异常；⑨肾上腺结核。

表 8-1 肾上腺皮质功能减退症、肾上腺危象症状体征及化验

症状	体征	实验室
肾上腺功能减退		
疲乏	色素沉着（仅原发性），尤其是日光暴露部位，皮肤皱褶处，黏膜，瘢痕，乳晕	低血钠
体重减轻	低血压，体位性摔倒	高血钾
体位性眩晕	成长障碍	不常见：低血糖，高血钙
性欲减退，腹部不适		
肾上腺危象		

症状	体征	实验室
严重虚弱		低血钠
晕厥	低血压	高血钾
腹痛，恶心，呕吐	腹部压痛 / 反跳痛	低血糖
可能类似急腹症		
背痛	意识模糊，谵妄	高血钙
意识不清		

入院后心电监护，监测血糖、体温及各项生命体征；立即予3%氯化钠溶液150 mL快速静脉输注，同时氢化可的松100 mg、50%葡萄糖60 mL静脉输注，继续予5%葡萄糖氯化钠2000 mL补液，6 h后追加氢化可的松100 mg静脉输注，患者症状逐渐好转，血压90/50 mmHg左右，监测血糖未出现低血糖。第2天症状精神好转，能少量流食，但出现谵妄症状，监测血压95/60 mmHg左右，葡萄糖9 mmol/L，K^+ 4.4 mmol/L，Na^+ 115 mmol/L、Cl^- 90.3 mmol/L，血气分析：pH 7.4、PCO_2 24.2 mmHg、PO_2 144 mmHg、HCO_3^- 17.5 mmol/L，头颅CT未见异常。继续予氢化可的松200 mg qd并继续补液支持治疗，第3天患者谵妄好转，进食明显好转，血压在90～100/50～60 mmHg左右，监测血糖在7～8 mmol/L，复查Na^+ 122 mmol/L，继续补液补充电解质支持治疗，同时鼓励患者口服补盐治疗，第4天复查电解质Na^+ 129 mmol/L，症状明显好转，饮食基本正常，体力有好转，给予口服激素替代治疗，上午泼尼松5 mg口服，下午2.5 mg口服，1周复查电解质K^+ 4.13 mmol/L，Na^+ 140 mmol/L、Cl^- 107.3 mmol/L，肌酸激酶201 U/L，补充左甲状腺素50 μg/d，患者饮食、体力逐渐恢复，住院13 d后出院。住院第6天结核科会诊制订抗结核治疗方案，按2HRZE/10HRE方案抗结核治疗出院，1个月后患者门诊复查病情基本稳定，复查电解质、肌酸激酶、甲状腺功能基本正常，皮肤颜色逐渐正常。

三、讨论总结

原发性肾上腺皮质功能减退症是由于多种原因破坏肾上腺组织绝大部分而引起肾上腺皮质激素分泌不足所致的临床较为少见的一种疾病。临床表现为皮质醇缺乏和醛固酮缺乏所致的两大证候群。皮肤、黏膜色素沉着是本病的特征性表现，由于促肾上腺皮质激素及其前体物（均含有黑色素细胞激素、促黑素细胞激素）分泌过多所致，而促肾上腺皮质激素与α-促黑素细胞激素有部分相同的氨基酸序列，故促肾上腺皮质激素也具有促进黑色素细胞产生黑色素的作用。在欧美国家，自身免疫性肾上腺炎是该病的主要原因，在我国这样一个结核高发病率的国家，仍以肾上腺结核为首要病因。大部分患者合并肾上腺外结核，其中以肺结核最多见。由于肾上腺皮质破坏90%以上时才有临床表现，起病隐匿，因此早期诊断较为困难。当患者出现顽固性低钠血症、低血糖症伴乏力、食欲缺乏、恶心、呕吐时，不能简单理解为结核中毒症状或慢性消耗表现，应警惕是否合并肾上腺结核并发原发性肾上腺皮质功能减退症。影像学检查，尤其是肾上腺CT检查对肾上腺结核的诊断和病程分期有一定指导作用。CT分析的重点是患者双侧肾上腺的密度、范围、形态、大小、钙化形态及增强以后的病灶强化方式，肾上腺单、双侧腺体是否钙化、萎缩、肿胀。

肾上腺结核致原发性肾上腺皮质功能减退症的治疗主要为小剂量激素替代，针对病因的治疗及避免应激。根据是否有活动性结核病灶，给予正规抗结核治疗6～18个月。结核感染活动期的有效治疗非常重要。肾上腺具有强大的再生能力，病程<1年的肾上腺低功能患者，抗结核治疗后肾上腺皮质功能有望恢复正常。激素替代治疗一般仅用糖皮质激素治疗即可，无须使用盐皮质激素。激素首选氢化可的松，其最符合生理性，特别是对于肝功能严重不全者，常规生理替代量氢化可的松每天早上20 mg，下午10 mg口服（或泼尼松5～7.5 mg）。虽然原发性肾上腺皮质功能减退症激素缺乏大多为混合型，即糖皮质激素和潴钠激素均缺乏，但氢化可的松本身具有一定的潴钠作用，对于有低血钠者仅辅以一定量的0.9%氯化钠溶液即可。多数患者经上述治疗后得到临床缓解，治疗效果较满意。但在发生感染、外伤、其他系统疾病恶化等诱因时，可能症状加重，甚至发生肾上腺皮质危象，危及生命，应加大激素用量，积极采取相应措施抢救。

本病例是拉萨市人民医院内分泌代谢科成立以来首例明确诊断并成功救治的肾上腺危象患者，填补了此类病例救治的空白。

（徐品博　于世林）

参考文献

［1］中华医学会内分泌学分会肥胖学组.肾上腺皮质功能减退症患者围手术期糖皮质激素管理专家共识[J].中华内分泌代谢杂志,2022,38(1):1-6.

［2］中华医学会内分泌学分会电解质紊乱学组.低钠血症的中国专家共识[J].中华内分泌代谢杂志,2023,39(12):999-1009.

［3］陈家伦,宁光,潘长玉,等.临床内分泌学[M].上海:上海科技技术出版社,2011:1564-1565.

病例 2

风湿性关节炎

一、病历摘要

1. 基本情况

患者女性，36 岁，藏族，已婚，拉萨市林周县人。主因"四肢多关节疼痛 1 个月，加重伴活动受限 4 d"入院。患者 1 个月前无明显诱因出现双侧髋关节、膝关节、踝关节疼痛，呈轻度持续性隐痛，不影响睡眠及日常生活，后逐渐出现双侧肩关节、肘关节、腕关节、双侧指关节疼痛，呈间断性隐痛，可忍受，无红肿、发热、活动障碍等不适，4 d 前患者上述关节疼痛明显加重，以双侧髋关节、膝关节、踝关节、腕关节、指关节对称性疼痛为主，并放射至腰骶部，呈中度持续性烧灼样疼痛，活动受限，且膝关节、踝关节、腕关节、指关节明显浮肿，并有四肢多关节晨僵，影响患者日常生活。当时就诊于当地诊所，予止痛等对症治疗后（具体药物和剂量不详）疼痛可短暂缓解，仍有活动受限，遂就外院，化验：抗 O 抗体 557.8 U/mL，CRP 57.91 U/mL，类风湿因子（−），血常规、尿酸等未见异常，肩关节、腰椎 CT 均未见明显异常，考虑"关节炎？"，予依托考昔止痛、甲钴胺营养神经等治疗后症状无好转，为求进一步诊治，门诊以"风湿性关节炎？"收入院。起病以来，患者意识清楚，精神差，饮食、睡眠尚可，大小便正常，体力、体重无明显变化。

2. 既往史和个人史

20 年前行阑尾切除术，否认高血压、糖尿病、冠心病、脑血管疾病、肝炎、结核等病史。否认输血史，无烟酒嗜好，患者适龄结婚，育有 2 子，儿子及配偶均体健，夫妻关系和睦。否认家族性遗传病史。

3. 体格检查

意识清，精神差，甲状腺无肿大，未闻及甲状腺血管杂音，全身皮肤无黄染，未见紫纹，双肺呼吸音清晰，未闻及干、湿啰音和胸膜摩擦音，心界不大，心律齐，各瓣膜听诊区未闻及病理性杂音，腹软，全腹部无压痛，无反跳痛及肌紧张，未触及包块，双侧髋关节、膝关节、踝关节、腕关节、指关节轻度压痛，活动度差，双侧膝关节、踝关节、腕关节、指关节周围红肿。胫前可见多发环形红斑，四肢肌力5级，病理征阴性。

二、诊疗过程

1. 入院后完善相关检查

抗O 557.8 U/mL，类风湿因子（－），CRP 57.91 U/mL；血常规：NE% 81.1%、HGB 10^9 g/L。ESR 81 mm/h，抗CCP抗体（－），自身抗体谱（－），心肌酶正常；心电图：窦性心律，侧壁T波压低，考虑心肌缺血，心脏超声未见异常。肩关节、腰椎CT未见异常。胸部CT：双侧腋窝及纵隔内多发淋巴结，部分明显肿大。左肺下叶少许炎症。

2. 初步诊断

①风湿性关节炎；②双侧腋窝淋巴结肿大；③左肺下叶少许炎症；④阑尾切除术后。

3. 诊断依据

病史：游走性多关节疼痛，发作时关节红肿热痛明显，查体：双侧髋关节、膝关节、踝关节、腕关节、指关节轻度压痛，活动度差，双侧膝关节、踝关节、腕关节、指关节周围红肿。胫前可见多发环形红斑。结合辅助检查结果考虑风湿性关节炎诊断明确。

4. 诊疗过程

注意保暖，避免潮湿受寒，卧床休息2周；予依托考昔60 mg qd口服抗风湿治疗，青霉素针640万单位qd抗感染，1周后病情好转后降级为阿莫西林胶囊0.5 g tid抗感染1周后停用，2周后患者四肢各关节疼痛明显好转，双侧膝关节、踝关节、腕关节水肿消退，余无不适，好转出院。

三、讨论总结

风湿热是一种由咽喉部感染A组乙型溶血性链球菌后反复发作的急性或慢性的全身结缔组织炎症，主要累及关节、心脏、皮肤和皮下组织。临床表现以关节炎和心肌炎为主，可伴有发热、皮疹、皮下结节、舞蹈病等。本病发作呈自限性，急性发作时通常以关节炎较为明显，急性发作后常遗留轻重不等的心脏损害，尤其以瓣膜病变最为显著，形成慢性风湿性心脏病或风湿性瓣膜病。本病多发于冬春阴雨季节，寒冷和潮湿是重要的诱因。风湿热有 5 个主要表现：游走性多发性关节炎、心脏炎、皮下结节、环形红斑、舞蹈病，这些表现可以单独出现或合并出现。2015 年世界卫生组织风湿热和风湿性心脏病诊断标准见表 8-2。

表 8-2　2015 年世界卫生组织风湿热和风湿性心脏病诊断标准

初发风湿热 [a]	2 项主要表现或 1 项主要及 2 项次要表现加上前驱的乙型链球菌感染证据
复发性风湿热不患有风湿性心脏病 [d]	2 项主要表现或 1 项主要及 2 项次要表现加上前驱的乙型链球菌感染证据
复发性风湿热患有风湿性心脏病	2 项次要表现加上前驱的乙型链球菌感染证据 [c]
慢性风湿性心瓣膜病（患者第一时间表现为单纯二尖瓣不需要风湿热任何标准即可诊断风湿性心脏病狭窄或复合性二尖瓣病和 / 或主动脉瓣病） [d]	不需要风湿热任何标准即可诊断风湿性心脏病
主要表现	心脏炎、多关节炎、舞蹈病、环形红斑、皮下结节
次要表现	临床表现：发热、多关节痛 实验室：急性期反应物升高（ESR 或 WBC） 心电图：PR 间期延长
近 45 d 内有支持前驱链球菌感染的证据	抗链球菌溶血素 O 或风湿热链球菌抗体升高，咽拭子培养阳性或 A 组链球菌抗原快速试验阳性或新近患猩红热

注：a. 患者可能有多关节炎（或仅有多关节痛或单关节炎）以及有数项（3 个或 3 个以上）次要表现，联合有近期 A 组链球菌感染证据。其中有些病例后来发展为风湿热，一旦风湿热诊断被排除，应慎重地把这些病例视作"可能风湿热"，建议进行继发预防。这些患者需予以密切追踪和定期检查其心脏情况。这尤其适用于高发地区和易患年龄患者。b. 感染性心内膜炎必须被排除。c. 有些复发性病例可能不满足这些标准。d. 先天性心脏病应予排除。

治疗目标：清除链球菌感染，去除诱发风湿热病因；控制临床症状，使心脏炎、关节炎、舞蹈病及风湿热症状迅速缓解，解除风湿热带来的痛苦，处理各种并发症，预防风湿热复发或继发性风湿性心脏病可有效减少此类疾病复发，提高患者身体素质和生活质量。

本例患者以游走性关节疼痛，下肢环形红斑为主要症状，此次发病前有上呼吸道感染病史，辅助检查提示抗 O（+），CRP 67.5 mg/L；ESR 81 mm/h，是一例典型的风湿性关节炎，经抗感染、抗风湿等治疗后病情明显好转，各项炎症指标恢复正常。

风湿性关节炎为风湿免疫类疾病，在拉萨市人民医院开展该病的诊断、治疗，填补了此类典型病例的空白。

（秦露丹　于世林）

参考文献

［1］古洁若, 林智明, 王友莲, 等. 风湿热诊疗规范 [J]. 中华内科杂志, 2023, 62(9): 1052-1058.

［2］吴雄, 李柯, 赵丹辉, 等. 《风湿热诊断及治疗指南》中苄星青霉素用法可靠性分析 [J]. 药学服务与研究, 2020, 20(4): 311-313.

［3］葛均, 波徐永, 健王辰. 内科学 [M]. 北京: 人民卫生出版社, 2018: 798-807.

病例 3

奥美拉唑引起低镁血症

一、病历摘要

1. 基本情况

患者男性，37 岁，因"头晕、乏力、恶心、呕吐 2 d"入院。入院前 2 d 患者无诱因出现头晕、乏力、恶心、呕吐，呕吐为胃内容物，非喷射性，进食及饮水均会诱发呕吐，伴有心悸，无腹泻、眩晕、头痛、发热、水肿、意识障碍、大小便失禁等症。患者反复自服大剂量奥美拉唑，症状无缓解，1 d 前上述症状加重，并反复出现发作性上肢及面部抽搐，全身麻木、酸痛，不能正常活动。否认有剧烈运动及外伤史，大便正常，近 2 d 小便量少。

2. 既往史及家族史

患者 3 年前行胃穿孔修补术后，常感上腹不适时，自行服用奥美拉唑，服用后症状可缓解，服用近 3 年。无高血压、冠心病、糖尿病等病史。已婚，育有 1 子，体健，父母体健，非近亲结婚，家中独子。家族中无类似病史。

3. 体格检查

体温 37℃，呼吸 20 次 /min，脉搏 76 次 /min，血压 83/59 mmHg。意识清，精神弱，形体正常，轮椅推入病房，口唇无发绀，对答切题，查体合作，瞳孔等大等圆，对光反射存在。浅表淋巴结未触及肿大，皮肤黏膜及巩膜无黄染。颈软，颈静脉无怒张，两肺呼吸音低，未闻及干湿性啰音，心率 76 次 /min，律齐，心音中等，未闻及病理性杂音。腹平软，全腹无压痛及反跳痛，肝脾肋下未触及，双肾区无叩痛，双下肢无浮肿，双侧足背动脉搏动正常，四肢肌力正常，感觉正常，双侧腱反射减弱，面部叩击征和束臂征阳性。病理反射未引出。

二、诊疗过程

1. 入院后完善相关检查

血生化、肝肾功能基本正常，Mg^{2+} 0.14 mmol/L，K^+ 2.83 mmol/L，Na^+ 141.0 mmol/L，

Cl^- 109 mmol/L，Ca^{2+} 2.32 mmol/L，P 0.79 mmo/L、Glu 5.29 mmol/L。心肌酶：肌红蛋白 309.95 mmo/L，肌酸激酶＞1000 U/L、肌酸激酶同工酶 12.99 U/L、乳酸脱氢酶 264.44 U/L、肌钙蛋白 0.05 ng/mL。甲状旁腺激素 61 pg/mL。血气分析：pH 7.46，PCO_2 39 mmHg，PO_2 72 mmHg，剩余碱 3.2 mmol/L、HCO_3^- 26 mmol/L。血常规：WBC 9.32×10^9/L、NE% 78.1%、RBC 4.6×10^{12}/L、HGB：141 g/L、PLT 228×10^9/L。尿便常规正常。甲状腺功能正常。自身抗体均阴性。心电图、头颅 CT 未见异常。

2. 初步诊断

①低镁血症；②低钾血症；③横纹肌溶解综合征。

3. 治疗过程

立即停服奥美拉唑，积极补液、补钾、补镁（25% 硫酸镁 20 mL+5% 葡萄糖 500 mL）等治疗，患者入院第 1 天，症状基本缓解。第 2 天复查电解质 Mg^{2+} 0.86 mmol/L，K^+ 4.59 mmol/L，Na^+ 144.0 mmol/L，Cl^- 104 mmol/L，进一步检查 24 h 尿 K^+ 23.5 mmol/L，尿 Mg^{2+} 1.1 mmol/L。肾素 + 醛固酮（立位）：肾素活性 2.30 g/（L·h），醛固酮 215.72 ng/L。1 周后复查肌酸激酶正常出院，出院 1 个月后随诊复查电解质均正常。

三、讨论总结

质子泵抑制剂广泛用于治疗急、慢性消化系统相关性疾病，包括胃食管反流病、佐林格 - 埃利森综合征、消化性溃疡、上消化道出血及相关疾病，根除幽门螺杆菌感染，以及预防和治疗应激性胃黏膜病变等，根据病情应用相应剂量与疗程，使用质子泵抑制剂超过 6 个月的患者，应逐渐减量至停药。长期使用质子泵抑制剂存在一系列的安全性问题，如增加感染风险，使营养成分缺乏而引起骨折和低镁血症，促进萎缩性胃炎的发生或发展的风险等。研究显示短期应用质子泵抑制剂对镁的吸收无影响，只有长期（≥1 年）使用质子泵抑制剂治疗才会发生低镁血症，大多数患者用药时间为 5 ~ 10 年。因此美国食品药品监督管理局于 2011 年发布安全警告：长期（≥1 年）使用质子泵抑制剂可能增加低镁血症风险；中国国家食品药品监督管理总局在 2013 年信息通报提醒医务人员和患者警惕质子泵抑制剂致低镁血症风险。低镁血症的临床表现：早期常有恶心、呕吐、厌食及神经衰弱，缺镁加重常发生神经肌肉及行为异常如纤维颤动、震颤、共济失调、抽搐和强直、眼球震颤、反射亢进，易受声光机械刺激而诱发。患者常有明显的痛性腕足疼挛、低钙束臂征或低钙击面征阳性。有时精神失常，失去定向力。多项临床研究显示，质子泵抑制剂所致低镁血症患者尿 Mg^{2+} 排泄极低，提示胃肠镁吸收不足而非尿镁排泄。原因可能是质子泵抑制剂通过阻断跨细胞 TRMP6 通道和（或）细胞旁路干扰了镁的吸收，为了预防质子泵抑制剂致低镁血症，可在质子泵抑制剂治疗前对长期（≥ 1 年）治疗的患者定期进行血 Mg^{2+} 检测；对具有高危因素的患者，如合用其他可能降低血镁的药物如利尿剂和地高辛等应定期进行血镁监测。

横纹肌溶解症的病因很多，是由多种原因引起的骨骼肌损伤及其细胞膜受损的疾病，并伴有离子、酶类和蛋白质等细胞内容物的释放入血。横纹肌溶解症通常引起细胞内 K^+ 进入血液而导致高钾血症。但严重的低镁血症大多会伴发低钾血症，低钾血症也可导致横纹肌溶解，当血清钾浓度 < 2.0 mmol/L 时易发生横纹肌溶解综合征，肌肉症状的严重程度可能与血钾的降低程度有关。

本例患者发生低镁血症，有长期口服奥美拉唑服药史，诱因可能患者存在高原反应，缺氧增加胃肠道反应，影响食物消化吸收，而出现急性低镁、低钾血症，低钾又引起横纹肌溶解，该患者入院后予补镁、补钾、补液、碱化尿液等综合治疗，患者好转出院，出院随访未再出现低镁低钾血症。

（吴金措姆　于世林）

参考文献

［1］郭飘飘，崔越，张汝建，等 . 质子泵抑制剂与低镁血症关系的 Meta 析 [J]. 山东第一医科大学 (山东省医学科学院) 报 , 2022, 43(9): 674-681.

［2］质子泵抑制剂临床应用指导原则 (2020 年版)[J]. 中国实用乡村医生杂志，2021, 28(1): 1-9.

［3］HOORN E J, VAN DER HOEK J, DE MAN R A, et al. A case series of proton pump inhibitor-induced hypomagnesemia[J]. Am J Kidney Dis, 2010 , 56(1): 112-116.

第九章

肾脏内科

Chapter

9

慢性肾衰竭尿毒症期，肾性脑病，严重代谢性酸中毒

一、病历摘要

1. 基本情况

患者男性，30 岁，主因"恶心、呕吐 1 个月余，加重伴乏力、寒战 5 d"入院。患者 1 个月前无明显诱因反复出现恶心、呕吐，为进食后出现呕吐症状，未经特殊处理休息后缓解，呕吐为胃内容物，非喷射性、呕吐量不详，伴有尿量减少（具体尿量不详），反复出现鼻出血，压迫后可止血，每次出血量 3 ~ 5 mL，无头晕、头痛，偶有尿痛，无肉眼血尿，无尿频、尿急，无水肿，无胸闷、气促。5 d 前出现乏力、寒战，无发热，无胸闷、呼吸困难，无腹痛、腹泻，遂就诊于西藏自治区军区总医院，诊断为：①慢性肾衰竭（尿毒症期）；②高血压危象；③重度贫血。予以对症治疗（具体不详），因患者需行血液透析，为求进一步诊治就诊于拉萨市人民医院，急诊查血常规示：WBC 10.16×10^9/L、NE% 89.01%、RBC 1.36×10^{12}/L、HGB 38.2 g/L；脑利尿钠肽 298.10 pg/mL；尿素 113.9 mmol/L、Cr 3354.6 μmol/L、尿酸 671 μmol/L、K^+ 5.8 mmol/L；凝血指标：血浆 D-D 7.81 μg/mL、纤维蛋白原 4.52 g/L；血型 O 型 RH 阳性，心脏彩超：左室壁增厚，心包积液，结合病史、症状体征及辅助检查以"慢性肾功能不全（尿毒症期）"收住我科，患者自发病来精神差，食欲差，睡眠差，大便正常，小便量少。病史多为代述，患者自述不详，问诊不满意。

2. 既往史和个人史

"肾病""胃病"病史 10 余年（具体不详）。高血压病史 10 余年，平日血压未监测，不规律服用降压药（卡托普利，剂量不详），血压控制不详。10 余年前全身皮下散在大小不一活动性结节，结节压痛阴性，活动性可，未确诊结节性质。否认糖尿病、高血脂、冠心病、脑卒中病史，否认结核、肝炎等传染病史，否认外伤史、手术史，否认精神病史，否认过敏史，无输血史。预防接种史不详。出生于原籍，无疫区接触史，无烟酒嗜好，无粉尘、放射性物质接触史，否认冶游史。未婚未育。父母及家人均体健，

否认家族性遗传病史。

3. 体格检查

体温 36.6℃，脉搏 98 次 /min，呼吸 16 次 /min，血压 157/85 mmHg。重度贫血貌，推入病房，检查不配合，面色苍白，意识清楚，语言流利，慢性病容。全身皮下散在大小不一活动性结节，结节压痛阴性，活动性可。肺部未见明显阳性体征，心界不大，心率 98 次 /min，心律齐，各瓣膜听诊区可闻及 3/6 收缩期吹风样杂音，以二尖瓣听诊区为主，向腋下传导，闻及心包摩擦音。双肺呼吸音粗，双下肺可闻及湿啰音，腹部未见明显阳性体征。左侧小腿外侧见一凸起包块约 0.8 cm，质硬，活动性差，甲床苍白，压之无回血。肛门生殖器：肛门周围皮肤见多处白色疱疹。神经系统：右侧肌力正常，左侧上肢肌力 3 级，下肢肌力 2 级，生理反射存在，病理征未引出。

二、诊疗过程

入院后急查血常规：WBC 10.16×10^9/L，NE% 89.01%，LY% 7.42%，PLT 186×10^9/L，HGB 38.2 g/L，RBC 1.36×10^{12}/L；BNP 298.10 pg/mL，尿素 > 35.6 mmol/L，Cr > 3000 μmol/L，UA 671 μmol/L，Glu 7.21 mmol/L，K^+ 5.8 mmol/L；凝血功能：血浆 D-D 7.81 μg/mL、纤维蛋白原 4.52 g/L，余凝血功能未见明显异常。血型：O 型 RH 阳性；血气分析：PCO_2 29.5 mmHg，pH 7.36，PO_2 122 mmHg，标准碱剩余 –20.1 mmol/L，HCO_3^- 5.3 mmol/L。心脏彩超回示：左室壁增厚，心包积液。头颅 CT 示：右侧侧脑室旁片状低密度影，考虑梗死不除外。立即给予持续心电监护；输血、纠酸、补液等对症治疗；维持性血液透析；给予改善凝血、抑酸、降压、纠正酸碱平衡电解质紊乱，予颈内静脉临时管置管术，规律透析（图 9-1）。

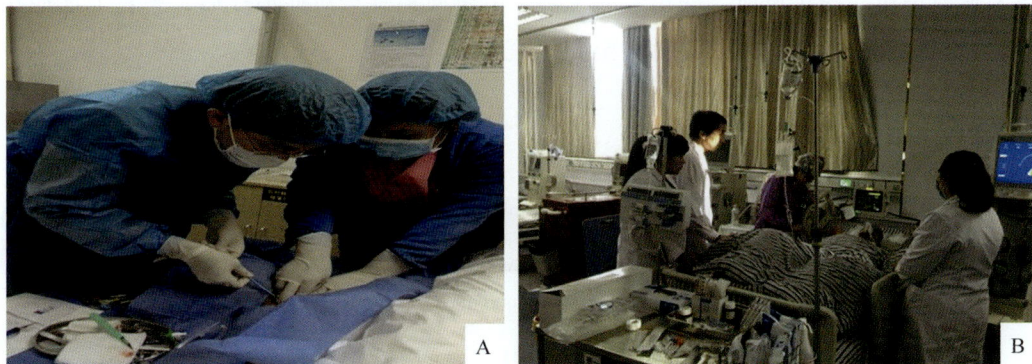

图 9-1　患者治疗过程

A：置入深静脉导管；B：血液透析。

由于患者存在尿毒症性心包炎，予无肝素抗凝透析方案。经过积极透析治疗的同时，给予纠正酸碱平衡紊乱及电解质失衡。患者内环境指标逐渐趋于正常，症状明显改善。复查血常规：HGB 90 g/L、WBC 4.78×10^9/L、PLT 102×10^9/L，尿素 8.53 mmol/L、Cr 463.396 μmol/L；血气分析：pH 7.39、HCO_3^- 20.5 mmol/L、PCO^2 34.3 mmHg、标准碱剩余 –3.6 mmol/L（图 9-2）。后患者转回原籍继续治疗。

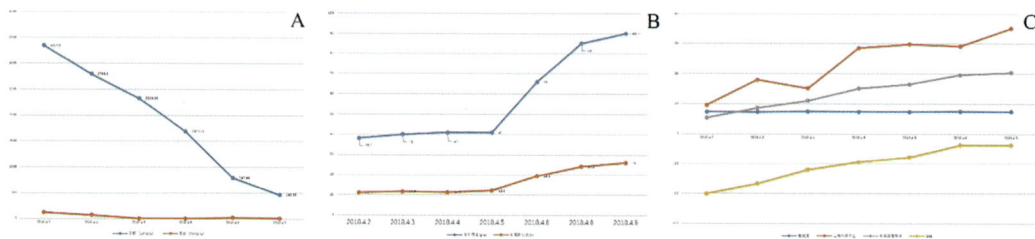

图 9-2　患者指标变化趋势图

A：肾功能变化情况（橙色尿素，蓝色 Cr）；B：患者 HGB 变化情况（橙色血细胞比容，蓝色 HGB）；C：血气分析变化情况（橙色 PCO_2，蓝色酸碱度，黄色标准碱剩余，灰色血浆碳酸氢盐）。

三、讨论总结

慢性肾衰竭进展至尿毒症期表现为厌食、恶心、呕吐、心包炎、周围神经病和中枢神经系统异常。尿毒症患者需接受肾脏替代治疗维持生命。该患者慢性肾衰竭、尿毒症诊断明确，由于入院前未行血液透析治疗，毒素蓄积严重，血 Cr 达 3354.6 μmol/L，尿素氮 113.9 mmol/L。并合并肾性脑病及尿毒症性心包炎等危及生命的并发症。同时出现重度贫血，严重的代谢性酸中毒，电解质紊乱。经限制蛋白摄入、限钠、控制血压、改善凝血后，根据 2024 版改善全球肾脏病预后组织指南，及时给予深静脉置管、紧急血液透析、纠正贫血、纠正酸碱平衡、电解质紊乱等对症治疗后，患者上述症状缓解，肾功能、贫血明显改善后转至当地医院继续治疗。

（曲珍吉姆　索朗德吉　刘　旭）

参考文献

［1］王松 .《KDIGO 慢性肾脏病评估与管理临床实践指南 (2024 版)》解读 [J]. 浙江医学 , 2024,46(16): 1681-1685, 1691.

［2］张莲 , 张娟 , 查冬青 , 等 .2024KDIGO 慢性肾脏病评估和管理指南要点解读 [J]. 内科急危重症杂志 , 2024, 30(4): 297-302.

第十章

神经内科

Chapter

10

新型冠状病毒感染合并特鲁索综合征 1 例

一、病历摘要

1. 基本情况

患者男性，58 岁，主因"突发口角右偏、左上肢无力 1 d"于 2022 年 10 月 12 日因"急性脑梗死"收住院。入院前 1 d（2022 年 10 月 11 日）20 点患者突发口角右偏，左侧口角流涎，饮水呛咳，伴左上肢无力，左手不能持物，伴咳嗽、咳痰，无视物模糊，就诊于拉萨市人民医院。患者病前于 2022 年 9 月 24 日因新型冠状病毒核酸阳性于方舱医院住院，其间感胸闷气促、呼吸困难，伴左下肢水肿，于 2022 年 10 月 4 日转入西藏自治区第二人民医院，行下肢静脉彩超提示：双下肢静脉血栓，双侧大隐静脉血栓，双侧大隐静脉小腿段曲张伴血栓，诊断为新型冠状病毒感染合并下肢静脉血栓，并给予吸氧、口服利伐沙班等治疗。2022 年 10 月 7 日患者核酸转阴出院。

2. 既往史和个人史

高血压病史 10 年，长期口服利血平治疗，平素血压波动于 118 ～ 200/80 ～ 100 mmHg。

3. 体格检查

体温 37.0℃，脉搏 99 次 /min，呼吸 21 次 /min，血压 141/111 mmHg。神经系统查体：意识清楚，高级皮质功能粗测正常，双瞳孔等大等圆，直径 3 mm，眼动充分，未见眼震，左侧鼻唇沟浅，伸舌左偏，左侧肢体肌力 5- 级，双侧巴宾斯基征阴性，美国国立卫生院卒中量表评分 3 分（面瘫、上下肢不能抬举维持相应时间），改良 Rankin 量表等级 2 级，洼田饮水试验 2 级。左下肢水肿。

4. 辅助检查

血常规：WBC 14.82×10^9/L，HGB 110 g/L，PLT 233×10^9/L；CRP 167.67 mg/L；凝血功能：血浆 D-D 27.65 mg/L，凝血酶原时间 14.3 s，纤维蛋白原 2.532 g/L；心肌酶谱正常；生化功能：血 Na^+ 131.2 mmol/L，肝功能、肾功能、血钾等未见明显异常；肿瘤标志物：CEA 994.39 ng/mL，CA19-9 188.36 U/mL，AFP 1.36 ng/mL，甲状

腺功能未见明显异常。心电图未见明显异常。胸部 CT：双肺支气管炎，伴感染。头部 CT：双侧半卵圆区缺血灶，轻度脑萎缩。头部 MRI+DWI+MRA：右侧额顶颞叶、放射冠区及小脑上蚓部散在急性脑梗死，MRA 未见明显异常，双侧上颌窦、筛窦炎（图 10-1）。

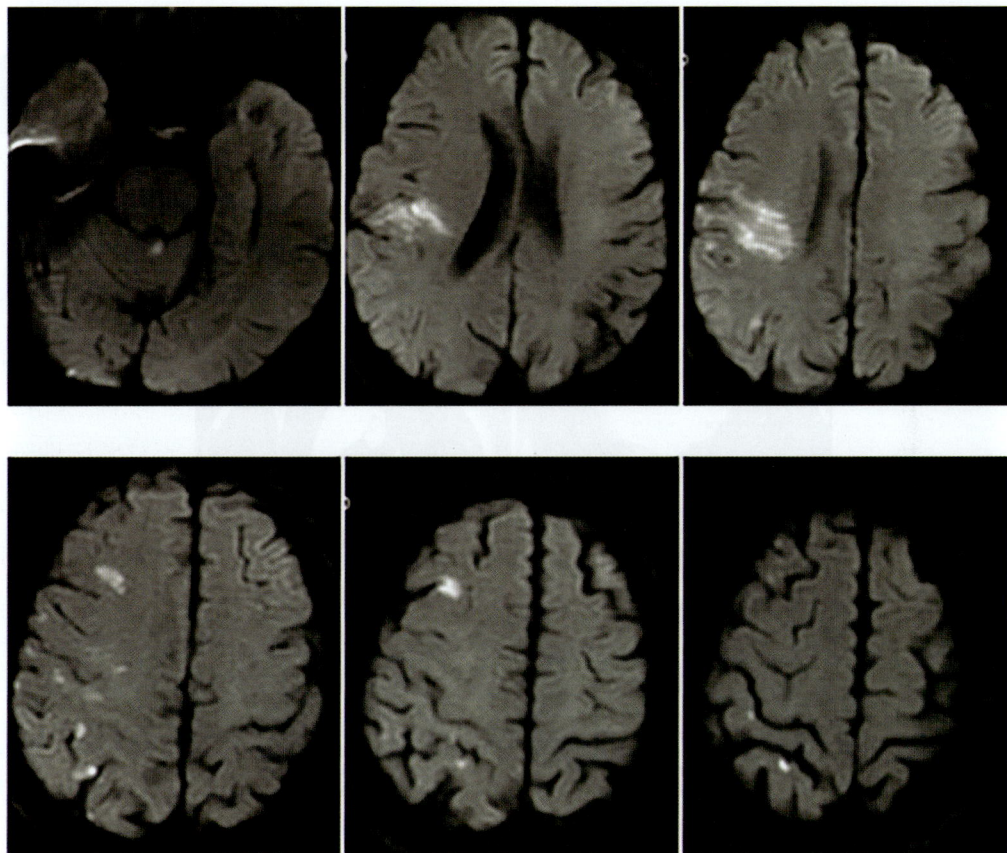

图 10-1　头部 MRI 提示散在多发脑梗死，位于多血管分布区域

二、诊疗经过

2022 年 10 月 14 日早晨患者突发胸前区疼痛不适，伴背痛，呕吐暗红色血液约 20 mL。查体：生命征正常，双肺呼吸音粗，剑突下压痛。急查肌酸激酶同工酶 12.04 ng/mL，肌钙蛋白 I 6.22 ng/mL，肌红蛋白 49.2 ng/mL，血气分析正常，凝血指标：D-D 36.36 mg/L，凝血酶原时间 12.5 s，纤维蛋白原 1.880 g/L。多次复查心电图未见动态改变，动态复查心肌标志物：肌酸激酶同工酶、肌钙蛋白 I 呈下降趋势，肌红蛋白升高（表 10-1），床旁心脏彩超提示：二尖瓣轻度反流，肺动脉高压，左室松弛

性下降。胸腹部增强 CT、肺 CTA 提示：双侧支气管炎，伴感染。双肺上叶前段、左肺下叶内前基底段及右肺下叶基底段分支小动脉条状充盈缺损，考虑肺栓塞可能。胃小弯局部增厚，肝内多发低密度影，肝胃间隙、腹腔干左旁淋巴结显示、部分增大，考虑肿瘤性病变，胃癌并肝转移、淋巴结转移可能大（T4bN2M1）（图 10-2）。

表 10-1 患者凝血及心损指标

时间	肌酸激酶同工酶（ng/mL）	肌钙蛋白 I（ng/mL）	肌红蛋白（ng/mL）	D-D（mg/L）	凝血酶原时间（s）	纤维蛋白原（g/L）
2022 年 10 月 11 日	< 2.5	< 0.01	< 30	27.65	14.3	2.532
2022 年 10 月 13 日	-	-	-	40.37	12.5	1.949
2022 年 10 月 14 日上午	12.04	6.22	49.2	36.36	12.5	1.880
2022 年 10 月 14 日下午	4.38	2.99	75	-	-	-

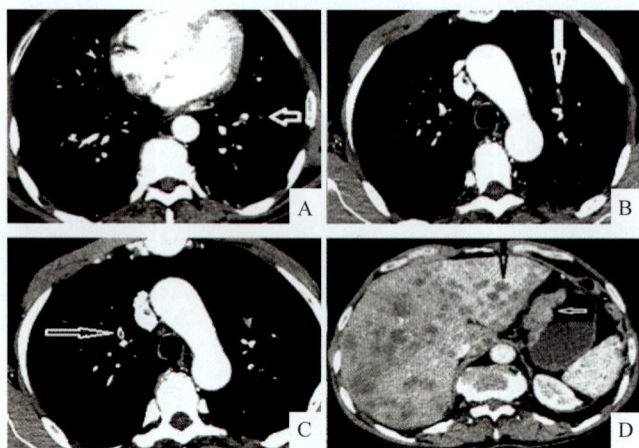

图 10-2　患者肺部、腹部 CT 图像

A、B、C：肺部多条分支小动脉条状充盈缺损，考虑肺栓塞；D：胃癌伴肝脏多发转移。

　　诊断为特鲁索综合征；急性脑梗死（右侧额颞顶叶、小脑上蚓部）；胃癌伴肝转移；肺栓塞；下肢静脉血栓形成；心肌损害；新型冠状病毒肺炎；高血压 3 级（很高危）。因患者存在消化道出血，有抗凝禁忌，停用利伐沙班，未给予低分子肝素抗凝。2022 年 10 月 14 日患者 2 次核酸复阳且 CT 值 < 35，转入新冠定点医院，1 周后随访，患者死亡。

三、讨论总结

　　本例患者老年男性，既往有高血压病史，无肿瘤、血栓等临床表现，感染新型冠状病毒后发现下肢静脉血栓，新型冠状病毒核酸转阴后又出现急性脑梗死、肺栓塞、心肌损害等广泛栓塞表现，同时发现消化道晚期肿瘤，提示新型冠状病毒肺炎感染导致的高凝状态和癌症导致的高凝状态可能互相影响、叠加，最终出现多脏器栓塞的结局。

1865 年特鲁索首次提出胃癌患者易发生静脉血栓形成，后将恶性肿瘤患者因凝血和纤溶机制异常而出现的所有临床表现统称为特鲁索综合征。特鲁索综合征主要表现为脑血管病、游走性血栓性静脉炎、肺栓塞，常见于胃肠道、肺、胰腺腺癌，机制主要与组织因子活化、促凝细胞因子释放有关，炎症因子诱导、癌黏蛋白与选择素黏附分子相互作用也参与血栓形成过程。本例患者以多动脉供血区脑梗死就诊于神经内科，查 D-D 水平升高，头 MRA 未见明显的动脉狭窄，即使无肿瘤病史，也应考虑特鲁索综合征可能，最初 D-D 水平升高考虑与下肢静脉血栓有关，但住院过程中出现 D-D 持续升高，并出现肺栓塞、心肌损伤，均支持特鲁索综合征的诊断。腹部 CT 提示胃癌并肝转移、淋巴结转移，至此特鲁索综合征诊断明确。

新型冠状病毒感染是本例患者广泛性血栓形成的另一危险因素。新型冠状病毒感染后，可引发免疫系统过度激活，形成"细胞因子风暴"，进而介导血管内皮细胞损伤、凝血与血小板激活，临床表现为不同程度的凝血功能障碍、血栓形成，实验室检查可发现 D-D、纤维蛋白原升高，活化部分凝血活酶时间、凝血酶原时间异常等。有研究显示凝血功能障碍是新型冠状病毒感染重症患者死亡的重要原因之一。

此外，低氧状态本身即为血栓形成的危险因素，在缺氧状态下，内皮细胞受损并被激活，并且伴随着黏附蛋白如 P 选择素的表达，活化的内皮细胞可以与多种细胞结合，进而启动凝血系统，触发局部血栓形成，同时促进高凝状态。本例患者既往无肺部基础疾病，但久居高原，新型冠状病毒感染期间有胸闷气促、呼吸困难，推测低氧状态在病情发展过程中也起到推动作用。

本例患者在新型冠状病毒感染后发生脑血管、肺、下肢静脉等多处血栓，在诊疗过程中发现胃癌伴转移，提示新型冠状病毒感染、胃癌两者可能具有一定协同作用，促进了多部位血栓的形成，使病情迅速恶化，导致患者死亡。

（李洪燕　米　珍　叶　红）

参考文献

［1］KIM A S, KHORANA A A, MCCRAE K R. Mechanisms and biomarkers of cancer-associated thrombosis [J]. Transl Res, 2020, 225: 33-53.

[2] KERAGALA C B, DRAXLER D F, MCQUILTEN Z K, et al. Haemostasis and innate immunity -a complementary relationship: a review of the intricate relationship between coagulation and complement pathways [J]. Br J Haematol, 2018, 180(6): 782-798.

[3] 徐亦鸣, 吕丹丹, 应可净. 2019 冠状病毒病 (COVID-19) 患者出凝血功能障碍的研究进展 [J]. 浙江大学学报（医学版）, 2020, 49(3): 340-346.

病例 2

吉兰 – 巴雷综合征

一、病历摘要

1. 基本情况

患者男性，汉族，45 岁。主因"咳嗽咳痰、腹泻 7 d，四肢无力 3 d"入院。7 d 前出现咳嗽、咳痰（为黄色黏痰），量少，自觉发热（具体体温不详）后开始出现腹泻，为水样便，5 ~ 6 次 /d，未行特殊治疗，腹泻症状逐渐好转。3 d 前逐渐出现四肢对称无力、便秘，不能独自行走，伴四肢麻木，逐渐加重，伴有呼吸困难，无言语不清、声音嘶哑、吞咽困难，无胸痛、大汗、皮肤潮红、手足肿胀，无发热、恶心、呕吐、头晕、头痛等不适，就诊于西藏军区总医院，完善头颅 MRI 未见异常，患者为进一步诊治来拉萨市人民医院急诊，以"下肢无力待查"收入院。患者自发病以来，精神状态较差，食欲食量较差，睡眠情况较差，体重减轻 1 kg。

2. 既往史和个人史

患者既往否认高血压、糖尿病、冠心病、肝病、肾病史，否认输血史，否认手术、外伤史，无金属植入史，无食物、药物过敏史，预防接种史不详。原籍出生，无外地久居史，无血吸虫病疫接触史，无地方病或传染病流行区居住史，无毒物、粉尘及放射性物质接触史，生活规律，无吸烟史，无饮酒史。

3. 体格检查

体温 36.3℃，脉搏 64 次 /min，呼吸 17 次 /min，血压 134/108 mmHg。意识清楚，吐字欠清，对答切题，高级认知功能粗测正常，双侧瞳孔等大等圆，直径 2.5 mm，直接间接对光反射灵敏，双眼球各方向运动充分，无眼震，无复视，双侧眼裂对称，无眼睑下垂，双侧角膜反射存在，双侧额纹对称，无鼻唇沟变浅，双侧鼓腮不漏气，悬雍垂位置居中，双侧咽反射对称存在，伸舌居中，舌肌无纤颤及萎缩，转颈有力，四肢肌张力减弱，双上肢肌力 2- 级，双下肢肌力 2 级，双侧肱二头肌反射、肱三头肌反射、桡骨膜反射（+），双侧膝反射、踝反射（+），双侧病理征未引出，面部针刺觉对称存在，四肢远端痛觉过敏，深感觉对称存在，双侧指鼻、轮替试验、跟膝胫试验不能配合，闭目难立征检查不能配合。脑膜刺激征阴性。

二、诊疗过程

入院后完善相关检查：血常规、生化、凝血功能、甲状腺功能、肿瘤标志物、尿便常规均未见明显异常。血气分析：PO_2 51.00 mmHg，PCO_2 25.80 mmHg，HGB 11.30 mmol/L，血氧饱和度 87.70%。胸部 CT（入院当天）：双肺散在慢性炎症。复查胸部 CT（间隔 1 周，对比 2024 年 5 月 4 日）：双肺散在炎症伴部分实变，双肺炎症较前增加、部分新发，建议治疗后复查。头部 MRI 平扫＋弥散成像未见异常。头 MRA 提示右侧大脑前动脉 A1 段阙如，其余颅内大动脉未见明显异常。鼻旁窦炎。腰椎穿刺（2024 年 5 月 10 日）：初压 130 mmH_2O，末压未测出，脑脊液生化：葡萄糖 2.93 mmol/L；脑脊液蛋白 689.60 mg/dL，脑脊液常规：WBC 13×10^6/L。脑脊液脱落细胞血检查：涂片 2 张，镜下背景见极少许淋巴细胞及红细胞。外送（血清）周围神经病 24 项：抗 GD1a 抗体 IgG（＋）；抗 GD1a 抗体 IgG（＋）。副肿瘤综合征 14 项（血清＋脑脊液）均阴性。初步诊断：①全身无力原因待查，吉兰 - 巴雷综合征？②肺部感染？经验性予以丙种球蛋白按照 0.4 g/（kg·d）治疗 5 d，并予以鼻饲营养支持治疗。患者病情稳定后行腰椎穿刺脑脊液化验，提示存在蛋白 - 细胞分离，周围神经病 24 项中存在抗 GD1a 抗体 IgG（＋）；抗 GD1a 抗体 IgG（＋），支持吉兰 - 巴雷综合征。患者对丙种球蛋白治疗反应良好，达到临床治愈标准后出院回内地医院继续康复。

三、讨论总结

免疫介导的急性多发性神经病被归类为吉兰 - 巴雷综合征。吉兰 - 巴雷综合征是急性获得性肌无力的最常见原因，常由先前的感染引发。吉兰 - 巴雷综合征有时可能并发呼吸衰竭或自主神经功能障碍。大多数患者在吉兰 - 巴雷综合征发生前 4 周有前驱感染或其他事件。上呼吸道感染和胃肠炎是最常见的感染，空肠弯曲菌胃肠炎是吉兰 - 巴雷综合征最常见的诱因。该患者在出现四肢无力前有上呼吸道感染史及腹泻病史，存在前驱诱因。

吉兰 - 巴雷综合征的典型临床特征是进行性对称性肌无力以及深腱反射减弱或消失。患者还可能有感觉症状和自主神经功能障碍。症状通常进展 2 周，到症状出现后 4 周时 90% 以上吉兰 - 巴雷综合征病情达到高峰。80% 患者通常有手足感觉异常，但检查时感觉异常通常较轻。神经炎症引起的疼痛也可为起病特征，通常位于背部及四肢，所有吉兰 - 巴雷综合征类型患者中有 2/3 报告在急性期出现这种疼痛。该患者前驱感染后出现进行性对称性肌无力，深腱反射减弱、自主神经功能障碍（便秘），无手套样袜套样感觉异常、发热表现，但患者入院查体存在四肢远端痛觉过敏，考虑存在神经炎症引起的急性疼痛。

吉兰 - 巴雷综合征患者的脑脊液发现是蛋白细胞分离，包括脑脊液蛋白升高（一般为 0.45 ~ 2.0 g/L）、WBC 正常（一般 < 5×10^6/L，但可能升至最高 50×10^6/L）。该患者发病后 10 d 腰椎穿刺脑脊液化验，提示脑脊液蛋白 0.69 g/L，脑脊液 WBC 13×10^6/L，存在蛋白 - 细胞分离现象，支持该诊断。

吉兰 - 巴雷综合征是一种异质性综合征，可通过独特的临床和病理特征确定其变异性。急性炎症性脱髓鞘性多发性神经病是吉兰 - 巴雷综合征最常见的形式。常见变异型包括急性运动轴索性神经病、急性运动感觉轴索性神经病、米勒 - 费希尔综合征和 Bickerstaff 脑干脑炎。

需要补充说明的是，该患者外周血自身免疫性周围神经病 24 项中存在抗 GD1a 抗体 IgG（＋）及抗 GD1a 抗体 IgG（＋），提示患者存在周围神经损害，其中，抗 GD1a 抗体 IgG（＋）可见于急性运动轴索性神经病，但吉兰 - 巴雷综合征的诊断主要基于临床病史和查体，以及辅助检查如腰椎穿刺和电生理检查的支持，抗体血清水平的诊断价值有限。对于该患者，外周血抗体水平检测是在入院后当天腰椎穿刺脑脊液化验之前完成，一方面是基于患者入院时已经存在呼吸困难，血气分析提示存在 PO_2 降低、血氧饱和度下降情况，病情危重，家属拒绝进入重症病房进一步救治，也拒绝立即进行腰椎穿刺检查，要求在我科积极治疗，因此，根据患者前驱感染史、病史和查体，在初步考虑患者吉兰 - 巴雷综合征前提下，先给予抽血周围神经病相关抗体送检，同时开始丙种球蛋白治疗，之后患者病情逐渐好转，得到家属理解后同意腰椎穿刺，腰椎穿刺结果也进一步验证了对于诊断治疗的判断。

此次诊疗的欠缺之处是缺少电生理支持，电生理检查对于诊断、评估病情及预后将有很大帮助，因患者为从内地来拉萨旅游人员，家属要求病情稳定后联系当地医院进一步康复评估，未在拉萨市人民医院进行相关检查。

（索朗德吉　米　珍　侯　月）

参考文献

[1] SHAHRIZAILA N, LEHMANN H C, KUWABARA S. Guillain-Barré syndrome[J]. Lancet, 2021, 397: 1214.

[2] LEONHARD S E, VAN DER EIJK A A, ANDERSEN H, et al. An international perspective on preceding infections in Guillain-Barré syndrome: the IGOS-1000 cohort[J]. Neurology, 2022, 99: e1299.

[3] HAO Y, WANG W, JACOBS B C, et al. Antecedent infections in Guillain-Barré syndrome: a single-center, prospective study[J]. Ann Clin Transl Neurol, 2019, 6: 2510.

病例 3

外伤后继发颞叶癫痫

一、病历摘要

1. 基本情况

患者男性，藏族，55 岁，主因"发作性愣神 12 年"入院。患者 12 年前无明显诱因突然出现愣神、咂嘴、双手捻搓，持续 2～3 min，症状可自行缓解，发作期间呼之不应，不语，缓解后不能回忆发病过程，无其他不适，当时未引起重视，未予以特殊处理。后上述症状反复发作，平均每月发作 1 次。6 年前患者无明显诱因出现发作性意识丧失、四肢强直抽搐，表现为双上肢屈曲，双下肢伸直，伴有流涎，有时双眼上翻，有时闭目，偶有自言自语，持续 2～3 min，症状可自行缓解，事后不能回忆发病过程，偶有摔伤，无发热，无舌咬伤、大小便失禁，无呕吐、视物模糊，无四肢无力等，间断服用藏药治疗后症状未见好转。2 个月前症状加重，发作频繁，每日发作 1～2 次，每次发作持续 3～4 min，遂来拉萨市人民医院就诊，门诊以"癫痫"收入我科。

2. 既往史和个人史

15 年前因"骑摩托车"摔伤左侧颞部，当时就诊于西藏自治区第二人民医院，建议行手术治疗，但患者及家属要求保守治疗，当时出现命名性失语，症状持续 1 个月，服用藏药后好转。吸烟史 10 余年，1 包 /d，已戒烟 4 年。无饮酒史。否认癫痫家族史及其他家族遗传病史。

3. 体格检查

生命体征平稳，头颅外形、大小正常，肢体发育正常，皮肤未见咖啡牛奶斑或异常色素沉着。意识清晰，言语流利，理解力、定向力、判断力、计算力等高级认知功能大致正常，双眼动充分，无眼震，双瞳孔等大等圆光反应灵敏，双侧额纹、鼻唇沟对称，伸舌居中，右侧躯体浅感觉较对侧减退。颈软，指鼻试验、轮替试验（－），右下肢肌力 5- 级，余肢体肌力大致正常，肌张力正常，生理反射存在，病理反射未引出。脑膜刺激征阴性。

二、诊疗过程

入院后完善血常规、尿常规、肝肾功能、血糖未见异常。血同型半胱氨酸 31.26 μmol/L；促甲状腺激素 6.95 μU/mL。颈部血管彩超、心脏彩超均未见异常。头颅 MRI（图 10-3）提示左侧额颞叶软化灶形成伴周围胶质增生，合并局限性萎缩，双侧海马未见明显异常，左侧侧脑室颞角扩大。16 h 视频脑电图（图 10-4）提示背景节律减慢，调节调幅差，θ 波增多，睡眠期右侧颞区大量尖波。诊断为继发性颞叶癫痫（外伤后），局灶性发作伴知觉障碍，自动症，局灶性发作继发双侧强直阵挛发作。入院后给予卡马西平片 0.1 g bid 口服，逐渐加量至 0.2 g tid 口服抗癫痫发作后，患者未再出现发作性愣神。

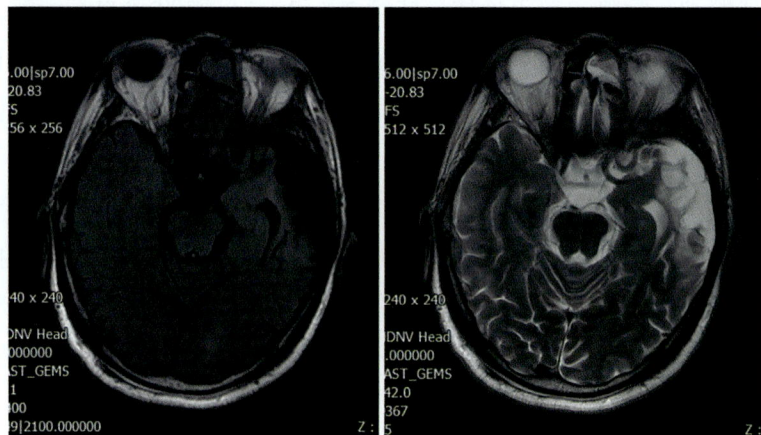

图 10-3 头颅 MRI 影像（箭头为左颞软化灶）。

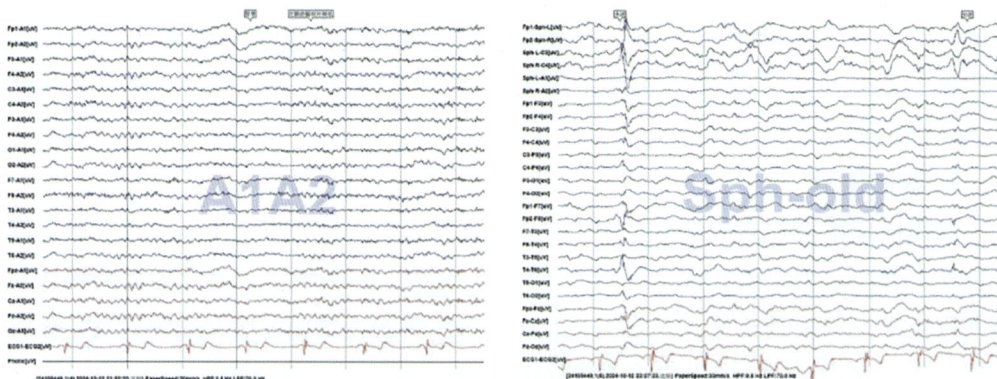

图 10-4 脑电图结果

背景节律减慢，调节、调幅差；睡眠期右侧颞区可见大量中幅尖波散发。

三、讨论总结

该患者为中年男性，病程 12 年，发病前 3 年有左侧头部外伤史，临床表现为反复发作愣神、咂嘴、双手自动症，未规范诊治，之后因症状加重出现全面强直阵挛发作就诊，每次发作持续 1 ~ 3 min，事后均不能回忆发作过程。对于以发作性事件就诊的患者，首先需要明确发作事件是癫痫性发作还是非癫痫性发作，该患者发作具有短暂性、重复性、刻板性的基本特征，未正规治疗，随着发作负荷增加出现了全面强直阵挛发作，结合头 MRI 存在的结构异常及间期脑电图异常放电，符合"癫痫"诊断，发作类型考虑为"局灶性起源伴知觉障碍，自动症，局灶性发作继发双侧强直阵挛发作"，病因考虑为头外伤所致的结构性病因，目前尚未发现患者有共病焦虑抑郁或认知功能障碍，但因患者颅内病损区域为左侧额颞叶，需要向家属及患者本人告知有共病情绪障碍或认知功能障碍风险，需要动态观察，治疗上给予卡马西平抗发作治疗，没有出现皮疹等不良反应，服药后发作控制良好。

癫痫是一种以具有持久性的致病倾向为特征的脑部疾病。其不是单一的疾病实体，而是一种有着不同病因基础、临床表现各异但以反复癫痫发作为共同特征的慢性脑部疾病状态。根据《临床诊疗指南癫痫病分册（2023）》建议，临床上常根据患者年龄、病史、发作类型、发作特点、影像、脑电图等确定发作性事件是否为癫痫发作、癫痫发作的类型、癫痫及癫痫综合征的类型、确定病因、确定残障和共病，选择合适的抗发作药物。

（闵赵军　米　珍　侯　月）

参考文献

[1] 中国抗癫痫协会. 临床诊疗指南：癫痫病分册 [M]. 北京：人民卫生出版社，2023.

[2] FISHER R, ACEVEDO C, ARZIMANOGLOU A, et al. A practical clinical definition of epilepsy[J]. Epilepsia, 2014, 55(4): 475-482.

[3] FISHER R, CROSS J H, FRENCH J A, et al. Operational classification of seizure types by the international league against epilepsy: position paper of the ILAE Commission for classification and terminology[J]. Epilepsia, 2017, 58(4): 522-530.

第十一章

肿瘤科

Chapter

11

病例 1

晚期间变性淋巴瘤激酶（＋）非鳞非小细胞肺癌 1 例

一、病历摘要

1. 基本情况

患者女性，67 岁，农民，林周县人，因"活动后胸痛 7 d"入院。患者 7 d 前患者无明显诱因出现胸痛，活动后加重，偶有咳嗽、咳白色黏液痰，无发热、痰中带血、咯血、消瘦等不适，当地医院就诊完善胸部平扫提示肺占位性病变，遂至拉萨市人民医院急诊完善胸部增强 CT 提示：右肺下叶片团状影，考虑肺癌可能。纵隔淋巴结增多、增大，部分融合，多系转移瘤，为行进一步诊疗入院。患者自患病以来意识清楚、精神、食欲可，二便正常，体重无明显下降。

2. 既往史和个人史

7 年前诊断高血压，最高 200/100 mmHg；间断口服降压药治疗，未监测血压（具体不详）；否认糖尿病、冠心病、慢性阻塞性肺病病史；否认结核、肝炎等传染病史，否认外伤史，否认手术史，否认精神病史，否认过敏史，无输血史。个人史：自诉家中长期点藏香生活史；否认吸烟史和被动吸烟史，以及肺癌高危职业暴露史（包括石棉、硅、镍、煤烟等）；否认肺癌家族史。

3. 体格检查

体温 36.3℃，脉搏 83 次 /min，呼吸 20 次 /min，血压 142/79 mmHg，血氧饱和度 93%（未吸氧），体重指数 19.5 kg/m²，意识清，精神可，营养状态可；无杵状指，浅表淋巴结未触及肿大，胸廓对称无畸形，肋间隙正常，双肺呼吸音稍低，未闻及明显干湿性啰音，腹部平坦，腹式呼吸存在，无腹壁静脉曲张，未见肠型及蠕动波，腹软，全腹无压痛、反跳痛及肌紧张，未触及包块。肝脾肋下未触及，墨菲征阴性。腹部叩诊呈鼓音。肝上界位于右锁骨中线第 5 肋，肝区无叩痛。移动性浊音阴性。双下肢无水肿。

二、诊疗过程

1. 入院后完善相关检查

WBC 19.15×10^9/L，中性粒细胞 16.65×10^9/L，HGB 108 g/L，PLT 194×10^9/L，CRP 70.03 mg/L，PCT 0.27 ng/mL；肿瘤标志物：CEA 822.48 ng/mL，鳞状细胞癌抗原 0.6 ng/mL，细胞角蛋白 19 片段 21.52 ng/mL；CA125 ＞ 1000.0 U/mL；AFP 0.99 ng/mL；CA19-9 ＞ 1200.00 U/mL；血气分析提示：Ⅰ 型呼吸衰竭；凝血常规、肝肾功能、心肌三合一、脑利尿钠肽、大小便常规、心电图均未见明显异常；胸、腹部增强 CT：右肺下叶片团状影，考虑肺癌可能。纵隔淋巴结增多、增大，部分融合，多系转移；扫及肝脏散在结节，转移可能（图 11-1）。头颅 MRI：未见明显占位性病变；排除纤维支气管镜相关禁忌后于 2023 年 11 月 29 日行局部麻醉下纤支镜活检＋肺泡灌洗＋细胞刷检检查，肺泡灌洗液培养提示铜绿假单胞菌；根据药敏提示给以哌拉西林钠他唑巴坦钠抗感染，纤支镜病理活检及细胞刷检未见明显肿瘤细胞；再次与患者家属沟通后于 2023 年 12 月 5 日局部麻醉下行肝穿刺活检，活检提示肝脏组织内可见腺癌，免疫组织化学结果：CK7（＋），NapsinA（＋），TTF-1（灶＋），Ki67（index5%），SYN（－），AFP（－），p53（1+，5%），CDX-2（－），GPC-3（－），HepPar1（－），符合肺腺癌肝转移。同时外送肺癌相关基因检测结果回示：ALK（＋），EGFR、ROS-1、BRAK、MET、KRAS、RET、HER-2、NTRK、PIK3CA、TP53 均阴性；因患者住院期间活动耐量下降，血常规提示白细胞进行性升高（考虑肿瘤引起类白反应），需尽快治疗原发疾病，病情进行性加重，结合肺腺癌 EGFR 敏感突变率高（在黄色人种中超过半数肺腺癌患者存在 EGFR 敏感突变），给予 EGFR 敏感突变靶向治疗：奥希替尼 80 mg qd，待外送基因检测结果回示后根据结果调整治疗方案，基因检测回示 ALK 阳性，结合患者病情，建议使用阿来替尼靶向治疗，因西藏自治区内无阿美替尼及患者经济原因，与患者家属沟通后决定使用克唑替尼 250 mg q12h 口服靶向治疗后要求自动出院（已告知患者靶向治疗可能出现腹泻、肝肾功能损害、蛋白尿、高血压等相关风险）。出院 1 周后随访患者已故。

2. 诊断

右肺下叶腺癌伴肝转移［cT4N3M1c Ⅳ B 期 ALK（＋）］；铜绿假单胞菌肺炎；Ⅰ 型呼吸衰竭；低蛋白血症；高血压 3 级（高危）。

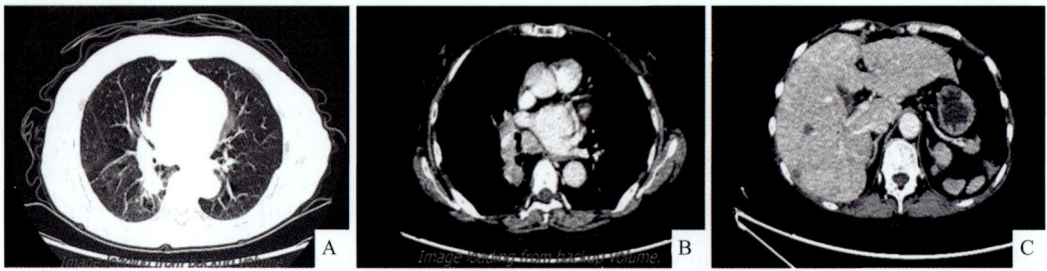

图 11-1　胸、腹部增强 CT

A：肺窗病灶；B：纵隔窗病灶；C：肝脏病灶。

三、讨论总结

　　该病例为我科在援藏医生指导下经肝穿刺活检确诊的首例 ALK（＋）晚期非鳞非小细胞肺癌患者，该患者的诊疗已成为我科行肺癌精准化治疗的标志性事件；晚期肺癌化疗、免疫等治疗效果差，针对敏感基因突变的靶向治疗具有较好的效果，ALK 基因突变常被誉为"钻石突变"，在肺癌靶向治疗中享有重要地位，根据既往文献报道，ALK 阳性率占肺腺癌已知靶点变异率的 7%，在肺癌诊疗过程中，ALK 突变作为少见靶点的先锋，与 EGFR 共同开辟肺癌的精准化治疗道路，有力推动肺癌成为精准肿瘤学时代的"模范"瘤种；通过援藏医生的指导，拉萨市人民医院肿瘤医生了解了肺癌规范程序，掌握了肺癌靶向药物治疗的适应证、禁忌证及不良反应的全程管理，规范了肺癌的诊疗过程；该患者预后差与发现晚、诊断时间长、基因结果等待时间长等因素相关，提醒临床医生对于肿瘤患者需早发现、早诊断、早治疗。

（李春杰　仁　龙　次　央　刘　赞）

病例 2

程序性死亡受体 1 抑制剂导致多系统受累

一、病历摘要

1. 基本情况

患者男性，61 岁。主因"发现肝癌 3 个月，恶心、呕吐伴肌肉酸痛 3 d"入院。3 个月前患者无明显诱因出现乏力、纳差，偶有恶心、厌油，遂至西藏自治区人民医院就诊完善腹部增强 CT 提示肝癌，胃小弯、腹膜后淋巴结转移，肺内转移。后就诊于四川省华西医院，完善胸腹部增强 CT 后明确诊断为原发性肝癌伴肝内多发转移，门脉左支、肝左及肝中静脉受累，腹腔、腹膜后多发淋巴结转移，双肺转移瘤。予以甲地孕酮片改善食欲，中药抗肿瘤治疗，并于 6 d 前予以卡瑞利珠单抗 1600 mg 联合贝伐珠单抗注射液 600 mg 免疫治疗；3 d 前患者出现乏力、纳差、恶心、呕吐，伴四肢皮肤瘙痒、双下肢肌肉酸痛、尿量减少，无发热、咳嗽、咳痰、畏寒等，自行购买螺内酯及氢氯噻嗪利尿治疗未见好转。现患者为求进一步诊治就诊于拉萨市人民医院肿瘤科，门诊以"肝恶性肿瘤"收入院。

2. 既往史和个人史

10 余年前当地医院体检发现高血压（具体不详），未规律口服降压药治疗，未监测血压；否认糖尿病史、高血脂、冠心病、脑卒中等病史，预防接种史不详，否认结核、肝炎等传染病史，否认外伤史，否认手术史，否认精神病史，否认过敏史，无输血史。出生于原籍，长期居住于原籍，职业居民，无疫区接触史，吸烟 40 余年，平均 30 支 /d，未戒烟。饮酒 30 余年，乙醇折合率 > 40 g/d，未戒酒。无粉尘、放射性物质接触史；否认冶游史。已婚已育，配偶及子女均体健，否认家族中有类似疾病、否认家族性遗传病史。

3. 体格检查

患者生命体征平稳，一般情况差，嗜睡，计算力下降，扑翼样震颤阳性，慢性病容，皮肤、巩膜轻度黄染，双侧四肢近端皮肤散在红色斑片，胸部呼吸运动右侧减弱，右侧语颤增强。无胸膜摩擦感，双肺叩诊清音，右肺呼吸音低，腹部膨隆，腹软，左上腹压痛阳性、无反跳痛及肌紧张，移动性浊音（-+），双下肢无水肿。

二、诊疗过程

1. 入院后完善相关检查

血常规：WBC 10.52×10^9/L，中性粒细胞 8.96×10^9/L，NE% 85.1%，HGB 178 g/L，PLT 235×10^9/L，CRP 114.99 mg/L；血凝指标：凝血酶原时间 20.8 s，活化部分凝血酶原时间 42.4 s，凝血酶原百分比 45%，血浆 D-D 18.03 mg/L；生化指标：Cr 513.86 μmol/L，尿素 39.38 mmol/L，尿酸 952.99 μmol/L，AST > 800 U/L，ALT > 1000.00 U/L，ALB 37.61 g/L，TBIL 29.94 μmol/L，DBIL 17.88 μmol/L，肌酸激酶同工酶 40.01 U/L，谷氨酰转肽酶 284.15 U/L，乳酸脱氢酶 1117.69 U/L，碱性磷酸酶 187.73 U/L；电解质：K^+ 6.65 mmol/L，Ca^{2+} 2.64 mmol/L；肿瘤标志物：AFP 1778.26 ng/mL，CA19-9 39.18 U/mL，CEA13.12 ng/mL，鳞状细胞癌抗原 2.4 ng/mL，细胞角蛋白 19 片段 87.26 ng/mL；血氨 257 μg/dL；PCT 1.1 ng/mL；血气分析：pH 7.29，PCO_2 23.9 mmHg，PO_2 57 mmHg，标准碱剩余 -15 mmol/L；心肌酶谱：肌红蛋白 246.76 ng/mL，肌酸激酶同工酶 1.91 ng/mL，肌钙蛋白 0.06 ng/mL；脑利尿钠肽 391 pg/mL。胸腹部 CT：双肺多发转移瘤，部分病灶与胸膜关系密切，不除外累及双侧胸膜。双肺上叶局限性肺气肿。右肺炎症。右侧胸腔积液。心包少量积液。主动脉弓及左冠前降支局部管壁钙化。纵隔肿大淋巴结。右侧心膈角区淋巴结显示。心脏彩超：左室松弛性下降。心电图提示窦性心动过速；q Ⅲ 及 T Ⅲ 改变，低电压。

2. 治疗过程

结合患者 6 d 前有程序性死亡受体 1 药物使用史及辅助检查提示多脏器、多系统累及，其诊断考虑免疫性肾炎、免疫性肝炎及免疫性肌炎可能，请 ICU 会诊给予高级生命支持，并启动多学科会诊，与患者及家属充分沟通后拒绝行连续性肾脏替代治疗，遵援藏医生意见予以甲泼尼龙 80 mg 静脉滴注 qd 冲击、补液、降钾、抗感染等对症支持治疗 3 d 后复查 Cr、尿素较前明显下降、血钾降至正常、小便量较前明显增加，考虑治疗有效，拟减少激素剂量，但患者呈嗜睡状，故未予以口服激素，予以甲泼尼龙剂量为 60 mg 静脉滴注 qd，继续给予输血浆、抗感染、补液、止痛等对症治疗，其间患者意识逐渐呈深昏迷状（GCS 5 分），且肺部听诊痰鸣音明显，予以拍背、吸痰等加强痰液引流对症治疗后患者家属拒绝治疗，自动出院。

3. 治疗后复查

血常规：WBC 10.3×10^9/L，NE 8.91×10^9/L，HGB 170 g/L，PLT 109×10^9/L，

CRP 25.5 mg/L；生化指标：AST 451.72 U/L，ALT 660.17 U/L，ALB 32.65 g/L，TBIL 143.27 μmol/L，DBIL 102.51 μmol/L，Cr 158.01 μmol/L，尿素 35.9 mmol/L，尿酸 709.97 μmol/L，乳酸 5.56 mg/dL；电解质：K^+ 5.03 mmol/L，血氨 220 μg/dL；PCT 0.27 ng/mL；凝血常规：凝血酶原时间 24.2 s，活化部分凝血酶原时间 40.4 s，凝血酶原百分比活动度 36%、血浆 D-D 17.99 mg/L；脑利尿钠肽 376 pg/mL；心肌标志物：肌红蛋白 382.85 ng/mL。

三、讨论总结

该患者为我科成立以来经援藏医生诊断的第 1 例免疫性肾炎、免疫性肝炎及免疫性肌炎患者，该患者入院后请示援藏医生后立即启动多学科会诊，并及时给予激素冲击治疗，治疗期间肾功能较前好转，但肝功能未见好转，考虑与患者一般情况差，且未及时就诊，耽误最佳治疗时间相关。

免疫检查点抑制剂（immune checkpoint inhibitor，ICI）相关肝毒性主要表现为 ALT 和 / 或 AST 升高，伴或不伴有胆红素升高。可发生于首次使用 ICI 后任意时间，最常出现在首次用药后 8 ~ 12 周。在接受 ICI 治疗的肝细胞癌患者与其他实体肿瘤相比，ALT/AST 升高的发生率较高，但归因于 ICI 相关的肝毒性比例相似。在国人程序性死亡受体 1 抑制剂单药（卡瑞利珠单抗、替雷丽珠单抗和帕博利珠单抗等）治疗晚期肝细胞肝癌的临床研究中，肝毒性发生率为 1.3% ~ 22.0%。在 ALT/AST 恢复至基础水平且每日使用糖皮质激素已经减至泼尼松 ≤ 10 mg 时，可以重启 ICI 治疗，出现严重或危及生命的 G4 肝炎，永不考虑重启 ICI 治疗。

在接受 ICI 治疗的患者中，急性肾损伤的发病率约为 17%（血清 Cr 增加 > 1.5 倍 ULN），DAN 与 ICI 治疗直接相关的急性肾损伤发病率为 2.2% ~ 5.0%，肾毒性发生的中位数 3.5 个月。当发生严重的肾功能不全时应停用 ICI 并考虑给予系统性糖皮质激素治疗。对于缓解的 G3 肾脏毒性，如有临床指征，至少在停用 ICI 治疗 2 个月后，可以考虑重启，出现重度蛋白尿，永不考虑重启 ICI 治疗。

ICI 引起的肌炎较为少见，但严重情况下会危及生命，程序性死亡受体 1/ 程序性死亡受体配体 1 单抗较细胞毒性 T 淋巴细胞相关抗原 4 更多见，患者可表现为无力，自近端肢体开始，站立、上臂抬举、活动受限，严重时可有肌痛。肌炎可有爆发性坏死情况，包括横纹肌溶解累及心肌而危及生命，需紧急救治。G1 心肌炎在症状消退后，可以重启 ICI 治疗，出现 G2 ~ 4 心肌炎，永不考虑重启 ICI 治疗。

经援藏医生系统诊治该患者，我科医生对于免疫抑制剂相关的肝毒性、肾毒性及肌毒性的诊断、治疗、何时再次启用免疫治疗等的全程管理有了进一步了解，对于免疫药物的应用更加规范。

（次　央　仁　龙　李存兰　刘　赞）

参考文献

［1］FU J, L1 W Z, MCGRATH NA, et al. Immune checkpoint inhibitor associated hepatotoxicity in primar liver cancer versus other caners：asystematic review and meta-nanlysis[J]. Front Oncol, 2021, 11: 650292.

［2］SEETHAPATHY H, ZHAO S, CHUTE D F, et al. The incidence, causes, and risk fsctors of acute kidney injury in patients receiving immune checkpoint inhibitors[J]. Clin J Am Soc Nephrol, 2019, 14(12): 1692-1700.

［3］QIN S K, CHEN Z D, EANG W J, et al. Pembrolizumab plus best supportiv care versus placebo plus best supportive care as second-line therapy in patients in Asis with adcanced hepatocellular caecinoma: phase 3KEYNOTE-394 study[J]. J Clin Oncol, 2022, 40(4stuppl): 383.

原发性肝癌（中国肝癌临床Ⅲ b 期）

一、病历摘要

1. 基本情况

患者女性，26 岁。因"11 个月无明显诱因出现上腹部持续性隐痛（以剑突下及右上腹部为主）"入院。患者就诊于外院完善胃镜：胃体黏膜下隆起性质待查，未取活检，慢性萎缩性胃炎伴胆汁反流，未见腹部 CT 报告，建议上级医院就诊。故 2023 年 8 月完善全腹部 CT 示：肝左叶、肝胃韧带、肝十二指肠韧带、脾胃韧带、肝门部、门腔间隙、腹膜后腹主动脉旁见多发稍低密度结节和肿块影。肝脏病理活检：形态示肿瘤浸润；免疫组织化学：CK8/18（+），支持为肝细胞癌浸润，评估手术效果差，于 2023 年 8 月 7 日开始予以靶向治疗，具体方案为甲磺酸仑伐替尼胶囊 8 mg qd 口服。

2. 既往史和个人史

2018 年于外院诊断乙肝；未予以抗病毒治疗，2023 年 9 月 14 日于拉萨市人民医院给予口服恩替卡韦抗病毒至今；2021 年于日喀则市人民医院行腹腔镜下阑尾切除术。余无特殊；否认高血压、糖尿病、高血脂、冠心病、脑卒中、传染病、外伤、精神病病史，否认过敏史、输血史；无吸烟饮酒嗜好。患者已婚已育，家人健康，否认家族遗传病史。

3. 体格检查

体温 36.3℃，脉搏 109 次 /min，呼吸 20 次 /min，血压 116/97 mmHg，血氧饱和度 92%。一般情况尚可，意识清，精神可，表情自如，自主体位，步态正常，语言流利，检查配合，口唇无发绀，颈软，颈静脉未见充盈、怒张，气管居中，甲状腺无肿大，颈动脉未见异常搏动，未闻及血管杂音，肝颈静脉回流征阴性，胸廓对称无畸形，肋间隙正常，胸骨无压痛，双侧呼吸运动对称，双侧触觉语颤传导正常，语音传导正常，无胸膜摩擦感，双肺叩诊清音，双肺呼吸音清，双肺未闻及干湿性啰音及胸膜摩擦音；心界不大，心率 109 次 /min，心律齐，各瓣膜听诊区未闻及病理性杂音；腹部平坦，腹软，剑突下及右上腹压痛，无反跳痛及肌紧张，未触及包块，肝左肋下触及，脾肋下未触及，墨菲征阴性，腹部叩诊呈鼓音，肝上界位于右锁骨中线第 5 肋间，肝区无叩痛，脾浊音区正常，移动性浊音阴性，肠鸣音 4 次 /min；双下肢无水肿。

二、诊疗过程

1. 入院前检查

全腹部增强 CT：原发性肝癌，肝左叶、肝胃韧带、肝十二指肠韧带、脾胃韧带、肝门部、门腔间隙、腹膜后腹主动脉旁见多发稍低密度结节、肿块影（图 11-2）。进一步肝穿刺活检病理提示：形态示肿瘤浸润；免疫组织化学：CK8/18(＋)、Hep-par-1（＋）、ARG-1（＋）、PAX8（－）、WT-1（－）、EMA（+/-）、Inhibin-a（－）、CgA（－）、Syn（－）、DOG-1（－）、A103（－）、HMB45（－）；支持为肝细胞癌浸润。

2. 入院后完善相关检查

血常规：WBC 4.69×10^9/L，NE% 61.6%，HGB 135 g/L，PLT 304×10^9/L；血型：B 型，Rh 血型阳性（＋）；肝功能：ALT 140.82 U/L，AST 163.21 U/L，ALB 36.34 g/L，TBIL 9.88 μmol/L，DBIL 4.09 μmol/L；肿瘤标志物：CEA 0.81 ng/mL，AFP 2.46 ng/mL，CA19-9 2.4 U/mL；凝血常规：纤维蛋白原 7.2 g/L，D-D 2.01 mg/L；乙型肝炎两对半：HBsAg ＞ 250.00 U/mL，HBeAg1485.02 S/CO，Anti-HBC 0 S/CO；HBV-DNA 1.47E+08 U/mL；甲状腺功能、肾功能、电解质、心肌酶谱、大小便常规未见明显异常；胸部 + 全腹部增强 CT：肝原发癌，左侧膈肌可疑受侵，肝胃间隙及腹主动脉前缘多发团块影，考虑淋巴结转移伴液化坏死；盆腔少量积液；对比前片（2023 年 9 月 14 日）胸部 CT 平扫图像：双肺散在实性结节，较前大致相仿，建议动态随诊复查。左肺少许炎症。气管憩室。头颅 MRI 平扫：双侧额叶少许小缺血灶。颅内未见转移瘤征象。鼻中隔偏曲，双侧上颌窦、筛窦炎。四肢血管彩超：双下肢动脉目前未见明显异常。超声内镜检查：胃体上部后壁见一大小约 0.5 cm × 6.0 cm 大小起源于固有肌层的低回声图团块病变，其内呈分隔状，可见不规则坏死，壁光滑，在超声内镜引导下，观察穿刺路径无明显血流信号，予以 19G 穿刺针经胃体上部后壁穿刺至病变处，质地较硬，提拉法反复穿刺约 20 余次，穿刺处组织条，共穿刺 3 针，穿刺部件少量活动性渗血，予以 3 枚钳夹夹闭创面，组织条送病理科送检，内镜诊断：胃体 G1ST？黏膜下肿瘤转移？胃活组织病理检查 + 免疫组织化学：送检中见呈巢异形上皮样细胞，考虑上皮来源肿瘤，结合免疫组织化学结果符合肝细胞癌转移（图 11-3）。免疫组织化学：–2 号 Hep-par-1（＋）、AFP（－）、GPC-3（－）、CD34（个别 ＋）、CK7（＋）、CK20（－）、CK19（个别 ＋）、TTF-1（－）、CEA（个别 ＋）、CD117（－）、DOG-1（－）、Ki（＋，约 15%）。HBV-DNA：9.32×10^3 U/mL。

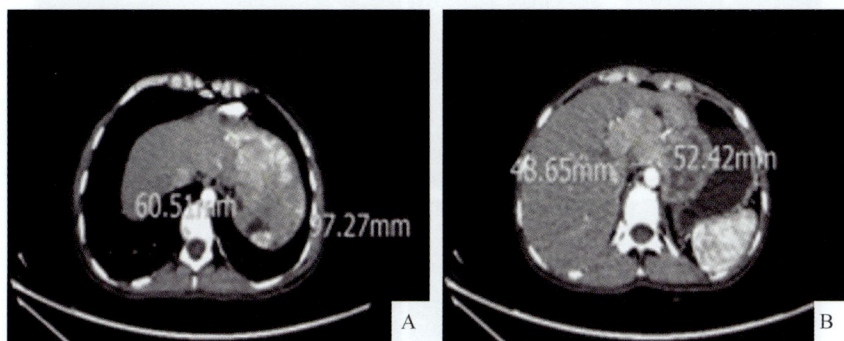

图 11-2　入院时影像学检查

A：肝左叶内多发软组织肿块影，局部突出肝包膜，最大病灶横截面约为 9.2 cm×6.0 cm，增强后病灶呈快进快出型强化，左侧膈肌可疑受侵；B. 肝胃间隙及腹主动脉前缘多发团块软组织密度影，最大病灶约为 5.3 cm×4.8 cm，增强后病灶边缘明显强化，病灶中央未见明显强化。

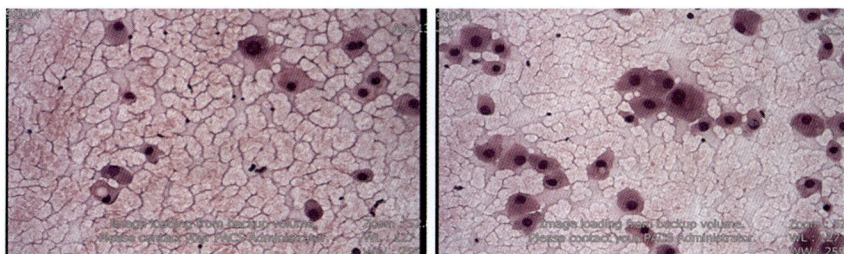

图 11-3　胃活组织病理检查、免疫组织化学

见呈巢异形上皮样细胞，考虑上皮来源肿瘤，结合免疫组织化学结果符合肝细胞癌转移。免疫组织化学：-2 号 Hep-par-1（＋）、AFP（－）、GPC-3（－）、CD34（个别＋）、CK7（＋）、CK20（－）、CK19（个别＋）、TTF-1（-）、CEA（个别＋）、CD117（－）、DOG-1（－）、Ki（+，约 15%）。

3. 诊断

原发性肝癌（中国肝癌临床Ⅲ b 期）；胃体转移；左侧膈肌可疑受侵；腹腔淋巴结转移；双肺结节：转移？炎症？其他？慢性乙型病毒性肝炎（Child-Pugh A 级）；药物性肝损伤；阑尾切除术后。

4. 治疗经过

经多学科会诊结合病理结果，诊断肝细胞癌胃体转移，无外科手术切除指征，建议行经导管动脉化疗栓塞术（transcatheter arterial chemoembolization，TACE）＋免疫＋靶向治疗，并于 2023 年 9 月至 12 月进行了 2 次 TACE、2 次替雷利珠单抗 200 mg 静脉滴注 qd 免疫治疗，其间持续口服甲磺酸仑伐替尼胶囊 8 mg qd。于 2023 年 11 月 30 日行全腹部增强 CT，疗效评价：病情稳定（图 11-4）。

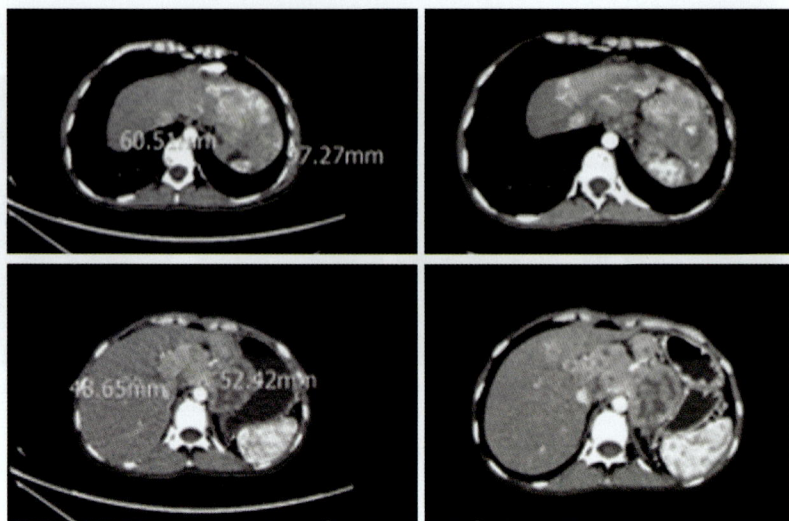

图 11-4　2 周期治疗前后（2023 年 9 月 19 日与 11 月 30 日）影像学对比

第 3 次 TACE，第 3、4 次替雷利珠单抗 200 mg 静脉滴注 qd 免疫治疗。并行于 2024 年 1 月 9 日行"腹主动脉造影＋腹腔干动脉造影＋肝动脉造影＋胃左动脉造影术"，术中肝内动脉走行迂曲，肝左叶可见原肿瘤栓塞影，碘油沉积良好，其后未见明显肿瘤染色影，其后配合导丝及 RH 导管选至肝左动脉及胃左动脉分别造影均未见明显肿瘤染色影。故未行栓塞术。

2024 年 1 月入院由于上次治疗后患者 HBV-DNA 病毒载量升高，暂停免疫治疗；增强 CT 提示肝癌 TACE 术后改变，较 2023 年 11 月 30 日肝脏病灶内灌注药物略减少；阅片后提示肝胃间隙肿块由主要膈下动脉供血，请血管外科会诊后指示患者存在 TACE 指征，患者详细沟通后患者考虑暂不行 TACE 治疗。

2024 年 2 入院，于 2024 年 3 月 5 日行第 4 次 TACE 治疗；于 2024 年 3 月 10 日行第 5 次免疫治疗。

2024 年 4 月入院，入院完善检查后经全面评估后考虑病情进展，血管外科会诊后指示：TACE 效果较差，建议行微波消融治疗，患者及家属拒绝行微波消融治疗，于 2024 年 4 月 11 日行第 6 次免疫治疗，并予甲磺酸仑伐替尼胶囊调整为瑞戈非尼片抗肿瘤治疗（瑞戈非尼片 80 mg 口服 qd×21 d，停 7 d）。于 2024 年 4 月 7 日完善全腹部增强 CT，疗效评价：待证实的疾病进展。

三、讨论总结

原发性肝癌是消化系统常见恶性肿瘤之一，临床上大多数患者就诊时已是中晚期，失去了手术机会，且随着病情的进展，多数患者伴有腹水、疼痛、恶病质等，导致生活质量严重下降，其 5 年生存率不足 5%。肝癌治疗领域靶向、免疫、TACE、手术治疗均取得了显著突破；系统治疗在不断探索靶向免疫、双免到三联的治疗策略，在为患者提供更为有效的治疗方案；TACE 是目前不能手术的中晚期肝癌或不愿手术的患者的重要治疗方法。但既往报道显示 TACE 术后肿瘤的完全坏死率为 10% ~ 20%，残存的肿瘤组织成为肿瘤复发或转移的根源，导致肝癌患者的远期生存不理想。因此，在 TACE 治疗的基础上，必须联合其他的治疗方法以巩固治疗效果，降低肿瘤的复发或转移，延长患者的生存期。

上述治疗以外，多学科联合治疗也是肝癌治疗的重要方向；始终需要倡导并推动肝癌多学科综合治疗体系的建设，通过联合放射科、病理科、介入科、外科、肿瘤科、内科等相关科室，实现肝癌治疗的全程管理。

本案例中患者较年轻，身体代谢旺盛，其癌细胞生长、肿瘤生长速度也较快。入院前，肝左叶肿块的最大病灶横截面约为 9.2 cm×6.0 cm，肝胃间隙及腹主动脉前缘多发团块软组织密度影，最大病灶约为 5.3 cm×4.8 cm，对患者采取 TACE+ 免疫 + 靶向治疗后，患者病情有所控制；患者病程中出现食欲欠佳、睡眠欠佳、消瘦较明显等症状，需加强营养，采取多样化饮食策略，建议患者适度的进食蛋白类饮食，补充身体内的 ALB，以及补充相应的维生素；为后续的治疗提供保障；

综上所述，患者年轻，其疾病进展快，但经过多学科协作模式，通过专家会诊，为患者确立个体化、规范化的治疗方案后，病情得到一定的稳定，通过肝脏肿瘤多学科协作模式，实现肝癌规范化诊疗，是目前国内外专家的共识与大趋势。

（普布仓决　罗　霖　李春杰　刘　赞）

参考文献

［1］ZHANG J, WANG X, ZHANG L, et al. Radiomics predict postop-erative survival of patients with primary liver cancer with different pathological types[J]. Ann Transl Med, 2020, 8(13): 820.

［2］徐学清，李炳超，冯铠莉 . CT 增强纹理技术对 TACE 治疗的原发性肝癌患者术后肿瘤短期进展的预测价值 [J]. 实用肝脏病杂志，2020, 23(3): 125-128.

第十二章

妇产科

Chapter

12

病例 1

压力性尿失禁

一、病历摘要

1. 基本情况

患者女性，40 岁，藏族，拉萨市城关区人。主因"咳嗽、喷嚏时尿液不自主流出 1 年余"入院。1 年前足月顺产后第 3 天开始出现咳嗽、喷嚏、上下楼梯时不自主漏尿，当时不伴有尿频、尿急、尿痛，无发热、排尿后膀胱区胀满感，当时就诊于西藏自治区军区总医院考虑产后压力性尿失禁，因全区无盆底障碍性疾病治疗条件，建议其到内地治疗未在意，自行 Kegel 运动锻炼，上述症状仍未改善，故来拉萨市人民医院门诊，今日以"压力性尿失禁"收住院。

2. 既往史和个人史

既往否认高血压、糖尿病、冠心病、脑血管疾病、肝炎、结核等病史。9 年前因胆囊结石在西藏自治区军区总医院行经腹胆囊切除术。否认输血史。孕产史：孕 4 产 3，足月顺产 3 次，其中 2 次为旧法接生，自然流产 1 次。月经史：13 岁，3 ~ 4/28 ~ 30 d，末次月经：2017 年 4 月 2 日。平素月经规律，经量中等，无血块及痛经史。

3. 体格检查

患者生命体征平稳，一般情况良好，心肺无特殊。皮肤及巩膜未见明显黄染。腹部平坦，右上腹见陈旧性手术瘢痕，愈合良好。腹式呼吸存在，无腹壁静脉曲张，未见肠型及蠕动波。腹软，全腹未触及异常包块。剑突下及左上腹深压痛，无反跳痛及肌紧张。肝、脾肋下未触及，墨菲征阴性。腹部叩诊呈鼓音。肝上界位于右锁骨中线第 5 肋间，肝区无叩痛，脾浊音区正常，胆囊区无叩痛，墨菲征阴性。移动性浊音阴性。肠鸣音 4 次 /min。腹部未闻及血管杂音及摩擦音。妇科检查：外阴已婚已产式；阴道畅，黏膜颜色正常，白带稀薄，无异味；宫颈光，举痛阴性；宫体后位，正常大小，压痛阴性，活动度可；双附件无压痛，未扪及异常肿物。

二、诊疗过程

1. 入院后完善相关检查

血常规：WBC 3.88×10^9/L，HGB 144 g/L，PLT 220×10^9/L，NE% 66%，CRP 3.01 mg/L。尿常规：WBC（－），RBC（－），尿微量 ALB（－），葡萄糖（－），酮体（－）。生化检查：ALT 20 U/L，AST 19 U/L，ALB 39.7 g/L，Cr 50 μmol/L，尿酸 240 μmol/L，尿素 2.85 mmol/L。宫颈液基细胞学检查：未见上皮内瘤变。凝血功能和肿瘤标志物筛查正常。感染八项筛查：阴性。心电图：窦性心律。胸部 X 线平片：双肺纹理增多。妇科彩超：子宫大小约 5.5 cm×4.1 cm×3.7 cm，子宫内膜厚 0.3 cm，子宫肌壁间回声均匀。双附件未扪及异常。

2. 入院诊断

压力性尿失禁。

3. 手术规划

育龄期女性，有多次分娩病史（其中 2 次为旧法接生，可能存在产时用力不当可能）；当时拉萨市人民医院无法行尿动力学实验；但患者腹压增加时漏尿；压力试验阳性；指压试验阳性。诊断明确，有手术指征。向患者及家属沟通病情并建议行经闭孔尿道中段悬吊术（TVT-O）。同时向患者及家属沟通手术相关风险如下：术中膀胱损伤，耻骨后血肿形成；吊带经过的血管、神经损伤；术后吊带异位、排尿困难、尿潴留、尿失禁等症状出现甚至加重，手术无效；术后尿失禁复发，网片排异、腐蚀、暴露，术后疼痛。充分沟通病情后于 2024 年 4 月 11 日在连硬膜外麻醉下经闭孔尿道中段悬吊术。

4. 术中情况

待麻醉生效后取膀胱截石位，常规消毒外阴、阴道后铺巾。安置导尿管并固定。取尿道沟下 1 cm 阴道两侧打水垫，阴道正中切开 1 cm 阴道黏膜组织，用 2 把鼠齿钳提夹右侧阴道黏膜边缘分离阴道间隙达耻骨降支，同法处理左侧。用右侧穿刺钩向 45° 方向穿刺突破闭孔膜，经过闭孔内肌、闭孔、闭孔外肌，穿出已切开的皮肤组织（平阴蒂水平，大腿内侧褶皱处），返回带出网片，同法处理左侧。网片铺平，网片向两侧牵拉调整同时向膀胱内灌注 0.5% 氯化钠溶液 300 mL。嘱患者最大力度咳嗽，未见尿液溢出，固定网片。再次消毒尿道口，放置尿管、持续开放。阴道内放置一块碘伏纱布准备 24 h 后取出。两侧大腿内侧切口用输液贴固定。手术顺利，手术时间 70 min，术中出血 50 mL，尿量 100 mL（清亮）。术后安返病房。

5. 术后处理

术后给予常规对症支持治疗。术后 24 h 取出阴道内压迫止血纱布 1 枚，阴道内未见活动性出血。术后 3 d 患者无不适。大小便正常。无腹痛，阴道流血。复查血常规无异常。出院。嘱患者：禁性生活、重体力活动、盆浴 2 个月；保持大便通畅、避免咳嗽、避免便秘；若出现发热、腹痛、阴道大量流血或脓性分泌物及时就诊，腹部轻微疼痛和阴道少许血性分泌物属正常现象；出院后 1 个月门诊随访；不适随诊。

三、讨论总结

国际尿控协会定义压力性尿失禁为当咳嗽、打喷嚏等腹腔内压急剧增高时出现不可控制的溢尿现象，是女性尿失禁的常见类型。产后压力性尿失禁发生在产后这一特殊时期，可能与妊娠和分娩造成盆底结构损伤，以及雌激素分泌改变导致盆底肌力下降、韧带松弛、尿道收缩功能异常等因素有关。研究发现 23% ~ 40% 女性在产后 4 个月仍存在不同程度尿失禁，30% 女性产后 1 年仍有尿失禁症状，并可能成为永久性尿失禁患者，严重影响产妇生活质量及身心健康。多项研究证实产后康复管理可改善患者盆底肌肉力量，改善控尿能力。若严重尿失禁患者需采用手术治疗可明显改善患者生活质量。

本手术对于盆底解剖要求高，由妇产科援藏医生主刀。此次手术为拉萨市人民医院乃至全自治区内开展的第一台新式抗尿失禁手术，该项手术填补了盆底手术空白，为我科盆底障碍性疾病的综合治疗迈出了有力的一步。

（次 珍 雷建能 吕 涛 黄 亮）

参考文献

[1] MOOSSDORFF-STEINHAUSER H, BERGHMANS B, SPAANDERMAN M, et al. Prevalence, incidence and bothersoeness of urinary incontinence between 6 weeks and 1year post-partum: a system aticreview and meta-analysis[J]. Int Urogynecol J, 2021, 32(7): 1675-1693.

[2] 左晓虎, 洪莉 . 压力性尿失禁发病机制研究进展 [J]. 现代妇产科进展，2021, 30(3): 217-220.

病例 2

子宫内膜样腺癌（开腹手术）

一、病历摘要

1. 基本情况

患者女性，66岁，藏族，日喀则定日县人。主因"绝经后阴道淋漓出血1年"入院。患者绝经3年，阴道淋漓出血1年，量少，近期伴腹胀，自觉腹围增大，就诊当地医院，给予止血对症处理后阴道出血停止数日，再次出现上述症状，患病1年期间无乏力、头晕等不适。近日在当地医院行宫腔镜下诊刮，考虑子宫内膜癌，为确诊病情，遂来拉萨市人民医院就诊。

2. 既往史和个人史

20年前行双侧输卵管结扎术，无高血压、糖尿病等病史。患者生于原籍，未到过疫区。结婚30年，孕4产4，1子3岁时死亡，其他健在。初潮14岁，既往月经规律，围绝经期月经紊乱5年。

3. 体格检查

生命体征平稳，心肺（−），腹软，无压痛及反跳痛，下腹正中耻骨联合上可见直径3 cm手术瘢痕。妇科检查：外阴已婚已产式，阴道畅，宫颈轻糜，子宫前位，正常大小。双附件未扪及异常。

二、诊疗过程

1. 入院后完善相关检查

妇科彩超：宫腔内实性占位，考虑癌侵犯肌层。四肢血管彩超：右侧小隐静脉血栓。宫颈液基薄层细胞学检查：无明确诊断意义的不典型鳞状细胞。盆腔MRI：子宫大小6.8 cm×5.3 cm×4.9 cm，结合带破坏，子宫内膜不规则增厚，最厚处3.3 cm，病灶侵犯肌层超过1/2，未侵犯宫颈间质及其他部位，符合子宫内膜癌ⅠB期。分段诊刮病理检查：高级别子宫内膜癌，局灶见分化较好的子宫内膜样腺癌，免疫组织化学结果：ER：（部分＋），PR（－），Vimentin（＋），p16（部分＋），p53（部分无意义突变），MSA（－），Desmin（－），CEA（－），Ki67（70%），PMS-2（－），MLH-1（－），MSH-6（＋），MSH-2（－）。女性肿瘤标志物：未见异常。血常规：HGB 108 g/L，血细胞比容33.5%。

2. 入院诊断

高级别子宫内膜样腺癌ⅠB期；轻度贫血；右侧小隐静脉血栓；双侧输卵管结扎术后。

3. 术中情况

于入院第8天行子宫内膜分期手术，术中发现：子宫略大于生育期子宫，双附件未见异常，腹主淋巴结肿大，右侧闭孔淋巴结肿大，术中剖视，见宫颈组织无侵犯，宫腔内4 cm×3 cm组织呈烂鱼肉样改变，子宫后壁侵犯达1/2肌层。术后抗炎、纠正贫血等处理。术后病理检查：高级别子宫内膜癌，大部分为高级别子宫内膜样腺癌，少许为低级别子宫内膜样腺癌，肿瘤大小：4.5 cm×4.1 cm×1.5 cm，肿瘤侵犯肌壁＞1/2。肿瘤侵犯子宫下段，可见脉管瘤栓，未见神经侵犯，未侵犯宫颈残端及宫旁组织，未侵犯双侧附件。淋巴结显示慢性炎症：腹主动脉0/5、左侧闭孔0/11、左侧腹股沟0/4，左侧髂血管0/1，左侧髂总0/0、右侧闭孔0/7、右侧腹股沟0/2，右侧髂血管0/5，左侧髂总0/0、右侧髂总0/5。免疫组织化学结果：ER（部分＋），PR（部分＋），Vimentin（＋），p16（斑驳样），P53（－），MSA（－），Desmin（－），CEA（－），Ki67（40%），PMS-2（－），MLH-1（－），MSH-6（＋），MSH-2（＋）。

4. 术后处理

术后患者切口愈合良好，建议患者基因检测，4～6周后进一步放疗，定期随访。纠正贫血、抗凝治疗，血管外科随访血栓情况。

三、讨论总结

患者绝经后阴道出血1年，符合子宫内膜癌病变临床表现。妇产科援藏医生根据患者病史、症状、体征、子宫内膜病理检查结果提示考虑子宫内膜癌ⅠB期，指导全面细致地完成术前相关检查及改善患者一般状况，于入院第8天完成子宫内膜分期手术，术中详细地讲解操作要领、注意事项，真正做到了手把手传授。

（李雪琴　雷建能　黄　亮）

子宫内膜腺癌（腹腔镜手术）

一、病历摘要

1. 基本情况

患者女性，58 岁，藏族，日喀则地区人。主因"查体发现子宫内膜腺癌 6 d"入院。患者自然绝经 10 余年，绝经后未服用激素类药物。9 个月前无诱因出现腹部隐痛伴阴道流血流液，就诊于当地县人民医院，完善妇科彩超等相关检查未见异常，予以口服药物治疗 1 个月（具体药名及剂量不详），1 个月前当地县人民医院再次复查时妇科彩超提示宫腔异常占位（未见单），遂就诊日喀则市人民医院，入院后予以静脉抗感染治疗 7 d，阴道流血流液缓解后行诊刮术，术后病理检查提示：子宫内膜腺癌；遂来拉萨市人民医院，门诊以"子宫内膜腺癌"诊断收入院。

2. 既往史和个人史

既往体健，22 岁结婚，配偶体健。孕 2 产 2，26 年前安置宫内节育器避孕，2 年前取出。月经史：自然绝 10 年，绝经后未服用激素类药物病史。

3. 体格检查

患者生命体征平稳，一般情况尚可。心律齐，各瓣膜听诊区未闻及病理性杂音。双肺呼吸音清，未闻及干湿啰音。腹软，全腹压痛、反跳痛及肌紧张。妇科检查：外阴已婚已产型，阴道畅，白带黏膜正常；宫颈光，未接触出血；宫体前位，正常大小，形态规则，活动可。双附件区未扪及异常；肛诊：直肠黏膜光滑，弹性可，指套未见血迹。

二、治疗过程

1. 入院后完善相关检查

妇科彩超：子宫前位，大小约 5.5 cm×5.5 cm×4.3 cm，宫腔内探及 4.0 cm×3.4 cm×3.0 cm 高回声，与肌层分离不清楚，子宫浆膜层连续完整，其内见点状血流信号，宫颈（−）。双侧附件区未见异常回声。全腹部增强 CT：子宫体、底部形态饱满，内膜明显增厚，宫腔内见软组织肿块，最大横截面约 4.4 cm×3.3 cm，病灶局限于子宫底及子宫体，子宫颈形态及密度未见异常。双侧附件区未见异常。腹腔淋巴结未见肿大。盆腔增强 MRI：子宫体、底部形态饱满，内膜明显增厚，宫腔内见软组织肿块，最大横截面约 4.4 cm×3.3 cm，病灶局限于子宫底及子宫体，病灶与子宫肌层分界不清，浸润深度不超过 1/2 子宫肌层，未侵及宫颈基质。双侧附件区未见异常。病理检查：宫腔刮出物（2021 年 2 月 16 日外院）腺癌；免疫组织化学：ER（＋），CK7（−），Vimentin（＋），p57（−），Ki67 约 15%；结合免疫组织化学，符合 Ⅱ 型子宫内膜腺癌。

2. 术前诊断

子宫内膜腺癌（局限于子宫体）。

3. 手术规划

患者系绝经后老年女性，各项影像学检查提示病灶局限于子宫体，未侵犯宫颈及腹盆腔各脏器及腹膜，腹膜后淋巴结未见肿大。病理检查回示：子宫内膜腺癌。对于病灶局限于子宫体的绝经后内膜癌患者，手术是重要的治疗方式。所有患者行腹腔冲洗液细胞学或腹水细胞学检查。尽管不影响肿瘤分期，但是阳性结果与患者不良预后相关。手术范围包括全子宫切除、双侧附件切除，以及盆腔 ± 腹主动脉旁淋巴结切除。文献建议子宫切除的方式为筋膜外子宫切除术。强调无瘤原则，完整取出子宫，避免肿瘤扩散。腹腔镜是子宫内膜癌的标准手术方式。

4. 术中情况

大网膜质软，颜色正常；肠管及腹壁光滑，未见异常增生物；肝脏颜色正常，表面光滑；膈肌表面光滑；子宫略饱满，表面光滑，双侧附件未见异常；腹腔镜下全面探查，取 200 mL 腹腔冲洗液送细胞病理检查；手术开始前凝闭双侧输卵管末端，避免肿瘤进入腹腔；腹腔镜下筋膜外全子宫切除术；沿着后腹膜间隙髂血管表面将盆腔淋巴结予以清扫包括髂外、髂内、闭孔及髂总淋巴结；切除腹主动脉旁淋巴结达肾血管水平；剖视标本：宫腔内充满烂鱼肉样组织，病灶位子宫后壁，直径约 2.5 cm，病灶侵及子宫肌层范围＜ 1/2（图 12-1）。

5. 术后处理

术后予以补液、抗炎（头孢曲松钠）、抗凝、ALB 输注、雾化、护胃等对症治疗。术后病理检查（自治区人民医院）回示（子宫＋双附件）：Ⅱ 型子宫内膜腺癌（中分化，肿瘤大小 4 cm×3 cm×1.5 cm），肿瘤侵及肌层（＜ 1/2 肌壁），未见脉管瘤栓及神经侵犯，未侵及子宫下段，左右宫旁未见特殊；双侧输卵管及卵巢未见特殊；慢性宫颈及宫颈管内膜炎；淋巴结显示慢性炎症：腹主动脉旁淋巴结 0/25、左侧盆腔淋巴结

0/6、右侧盆腔淋巴结0/17。免疫组织化学结果（蜡块号：S00135169-A9）：CK（＋），Ki-67（index40%），p53（部分＋），p16（＋），PAX-8（＋），ER（－），WT-1（－），CEA（－），Vimentin（－）。腹水病理检查示：未见肿瘤细胞。术后诊断：子宫内膜中分化内膜腺癌ⅠA期，术后第8天予以TP方案巩固化疗第1个疗程，化疗过程顺利，化疗第3天出院。

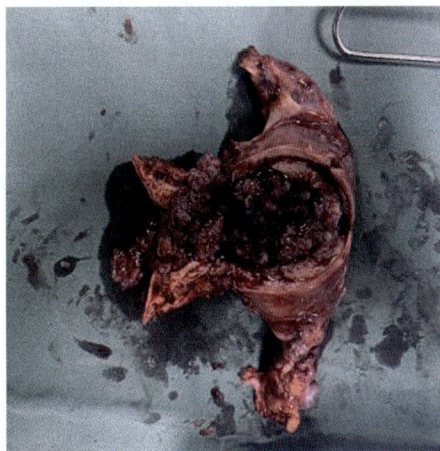

图 12-1　术后子宫标本

三、讨论总结

患者根据2009年国际妇产科联盟手术-病理学分期诊断：子宫内膜中分化内膜腺癌ⅠA期。子宫内膜癌手术方式：微创手术逐渐被认可为子宫内膜癌手术治疗的主要方式。2011年美国国立综合癌症网络指南提出微创手术可以治疗子宫内膜癌，2017年改为腹腔镜是子宫内膜癌的标准手术方式，而且2019年也没有受到LACC研究的影响，现仍建议微创手术治疗。对于子宫内膜癌来说，微创手术可以改善患者的预后。一项多中心回顾性临床研究表明，对于晚期子宫内膜癌，与微创手术相比，开腹手术患者生存结局较差，且无论何种组织类型。尽管不是所有患者都适合行微创手术，建议早期子宫内膜癌患者微创手术率不低于80%，其可改善手术质量。但目前我科尚未开展腹腔镜下腹盆腔淋巴结清扫术。此次手术由妇产科援藏医生主刀，系我科开展的第1例腹腔镜下淋巴结清扫术，为我科妇科恶性肿瘤微创手术治疗迈出重要一步。

术后辅助治疗：子宫内膜腺癌ⅠA期，患者分期ⅠA期，年龄＜60岁，病理检查结果回示无淋巴脉管间隙浸润及肌层浸润，但患者病理分型系Ⅱ型，肿瘤大小

4 cm×3 cm×1.5 cm。子宫内膜癌全面分期手术的获益在于明确国际妇产科联盟分期、评估预后和选择术后辅助治疗，此外存在中高危因素的早期子宫内膜癌患者通过术后辅助治疗，在无进展生存、总生存以及减少局部复发方面可以获益，结合患者病理检查结果需术后辅助治疗，子宫内膜癌首选辅助治疗为放疗，目前全区无放疗条件，需到内地行放疗，且患者及家属表示家庭经济困难无法到内地进一步治疗，随访条件差，要求拉萨市人民医院进一步治疗，结合患者分期、组织分化及高危因素，建议术后辅助化疗巩固化疗4个疗程，化疗方案选用紫杉醇＋顺铂联合化疗，同时建议患者行基因检测，指导后续治疗。

（普布央宗　白玛曲宗　黄　亮）

病例 4

阴道斜隔综合征

一、病历摘要

1. 基本情况

患者女性，47岁，藏族。主因"间断阴道出血3年"入院。平素月经规律，经期7 d，周期28 d，痛经（＋），可耐受，末次月经：2023年10月9日。3年前开始出现间断性阴道出血，量中，色红，其间就诊尼木县人民医院、阜康医院给予口服止血药物后症状稍缓解。入院前5 d开始再次出现阴道少量出血，就诊拉萨市人民医院行超声检查提示双子宫，可见双宫颈，右侧子宫大小约4.8 cm×3.1 cm×2.9 cm，左侧子宫大小约4.6 cm×3.0 cm×2.5 cm。双侧子宫内膜厚均为0.9 cm。右侧宫颈区混合回声（4.6 cm×34.0 cm×3.2 cm）性质待定；左侧附件区囊性占位（5.2 cm×2.9 cm）。门诊以"异常子宫出血、宫颈占性质待定、双子宫"收入院。

2. 既往史和个人史

1993年行阑尾切除术，2019年行胆囊切除术，余无特殊病史。婚育史：未婚未育，否认性生活。平素月经规律。

3. 体格检查

生命体征平稳，一般情况尚可，心肺未闻及异常，腹部平软，无压痛及反跳痛。专科查体：外阴正常，阴道容1指松，因查体配合欠佳宫颈暴露困难，子宫后位，正常大小，子宫右前方可触及大小约4 cm包块，质中，活动度差，与子宫分界不清，压痛（－）。

二、诊疗过程

1. 入院后完善相关检查

白带常规：清洁度Ⅲ度；生化全套、凝血五项、电解质、感染8项、女性肿瘤标志物回报未见明显异常。胸部X线片回报未见明显异常。妇科彩超：盆腔可见双子宫，可见两宫颈。子宫前位，右侧大小约 4.7 cm×3.0 cm×2.8 cm，左侧大小约 4.6 cm×3.0 cm×2.5 cm，右侧内膜厚约 0.9 cm，左侧内膜厚约 0.9 cm，肌层回声均匀，右侧宫颈区见范围约 4.6 cm×4.1 cm×3.7 cm 的混合回声区，内部回声不均匀，未见明显血流信号；左侧宫颈（–）。右侧附件区未见异常回声；左侧附件区见范围约 5.2 cm×2.9 cm 的囊性回声，未见明显血流信号。盆腔内未见明显液性暗区，考虑双子宫；右侧宫颈区混合回声：性质？左侧附件区囊性占位。泌尿彩超：考虑右肾阙如。心脏彩超：左室舒张功能减低。胸部 CT 回示右肺中叶内侧段及左肺上叶下舌段少许纤维灶；甲状腺上述改变，结节性甲状腺肿？全腹 CT 回示子宫形态不规则，子宫底部局部凹陷，不规则片状低密度影，发育变异子宫纵隔？子宫颈肥大，密度不均匀，内见囊状低密度影（2.2 cm×2.1 cm），左侧附件区囊状低密度影（5.3 cm×3.6 cm）。胆囊未见显示。右肾未见显示。盆腔 MRI（增强）：双子宫、双阴道，多系先天发育变异，右侧阴道闭锁可能性大，伴右侧阴道积血；左侧输卵管扩张、积水；左侧附件囊肿（大小约 4.2 cm×3.9 cm）。性激素检查：卵泡刺激素 33.1 mU/mL，黄体生成素 24 mU/mL。

2. 入院诊断

异常子宫出血；阴道斜隔综合征；左侧附件包块性质待定：卵巢囊肿？左侧输卵管积水？阴道；甲状腺结节性质待定；胆囊切除术后；阑尾切除术后；右肾阙如。

3. 手术规划及术中情况

经科内讨论后考虑存在宫腹腔镜联合探查指征。行宫腹腔镜联合探查术，术中发现宫腔镜下见：①阴道顶端偏左侧仅见一宫颈、光，术前宫深 8 cm，宫腔呈桶状，其内见大小约 1 cm×1.5 cm 息肉样凸起组织，表面光滑，息肉样组织占满宫腔，未见正常宫腔形态。未见输卵管开口。②宫颈偏右侧稍隆起，表面似可见小孔，少量血性分泌物流出。腹腔镜下：①大网膜、肠管和腹腔前壁及侧壁广泛粘连，无法暴露盆腔。分粘连后见大网膜及肠管和双附件、子宫前后壁广泛粘连，未见正常解剖结构，继续分离粘连后，见双输卵管积水，左侧最粗 4 cm，右侧最粗 2 cm。左卵巢囊性增大，直径 4 cm。右卵巢表面可见囊腔，直径 2 cm。囊液均为黏稠巧克力样液体。②子宫体为 1 个，底部呈凹陷，子宫左右侧大小不均，左侧子宫略饱满。具体行腹腔镜下双附件切除术＋腹腔镜下盆腔粘连松解术＋腹腔镜下肠粘连松解术＋宫腔镜检查＋阴道斜隔切除术＋诊断性刮宫术。

4. 术后处理

术后诊断：阴道斜隔综合征；子宫纵隔；双宫颈；子宫内膜息肉；双侧卵巢子宫内膜异位囊肿；双侧输卵管积水；盆腹腔占良；右肾阙如。术后予以补液及预防感染等治疗后患者恢复良好，术后第 9 天治愈出院。

三、讨论总结

　　阴道斜隔综合征为较少见的女性生殖道畸形，该病主要在青春期后发病，发病机制尚不明确，考虑可能为胚胎早期两侧副中肾管未能融合而各自发育形成子宫、宫颈及阴道，并向下延伸未达到泌尿生殖窦形成盲端。是一组以双子宫双宫颈（个别为单宫颈合并子宫纵隔）、阴道斜隔、闭锁侧肾阙如为特征的一组综合征。根据形态和梗阻程度，临床一般分为Ⅰ、Ⅱ、Ⅲ型，也是目前临床广泛应用的分型。Ⅰ型为无孔斜隔：一侧阴道完全闭锁，隔后腔经血聚积。Ⅱ型为有孔斜隔：阴道斜隔上有 1 个小孔，隔后腔与健侧阴道相通。Ⅲ型为无孔斜隔合并宫颈瘘管：斜隔上无孔，但两侧宫颈间或隔后腔与对侧宫颈间瘘管相通。因该病于青少年时期发病，多数无法行双合诊检查，以肛诊为主。少数有性生活患者双合诊阴道内可触及囊性肿物，双子宫。常用的影像学检查方法是超声检查。在其基础上 MRI 是补充诊断和分类的首选方法。宫腔镜检查可作为该病的确诊方法。因其为侵入性检查，不适用于对阴道斜隔综合征的筛查，仅适用于 MRI 或超声诊断为阴道斜隔综合征，但无法明确分型的情况下，通常是与手术治疗同时进行。对完全闭锁型即为Ⅰ型无孔斜隔，发病年龄较早，大部分于月经初潮后出现与梗阻相关的症状，表现为痛经进行性加重，隔后腔积血无法排出逆流入腹腔继发子宫内膜异位症。不完全闭锁型包括Ⅱ型和Ⅲ型有孔斜隔，患者发病的年龄跨度大，经血可经瘘孔引流，但引流不通畅导致痛经；隔后腔积血经瘘孔引流，可致经期延长、经血淋漓不尽、月经间期阴道褐色分泌物等；阴道致病菌可经瘘孔逆行感染，可出现隔后腔积脓，阴道脓血性分泌物，伴臭味。阴道斜隔综合征一经诊断，均需手术治疗。手术时机应选择在月经来潮时，可以更好地观察阴道内膨隆的隔以及瘘孔的位置。在宫腔镜广泛应用于临床前，阴道斜隔综合征治疗只能通过传统的经阴道斜隔切除。由于阴道斜隔综合征大多于青春期发病，宫腔镜下阴道斜隔切除，有助于减少处女膜损伤；宫腔镜下的放大作用更有助于观察微小的瘘孔，充分评估宫颈、宫腔和输卵管开口情况。澎宫液的清洗作用可清理斜隔后腔积血，降低术后感染发生率。联合腹腔镜检查并非必需，对于合并盆腔包块的患者，能同时解决并发的盆腔内病变。结合妇产科援藏医生指示：①患者 47 岁，系围绝经期女性。否认性生活。②平素月经规律伴痛经。③间断性阴道出血 3 年。④妇科检查：阴道容 1 指松，因查体配合欠佳宫颈暴露困难，触及一正常大小宫颈，子宫后位，子宫右前方可触及大小约 4 cm包块，质中，活动度差，与子宫分界不清，压痛（−）。⑤盆腔 MRI（增强）示：双子宫、双阴道，多系先天发育变异，右侧阴道闭锁可能性大，伴右侧阴道积血；左侧输卵管扩张、积水；左侧附件囊肿（图 12-2）。妇科彩超示：盆腔可见双子宫，可见两颈，内膜厚均为 0.9 cm、右侧宫颈区见范围约 4.6 cm×4.1 cm×3.7 cm 的混合回声，左侧附件区囊肿。全腹部 CT 提示：子发育变异子宫纵隔？子宫颈肥大，密度不均匀，内见囊状低密度影，左侧附件区囊状低密度影。⑥女性肿瘤标志物未见异常。以上情况综合考虑根据相关辅助检查回示考虑阴道斜隔综合征，因患者无生育要求且性激素检查回示围绝经期女性，相关辅助检查回示双附件包块，有宫腹腔镜联合探查指征，并建议行宫腹腔镜联合探查术＋宫腔镜下阴道斜隔电切术＋腹腔镜下盆腔粘连松解术＋必要时腹腔镜下患侧附件切除术。根据术中所见（图 12-2）行腹腔镜下双附件切除术＋腹腔镜下盆腔粘连松解术＋腹腔镜下肠粘连松解术＋宫腔镜检查＋阴道斜隔切除术＋诊断性刮宫术。术后恢复良好。成为全区首例且成功的手术。

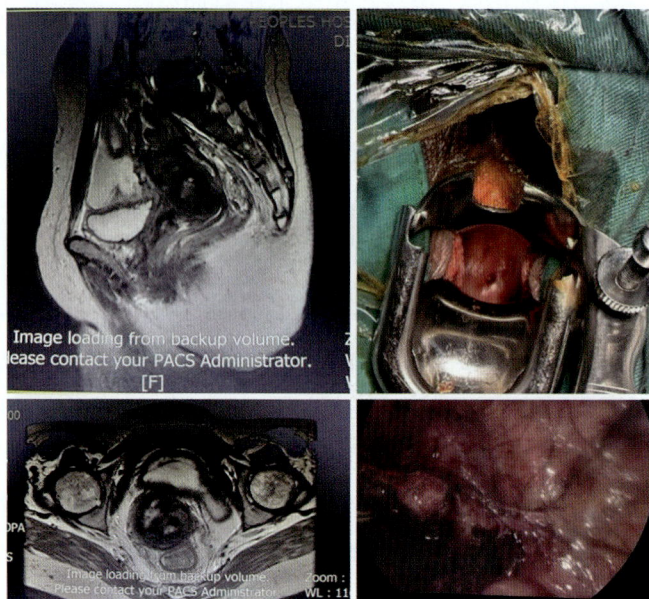

图 12-2　患者 MRI 及术中所见

（次旦拉姆　赵　静　黄　亮）

参考文献

［1］陈菁.女性阴道斜隔综合征的诊治进展 [J]. 妇儿健康导刊, 2022, 1(5): 38-42.

［2］王文莉, 段华. 宫腹腔镜联合诊治阴道斜隔综合征 23 例临床分析 [J]. 中国微创外科杂志, 2017, 17(6): 498-500.

盆腔器官脱垂
（经阴道全子宫切除＋阴道前后壁修补术）

一、病历摘要

1. 基本情况

患者女性，84 岁，藏族，拉萨市曲水县人，主因"阴道脱出肿物 15 d，加重 4 d"入院。15 d 前咳嗽重体力劳动后自觉阴道肿物脱出，能自行还纳，未在意，未处理。4 d 前上述症状加重，阴道肿物脱出后无法还纳，伴腰痛及尿痛，就诊于拉萨市人民医院门诊。门诊以"子宫脱垂Ⅲ期，阴道前壁脱垂Ⅲ期，阴道后壁脱垂Ⅰ期"诊断收入院。

2. 既往史和个人史

父母已故，独生，否认家族性遗传病史。高血压病史 6 年，间断服用降压药物，自诉血压控制可，否认糖尿病、高血脂、冠心病、脑卒中史，否认结核、肝炎等传染病史，否认外伤、手术、精神病及过敏史，预防接种史不详。出生于原籍，长期居住于原籍，无疫区接触史，无吸烟、饮酒嗜好，无粉尘、放射性物质接触史，否认冶游史。丧偶，30 年前已绝经，孕 4 产 4，家中顺产 4 次，子女均体健。否认难产及大出血史。

3. 体格检查

患者生命体征平稳，一般情况良好，心肺无特殊。皮肤、巩膜未见明显黄染。腹部平坦，腹式呼吸存在，无腹壁静脉曲张，未见肠型及蠕动波。腹软，全腹未触及异常包块。无反跳痛及肌紧张。肝、脾肋下未触及，墨菲征阴性。腹部叩诊呈鼓音。肝上界位于右锁骨中线第 5 肋间，肝区无叩痛，脾浊音区正常，胆囊区无叩痛，墨菲征阴性。移动性浊音阴性。肠鸣音 4 次 /min。腹部未闻及血管杂音及摩擦音。妇科检查：外阴正常，阴道通畅，宫颈光，阴道前壁脱垂Ⅲ期，后壁脱垂Ⅰ期，子宫脱垂Ⅲ期。子宫双附件无异常。盆腔器官脱垂定量评估系统评分见表 12-1。

表 12-1　盆腔器官脱垂定量评估系统评分

Aa	1 cm	Ba	2 cm	C	2 cm
Gh	4 cm	Pb	3 cm	TVL	7 cm
Ap	−2 cm	Bp	−2 cm	D	−1 cm

二、诊疗过程

1. 入院后完善相关检查

血常规、血型、生化、受血者、凝血常规、大便常规、小便常规、甲状腺功能、心肌酶谱、电解质、心电图、胸部 X 线平片、肺功能、心脏彩超、腹部彩超、妇科彩超、双下肢静脉彩超等，均无特殊异常。

2. 入院诊断

子宫脱垂Ⅲ期；阴道前壁脱垂Ⅲ期；阴道后壁脱垂Ⅰ期；高血压；乙型肝炎病毒携带者；亚临床甲状腺功能减退。

3. 手术规划及术中情况

入院后予以监测血压、左甲状腺素片 12.5 μg 口服 qd。术前请麻醉科、内科多学科会诊，排除手术禁忌证。并向患者家属交代手术风险，在全身麻醉下行经阴道子宫全切 + 阴道前后壁修补术。手术由妇产科援藏医生主刀，手术顺利，手术时间 2 h，出血 50 mL。术后予以一级护理、抗炎、补液及预防抗凝治疗。

4. 术后处理

术后注意心电监护，观察出入量，注意控制补液量。每日阴道切口换药。嘱患者在病床上多翻身活动，并适当下地活动。患者术后恢复好，大小便正常，阴道切口愈合好。会阴切口拆线后出院。

三、讨论总结

盆腔器官脱垂是我科临床中常见老年性疾病，易发生于藏区多产、产后随访条件差、农牧区重体力劳动多等地区。该病发生率高，严重影响生活质量。该病诊断容易，在西藏自治区治疗欠规范，手术复发率偏高。手术方案应根据患者年龄、脱垂程度及生活需求，采用个体化治疗方案，我科在前期援藏老师的带领下已有阴式子宫切除、阴道前后壁修补术、网片放置等盆底手术基础。但由于患者数量少，手术熟练程度偏低，手术类型偏少。此次妇产科援藏医生作为盆底专家，经过 1 年的带教，让我科医生在盆底疾病的认识、诊断及治疗上有了进一步提升。特别是该例患者年龄 84 岁，且合并内科疾病，全程跟随援藏医生对患者进行术前评估、手术操作及术后管理，医疗团队人员收获颇大，为此类患者的诊断、治疗及随访进一步积累了经验。

（德　吉　索朗曲珍　黄　亮）

第十三章

儿 科

Chapter

13

声门下重度狭窄气管镜下介入术

一、病历摘要

1. 基本情况

患儿男性，2个月，藏族，日喀则市萨迦县雄马乡人，主因"声嘶伴呼吸费力2个月、发现气道狭窄1 d"入院。患儿于2个月余前（即生后第9天）因感冒患者接触后出现咳嗽、喘息、声嘶及呼吸费力，故当日就诊于当地市人民医院，给予气管插管及有创呼吸机辅助通气治疗25 d后拔管及撤机，观察2 d后，好转出院。与第1次出院间隔5 d后，患儿再次出现突发咳喘、呼吸费力，再次就诊于当地市人民医院，入院后无创呼吸机辅助通气治疗2 d后，患儿因呼吸困难进行性加重，于住院第2天当晚再次插管及有创呼吸机辅助通气治疗4 d后撤机改为面罩吸氧，该院考虑存在气道畸形可能，建议到上级医院进一步诊治，故于入院前5 d家属携患儿就诊于西藏自治区妇幼保健医院，入院后予无创呼吸机辅助通气、头孢哌酮舒巴坦钠抗感染、甲泼尼龙抗炎平喘、干扰素及布地奈德雾化治疗，于住院第6天（2023年6月15日）完善颈部＋胸部CT平扫＋CT三维重建检查后回示：①颈段气管上端明显狭窄，可见一"气管蹼"样膜片影，位于声门下腔稍下方，喉腔未见明显狭窄梗阻；②双肺未见明显炎症渗出和实变，纵隔气管和主支气管通畅。为明确气道有无畸形或狭窄，故今日患儿转诊至拉萨市人民医院，急诊以"急性喉炎"收住院。本次发病中意识清、精神可、吃奶可，无哺乳困难，无抽搐及昏迷、消瘦、盗汗、易惊等病史，否认异物吸入史，二便正常。

2. 既往史和个人史

平素体健，按时预防接种，否认结核、肝炎等传染病史，无传染病接触史，无手术及外伤、输血史，无食物及药物（青霉素及磺胺类）过敏史。系孕3产3，新法接生，足月顺产，产下无窒息及产伤，生后配方奶喂养至今，出生1个月后开始加用糌粑糊糊。2个月仍不会抬头。父母体健，否认近亲结婚，否认传染病病史、遗传病史及代谢性病史。孕1产1，10岁，男孩，体健。孕2产2，4岁，女孩，体健。

3. 体格检查

呼吸急促,约45次/min,四肢皮肤可见花纹,前囟2.5 cm×2.5 cm,平软,无张力,面罩吸氧下口周无发绀,咽部充血,颈软,无抵抗,胸廓无畸形,双肺呼吸音稍减低,双肺可闻及痰鸣音及喉鸣音传导音,心率150次/min,律齐,有力,无杂音,腹部平软,无肠型及蠕动波,肝脾未触及肿大,肠鸣音正常,左侧腹股沟区可触及包块,压之可还纳,四肢肌张力正常,四肢甲床无苍白,肢端暖,毛细血管再充盈时间2 s,生理反射均存在,病理反射均未引出。

二、诊疗过程

1. 入院后完善相关检查

检查提示卵圆孔未闭可能,房水平左向右分流,左室收缩功能测值正常。颈部+胸部CT平扫+CT三维重建:①颈段气管上端明显狭窄,可见1个"气管蹼"样膜片影,位于声门下腔稍下方,喉腔未见明显狭窄梗阻。②双肺未见明显炎症渗出和实变;纵隔气管和主支气管通畅(图13-1)。(2023年6月16日)血常规+CRP:WBC 3.37×10^9/L,LY% 43.6%,NE% 44.4%,单核细胞百分比10.1%,RBC 3.23×10^{12}/L,HGB 99 g/L,PLT 437×10^9/L,CRP < 5.00 mg/L,PCT 0.05 ng/mL。ABO血型:O型,Rh血型阳性。生化指标:ALT 8.19 U/L,AST 26.53 U/L;总蛋白51.94 g/L,ALB 37.24 g/L,球蛋白14.7 g/L;总胆汁酸25.61 μmol/L,TBIL 4.4 μmol/L,DBIL 2.36 μmol/L;磷酸肌酸激酶52.66 U/L,肌酸激酶同工酶38.03 U/L;K^+ 4.7 mmol/L,Na^+ 136 mmol/L,Cl^- 103 mmol/L,Ca^{2+} 2.47 mmol/L,Mg^{2+} 0.95 mmol/L。

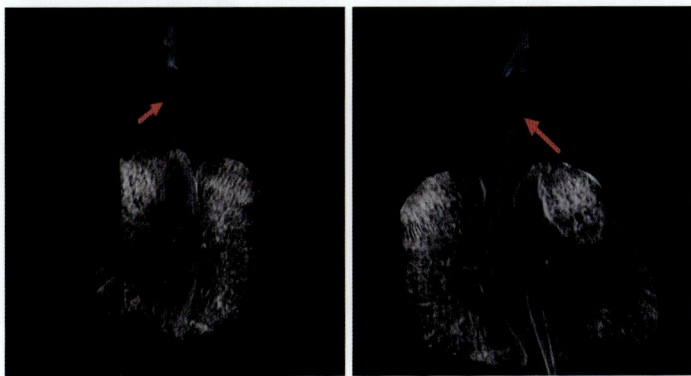

图 13-1 患者影像学检查

颈部+胸部CT平扫+CT三维重建:颈段气管上端明显狭窄,可见1个"气管蹼"样膜片影,位于声门下腔稍下方。

2. 术前诊断

先天性气道畸形？气管异物？支气管肺炎；急性喉炎；腹股沟斜疝；卵圆孔未闭？

3. 治疗方案

患儿在院外抗感染、雾化、呼吸机辅助呼吸对症治疗效果欠佳，考虑患儿存在气管狭窄可能，故与家属协商后当天行电子纤维支气管镜检查。气管镜报告回示镜下所见：声门下方可见大量肉芽组织增生，声门下狭窄明显，内镜 2.8 mm 镜子不能通过，因此明确重度声门下狭窄，这在全区来讲属于罕见病，操作空间小，急需转到区外医院救治。拉萨市人民医院气管镜中心了解到婴儿家庭经济困难，父母语言不通，便立即邀请北京市专家来拉萨指导气管镜中心团队进行支气管镜下声门下肉芽组织清除术＋球囊扩张术，静脉麻醉＋喉罩下所见，声带：运动正常，未见畸形。气管：黏膜粗糙、红肿，触之易出血，声门下可见肉芽组织增生，呈活瓣样堵塞气道，伴重度狭窄，2.8 mm 支气管镜无法通过，予活检钳反复钳取肉芽后，4.0 mm 球囊反复扩张，通气较前明显改善，4.0 mm 支气管镜可顺利通过。气管隆嵴：位置正常。右肺：各支开口位置正常，黏膜无明显粗糙、红肿，未见明显滤泡及肉芽组织增生，各支通气可。左肺：各支开口位置正常，黏膜无明显粗糙、红肿，未见明显滤泡及肉芽组织增生，各支通气可。术前、术中及术后图片见图 13-2 ～图 13-4。

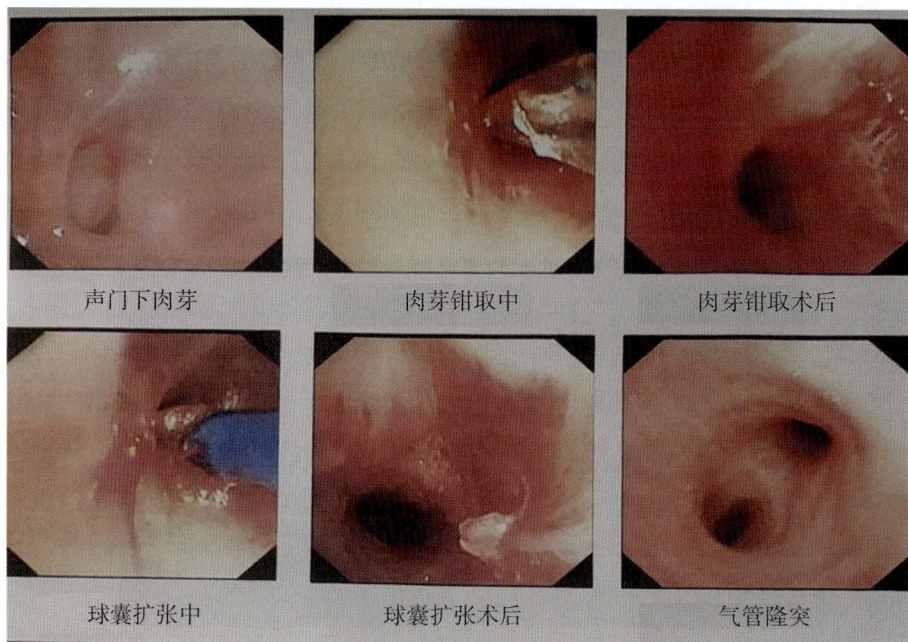

声门下肉芽　　　　　　肉芽钳取中　　　　　　肉芽钳取术后

球囊扩张中　　　　　　球囊扩张术后　　　　　　气管隆突

图 13-2　气管镜报告

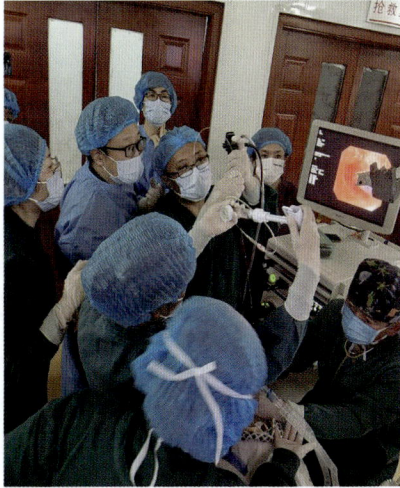

图 13-3　援藏医生术中指导手术

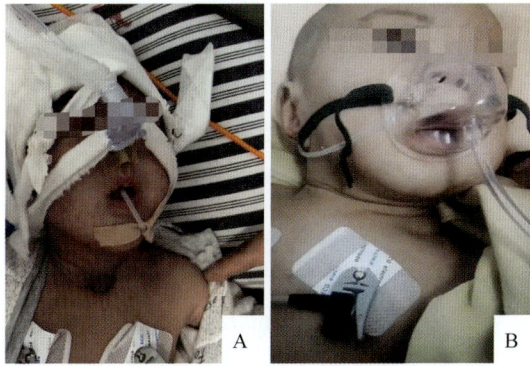

图 13-4　患儿治疗前后情况

　　A：术前患儿呼吸机辅助通气下呼吸困难，三四征明显；B：术后面罩吸氧下呼吸平稳。

4. 术后治疗及护理情况

　　术后撤机改面罩吸氧，患儿呼吸平稳，给予抗感染、雾化对症，甲泼尼龙减轻水肿、气道炎症反应等对症治疗，经积极治疗 18 d 后，患儿临床无咳喘，精神反应可，呼吸平稳，脱氧下血氧维持理想，复查血常规及炎性指标均正常。

5. 术后诊断

　　声门下重度狭窄（声门下肉芽组织增生）；声门下大量肉芽组织切除术后；气道球囊扩张术后；支气管肺炎；急性喉炎；腹股沟斜疝（左侧）；卵圆孔未闭；正细胞正色素性贫血；婴儿腹泻。

三、讨论总结

先天性气道狭窄分型，Ⅰ型：几乎整个气管都狭窄，只有第 1 ~ 3 气管环是正常的；Ⅱ型：狭窄段自上而下呈漏斗状狭窄；Ⅲ型：气管支气管与隆突之间短段狭窄；Ⅳ型：支气管桥伴支气管狭窄，是Ⅲ型的变形。支气管镜检查见连续 θ 脉冲刺激狭窄段的软骨环呈"O"型（无膜部）或 / 和小"C"型（膜部变窄）。

瘢痕增生性气道狭窄是呼吸介入领域的治疗难题。气管插管后声门下狭窄是呼吸系统疾病里最重的一种，随时可能导致死亡。据文献统计，气管插管后患者出现瘢痕性气道狭窄的发病率为 10% ~ 20%。以往对于瘢痕性气道狭窄的治疗多为外科切除和手术重建，随着电灼、球囊扩张、激光、冷冻、气管支架等新技术的发展，气管镜下介入治疗已部分取代外科手术，成为处理瘢痕性气道狭窄的主要手段。与电凝治疗相比，球囊扩张后气道狭窄的复、狭窄段延长的发生率明显降低。

在拉萨市人民医院儿科气管镜团队、麻醉科、胸外科、儿外科等医生的协作下，经过 2 h 反复球囊扩张及清除肉芽，术后患儿气道塑形成功，通气得到改善，精神食欲较前明显好转，为患儿及其家庭带去了曙光，打通了生命"主干道"。近年来，拉萨市人民医院气管镜中心在医院领导的努力和北京市"组团式"医疗援助下，开展了重症肺炎、喘息型肺炎、曲霉菌肺炎、肺结核、气道畸形等的诊治，不仅解除了患儿的痛苦，而且及时挽救了生命。此次在援藏医生的指导下成功进行全区首例声门下重度狭窄气管镜下介入术，又是一次新的突破。

（关居山　扎　西　次仁公布　杨海明　崔菲菲）

参考文献

张杰 . 介入性呼吸内镜技术 [M]. 北京 : 人民卫生出版社 , 2012.

病例 2

儿科电子结肠镜下息肉摘除术

一、病历摘要

1. 基本情况

患儿男性，6岁，藏族，西藏日喀则市甲措雄乡人。主因"间断便中带血1年余"入院。患者于1年前无诱因开始出现便中带血，多见于大便后期，黏附在粪便外侧，色为鲜血，量少，无发热，无腹痛，无呕血、无腹泻，无呕吐，当时立即就诊于桑珠孜县医院就诊，该院急诊医生予以肛门指检后考虑可能存在"痔疮？"予以痔疮膏涂抹，治疗3d，患儿上述症状未见好转。其间就诊于当地藏医，予以藏药（具体药物及剂量不详）治疗20d，未见好转。于6d前患儿就诊于日喀则市人民医院，该院医生建议完善肠镜检查，但家属拒绝。为求进一步诊治，于今日来拉萨市人民医院门诊，门诊医生建议住院行肠镜检查治疗，故门诊以"血便原因待查？"收住院。

2. 既往史和个人史

平素体健，按时预防接种，无手术及外伤、输血史，无食物及药物（青霉素及磺胺类）过敏史。患儿系孕2产2，新法接生，足月顺产，生后否认窒息及产伤，生后母乳喂养至1岁6月，出生后5个月开始加用辅食。2个月会抬头，8个月出乳牙，乳牙已出齐。8个月会爬，1岁3个月会行走，现会说简单词语。

3. 体格检查

体温36.5℃，脉搏98次/min，呼吸24次/min，血氧饱和度89%。意识清晰，精神可，发育正常，营养中等，呼吸平稳，呼吸节律齐。各浅表淋巴结未扪及肿大。口周无发绀，口腔黏膜无干燥，咽部无充血，双侧扁桃体无肿大，未见分泌物及疱疹，颈软，无抵抗，胸廓无畸形，双肺呼吸音粗，未闻及啰音，心率98次/min，心音有力，律齐，未闻及病理性杂音，腹部平软，未见肠型及蠕动波，肝脏右肋下未触及肿大，肠鸣音正常，脊柱四肢无畸形，四肢肌张力正常，生理反射均存在，病理反射均未引出。

二、诊疗过程

1. 入院后完善相关检查

（2020 年 11 月 18 日）血常规：WBC 5.19×10^9/L，LY% 52.8%，NE% 32.8%，RBC 4.68×10^{12}/L，HGB 129 g/L，血细胞比容36.5%，平均红细胞血红蛋白浓度353 g/L，PLT 258×10^9/L，CRP ＜ 5.00 mg/L。凝血功能未见明显异常。生化示肝肾功能未见异常。大便常规：黄色硬便，隐血试验弱阳性。腹部彩超：未见异常。胃肠道彩超：未见异常积液扩张肠襻，未见厚壁肠壁。

2. 入院诊断

血便原因待查?

3. 治疗方案

患儿考虑存在下消化道出血，择期完善结肠镜进一步明确出血原因。结肠镜中情况：内镜所见：插镜顺利，送达部位：升结肠。大肠黏膜：所见乙状结肠，降结肠，结肠脾曲，横结肠，结肠肝曲，升结肠黏膜光滑，皱襞形态规则，黏膜下血管纹理清晰，未见糜烂，溃疡，肿物。病变部位：直肠。病变形态：距肛门 5 cm 直肠可见 1 个直径约 1.5 cm × 2 cm 大小的广基，有蒂，亚蒂息肉，息肉表面充血，糜烂，采用圈套器套扎，电凝，电切切之，送病理。后予 3 枚肽夹夹闭，过程顺利，无出血（图 13-5）。诊断：直肠息肉。术后予以一级护理，治疗上予以血凝酶及维生素 K1 止血，头孢曲松钠抗感染及补液等治疗，建议定期检测大便常规及隐血。

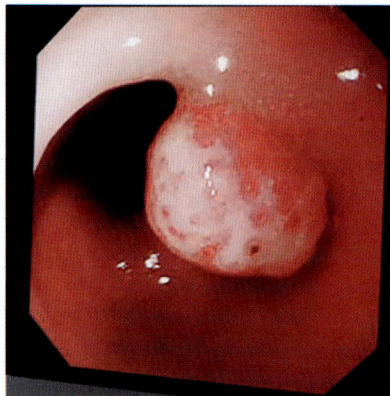

图 13-5　结肠镜检查

4. 出院诊断

直肠息肉（管状腺瘤）。

三、讨论总结

　　儿童肠息肉是一类凸起到消化道腔内的黏膜隆起，局限性增生后形成的组织，是引起儿童下消化道出血最常见的病因之一，其最常见的临床表现为无痛性血便。电子结肠镜检查是诊断结直肠息肉的金指标。结直肠息肉是儿童结肠镜检查最常发现的器质性病变，可引起多种临床症状，部分患儿患结直肠癌及其他器官癌症的风险明显升高。儿科医生需要对其提高认识，对有症状或有相关家族史的患儿积极进行结肠镜检查。大多数结直肠息肉可通过内镜下治疗得到痊愈。

　　儿童电子结肠镜下息肉摘除术属消化内镜 3 级手术，手术级别较高，难度较大。在首都医科大学附属首都儿童医学中心"以院包科"的带动下，拉萨市人民医院儿科成功创建了儿童消化内科亚专业，且先后成功开展了儿童电子胃镜、电子结肠镜等多项新技术。此次成功实施拉萨市人民医院儿科首例电子结肠镜下息肉摘除术更是在原有基础上有了质的飞跃。

（旦增罗布　康拉姆　郝建云）

参考文献

马昕，钟雪梅 . 儿童结直肠息肉的临床特征 [J]. 中国实用儿科杂志，2022, 37(12): 886-889.

病例 3

抗髓鞘少突胶质细胞糖蛋白抗体相关性疾病

一、病历摘要

1. 基本情况

患儿男性，3 岁，藏族，因"精神差 15 d，发热伴站立困难 4 d"于 2023 年 3 月 10 日入院。患儿于 1 周前无明显诱因出现嗜睡，双下肢出现跛行，无外伤及发热等不适，就诊于日喀则市人民医院完善头颅及腰椎 CT 未见异常，未予处理；5 d 前开始出现无法站立，不能说话及吞咽障碍，4 d 前出现发热，1 d 前出现皮疹，再次就诊于日喀则市人民医院，完善血常规大致正常，CRP 16.54 mg/L，予头孢曲松钠皮试后出现颜面潮红，故就诊于拉萨市人民医院急诊，急诊以"中枢神经系统感染"收住我科。

2. 既往史及个人史

该患儿平素体健，系孕 2 产 2，足月顺产，无窒息史，按时接种疫苗，否认结核及肝炎等传染病史，近期无疫苗接种史；智力运动发育大致同正常同龄儿；无手术及输血史。孕 1 产 1，男孩，6 岁，体健。父母体健，否认近亲结婚，否认传染病史、遗传及代谢病史。

3. 体格检查

体温 36.1℃，脉搏 80 次 /min，呼吸 23 次 /min，血压 84/60 mmHg，血氧饱和度 89%，体重 11 kg，头围 47 cm，心肺腹未见明显异常。专科查体：意识清楚，略烦躁，不能说话，双侧瞳孔等大等圆，对光反射灵敏，眼球活动可，无明显震颤，伸舌居中，颈软，四肢肌张力及肌力大致正常，四肢腱反射正常，吞咽反射存在。

二、诊疗过程

1. 入院后完善相关检查

血常规、PCT 大致正常；感染筛查均阴性。CRP 19.51 mg/L。生化、肝肾功能、电解质及血糖在正常范围。免疫指标：甲状腺功能及甲状腺抗体、抗核抗体谱及类风湿因子未见异常。代谢指标：乳酸、同型半胱氨酸及血氨大致正常。入院后完善腰椎穿刺检查，测脑脊液压力100 mmH₂O，脑脊液透明清亮，细胞数 $9×10^6$/L，糖3.76 mmol/L，总蛋白0.45 g/L，微生物涂片及培养、抗酸色均阴性。入院第3天完善脑电图：背景偏慢（图13-6）。入院后患儿运动、吞咽功能逐渐好转，仍不能说话；2023年3月14日头颅MRI提示：双侧大脑半球灰白质分界久清，双侧大脑半球稍肿胀，双侧额顶叶、放射冠区、侧脑室旁、基底节区、丘脑腹外侧及双侧海马散在多发斑片状稍长T1稍长T2信号，T2Flair序列呈稍高增高，DWI呈等或稍高信号，ADC图呈稍高信号（图13-7）。2023年3月29日复查头颅MRI：考虑自身免疫脑炎，较前片颅内病灶吸收减少，信号变淡（图13-8）。2023年3月21日脑脊液及血清免疫性脑炎抗体：脑脊液抗髓鞘少突胶质细胞糖蛋白抗体IgG（＋）1：32、血清抗髓鞘少突胶质细胞糖蛋白抗体IgG（＋）1：320。脑脊液及血清中枢神经系统脱髓鞘抗体谱：脑脊液抗髓鞘少突胶质细胞糖蛋白抗体IgG（＋）1：10、血清抗髓鞘少突胶质细胞糖蛋白抗体IgG（＋）1：100，余阴性。

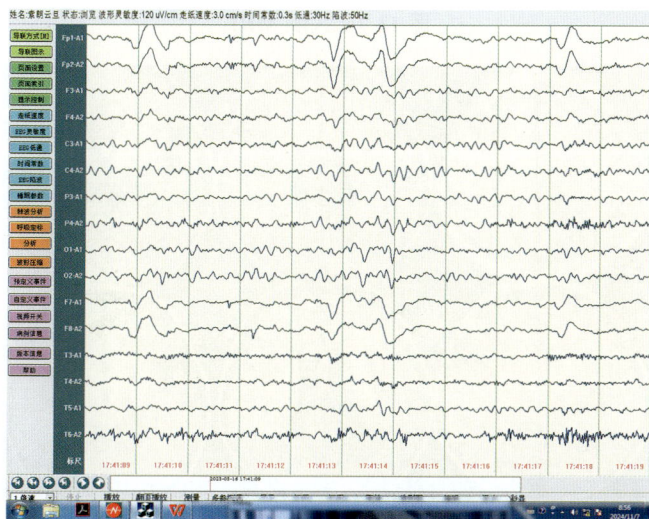

图13-6 脑电图

2. 治疗过程

患儿临床存在脑病、运动障碍、吞咽障碍及构音障碍，考虑为急性播散性脑脊髓膜炎，故入院第5天完善脑脊液及血自身免疫性脑炎抗体及中枢神经系统脱髓鞘抗体谱，并予人免疫球蛋白冲击2 g/kg（分3 d）联合甲泼尼龙静脉冲击20 mg/（kg·d）（3 d）后患儿运动、语言恢复至此次发病前状态，并予改为口服激素；入院第7天脑脊液及血清免疫性脑炎抗体：脑脊液抗髓鞘少突胶质细胞糖蛋白抗体IgG(＋)1：32、血清抗髓鞘少突胶质细胞糖蛋白抗体IgG（＋）1：320。脑脊液及血清中枢神经系统脱髓鞘抗体谱：脑脊液抗髓鞘少突胶质细胞糖蛋白抗体 IgG（＋）1∶10、血清抗髓鞘少突胶质细胞糖蛋白抗体 IgG（＋）1∶100，余阴性，故明确诊断为抗髓鞘少突胶质细胞糖蛋白抗体相关性疾病。入院第 18 天，复查头颅 MRI 提示病灶较前略有吸收。于 2023 年 3 月 30 日治愈出院，嘱院外逐渐减停口服激素（共住院 20 d）。

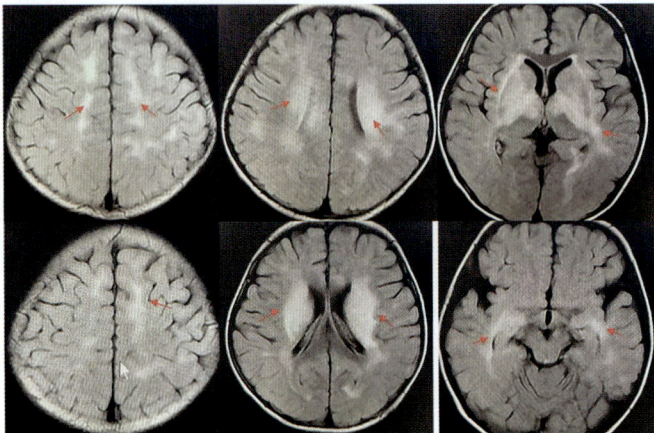

图 13-7　头颅 MRI

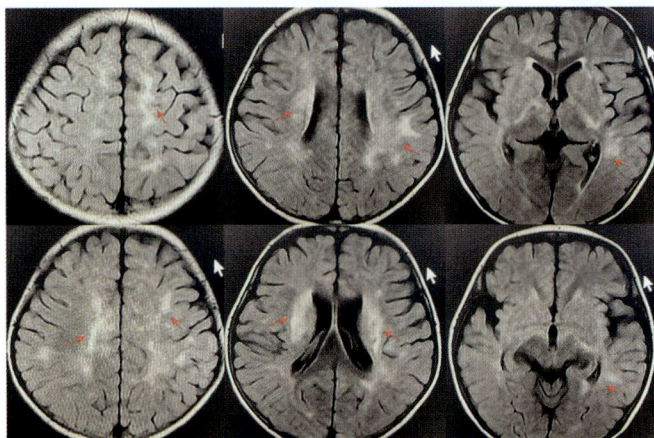

图 13-8　头颅 MRI

三、讨论总结

　　髓鞘少突胶质细胞糖蛋白抗体相关性疾病（myelin oligodendrocyte glycoprotein antibody related diseases，MOGAD）是一种主要由髓鞘少突胶质细胞糖蛋白抗体 IgG1 介导的中枢神经系统炎性脱髓鞘疾病。常见的临床表型主要包括急性播散性脑脊髓炎、视神经炎、急性横贯性脊髓炎等，较为罕见的包括各种脑炎等。抗髓鞘少突胶质细胞糖蛋白抗体特异性表达于少突胶质细胞髓鞘表面，早期抗髓鞘少突胶质细胞糖蛋白抗体多见于水通道蛋白 4 抗体阳性的视神经脊髓炎谱系疾病、多发性硬化等中枢神经系统炎性脱髓鞘疾病，主要通过细胞学方法检测到。而目前 MOGAD 被公认为一种独立谱系疾病，大多为单相病程，预后较好，但一部分呈多相病程，预后较差，可遗留永久性残疾及功能障碍，而少数较差的结局多与诊断延迟、治疗时间晚、多次复发等有关，故早期诊断、尽早治疗、识别复发预警因素以及降低复发风险是改善预后的关键。

由于临床表现及病程的异质性，MOGAD 的结局与预后评估困难。与视神经脊髓炎谱系疾病相比，MOGAD 预后相对较好但复发风险较高。单相病程一般预后较好，可以在数周或者数月内完全康复。MOGAD 的临床表型是预后的主要决定因素之一，如表现为急性横贯性脊髓炎的患儿遗留残疾的风险高，而表现为视神经炎的患儿风险较低。多相病程、抗髓鞘少突胶质细胞糖蛋白抗体持续阳性、首次发作治疗效果不佳、高尿酸血症及高半胱氨酸中毒提示预后较差，部分会遗留永久性残疾。急性播散性脑脊髓炎患儿常有运动、认知障碍；视神经炎患儿常有视觉损害；急性横贯性脊髓炎常伴有膀胱、肠道功能异常等。且上述后遗症多为首次发作时留下或者多次复发积累所致，故急性期开始治疗的时间及病程长短是长期结局的预测因子，早期诊治、减少复发，预后较好。

MOGAD 的预后评估没有精确的评判指标。视觉障碍可以通过光学相干断层扫描测量视网膜神经纤维层；运动系统障碍可应用临床扩展致残量表或者改良 Rankin 量表评估患儿神经功能恢复情况；认知障碍可以通过各种量表等评估。

MOGAD 容易复发，主要复发预警因素包括女童、严重的视神经炎、急性播散性脑脊髓炎 - 视神经炎、持续癫痫发作的急性播散性脑脊髓炎、脑干综合征、MRI 提示有脑白质营养不良样病变以及急性期治疗未完全缓解且遗留有严重障碍等。另外，初次发作时有发热、惊厥发作、静脉注射丙种球蛋白和/或激素治疗时间距起病超过 2 周、急性期激素疗程不足（< 3 个月）也可能与复发有关。此外，头颅影像学可能比临床表现更早提示复发，且可能有提示疾病病程的作用。有研究对 13 例 MOGAD 儿童进行回顾性分析，发现头颅 MRI 异常信号恢复不佳与复发或者预后较差相关，故有必要定期复查头颅 MRI。

MOGAD 临床表现及相关影像学检查均非特异，易误诊及漏诊，早期诊断是基于对血液或脑脊液抗髓鞘少突胶质细胞糖蛋白抗体的精确检测，以生物学标记作为辅助。MOGAD 无统一明确的治疗方案，具体治疗药物需要个体化选择。MOGAD 复发风险高，理解疾病发病及复发机制，早期识别复发迹象从而减少复发及后遗症。

MRI 扫描显示 MOGAD 患者常见或独有的特征：视神经周围视神经鞘强化（伴弥漫性眼眶脂肪受累和视神经强化）；右侧视神经肿胀和强化（冠状位）；双侧纵向广泛视神经 T2 高信号；放射学可见的视盘肿胀；眼底镜检查可见视盘水肿；胸椎纵向广泛 T2 高信号病变；脊髓中央受累伴 H 征；圆锥病变；T2 高信号脑桥病变；双侧小脑中脚 T2 高信号病变；累及双侧丘脑的 T2 高信号病变；累及幕上白质大面积边界不清的 T2 高信号病变；皮质液体衰减反转恢复高信号，伴柔脑膜强化。

（边巴次仁　高志杰　西绕玉珍　贡嘎曲珍）

参考文献

中华医学会儿科学分会神经学组，复旦大学附属儿科医院复旦大学 GRADE 中心 . 儿童髓鞘少突胶质细胞糖蛋白抗体相关疾病临床实践指南（2023）[J]. 中华儿科杂志 , 2023, 61(11): 964-977.

第十四章

儿外科

Chapter

14

病例 1

先天性十二指肠闭锁

一、病历摘要

1. 基本情况

患儿女性，1 d，藏族，阿里地区人。主因"胎龄不足娩出 0.5 h，产检可疑十二指肠闭锁"，产检超声提示双泡症入院。患儿系第 1 胎，第 1 产，胎龄 36+1 周，于 2024 年 5 月 11 日 14∶18 在拉萨市人民医院妇产科因"胎儿宫内窘迫"经剖宫产取出，羊水 2 度污染，无胎膜早破史，脐带、胎盘未见异常，患儿哭声可，反应可，肤色红润，四肢肌张力可，立即给予清理呼吸道、刺激、保暖、面罩吸氧等对症处理，吸出约 20 mL 污染羊水，阿普加评分：1 min 10 分，5 min 10 分，10 min 10 分；于 2024 年 5 月 3 日在外院彩超考虑患儿十二指肠闭锁可能，经我科医生会诊后，以"早产儿、先天性十二指肠闭锁"收入院。患儿自出生以来，无发绀、抽搐、尖叫、皮疹及发热等病史，小便未解，胎便未排。

2. 既往史和个人史

生后患病史：详见现病史。胎儿期情况：无特殊。过敏史：无。出生史：第 1 胎，第 1 产，胎龄 36+1 周，出生体重：1420 g，生产方式：剖宫产，接生者：产科医生。喂养史：未开奶。预防接种史：卡介苗未种，乙型肝炎疫苗：已种。

3. 体格检查

早产儿貌，患儿生命体征平稳，一般情况可，心肺无特殊。皮肤、巩膜未见黄染。腹部稍膨隆，腹式呼吸存在，无腹壁静脉曲张，未见肠型及蠕动波，腹软，未触及包块，脐部无突出，脐蒂未脱，脐轮无红肿，脐窝未见异常分泌物。肝脏未触及肿大，脾脏未触及肿大。腹部叩诊呈鼓音。肝上界位于右锁骨中线第 5 肋间。移动性浊音阴性。肠鸣音减弱，肠鸣音 2 ~ 3 次 /min，无气过水音。腹部未闻及血管杂音及摩擦音。肛门外生殖器无畸形。原始反射吸吮反射、觅食反射、握持反射、拥抱反射均可引出。

二、诊疗过程

1. 入院后完善相关检查

血常规：WBC 15.22 × 10^9/L，LY% 27.1%，NE% 64.8%，RBC 4.3 × 10^{12}/L，HGB 178 g/L，血细胞比容 51.5%，PLT 196 × 10^9/L；ABO 血型：B 型，Rh 血型阳性；CRP < 5.00 mg/L，PCT 0.12 ng/mL，提示大致正常。凝血五项：凝血酶原时间 16.8 s，活化部分凝血酶原时间 67.3 s，纤维蛋白原 1.23 g/L，凝血酶时间 23.4 s，血浆 D-D 3.04 mg/L，凝血酶原时间及活化部分凝血活酶时间稍延长，予以血凝酶及维生素 K1 预防出血。血生化：胆碱酯酶 4379 U/L，ALT 9.96 U/L，AST 30.24 U/L，总胆汁酸 10.92 μmo1/L，总蛋白 54.39 g/L，ALB 36.35 g/L，TBIL 45.44 μmol/L，DBIL 9.05 μmol/L。胃肠道彩超及上消化道造影提示：贲门少许位于膈上，可见胃管回声，胃内见大量积液，十二指肠球降部扩张，内见大量液体。长时间观察未见十二指肠球降部的液体向下蠕动，小肠萎瘪。内未见气体，横结肠内见少许气体及液体。上述征象首先应考虑十二指肠闭锁（图 14-1）。

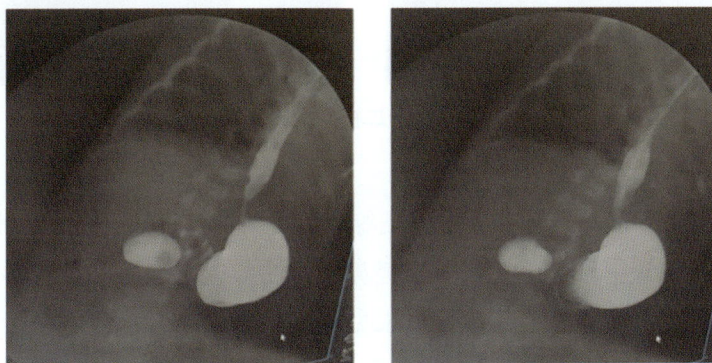

图 14-1　患者影像学检查

惠儿口服注入造影剂后可见胃及闭锁以上十二指肠明显扩张，蠕动增强，闭锁盲端边缘光滑、扩张显著，呈"风兜状"，造影剂不能下行。

2. 术前诊断

先天性十二指肠闭锁；早产儿。

3. 手术规划

十二指肠 - 十二指肠菱形吻合术几乎适用于所有的十二指肠梗阻病例，不论病因是狭窄还是闭锁，或是否有环状胰腺该手术也是治疗是十二指肠隔膜的一种安全方法，因为其避免了十二指肠隔膜切除引起胰胆管系统破坏的风险。若遇到较长的闭锁或游离远端十二指肠困难，可行十二指肠 - 空肠吻合术。在横结肠系膜上开一小窗，将位于屈氏韧带远侧的十二指肠第 1 段从中穿过，行十二指肠 - 空肠吻合术。

4. 术中情况

取上腹部横切口。分别切开皮肤及皮下组织进入腹腔；术中见　腹腔内少量积液，十二指肠降部切开见隔膜样闭锁，系膜完整，远端肠管干瘪肠腔较细。探查其余肠管未见明显异常。切开十二指肠隔膜，将 20 mL 生理盐水由远端肠管打入，可见远端小肠及结肠充盈可。用 5-0 聚对二氧环己酮可吸收缝线予以十二指肠菱形吻合后 6-0 予以浆膜层加固，予以 6 号胃管通过吻合口导入空肠，置入空肠营养管。再次探查腹腔内无明显活动性出血，系膜无扭转，清点手术器械无误；十二指肠吻合口处放置 1 枚 12 号负压引流管并固定；3-0 可吸收线间断全层缝合切口，纱布覆盖；手术顺利，麻醉效果良好，术中出血约 10 mL。术后患者带气管插管安返新生儿病房（图 14-2）。

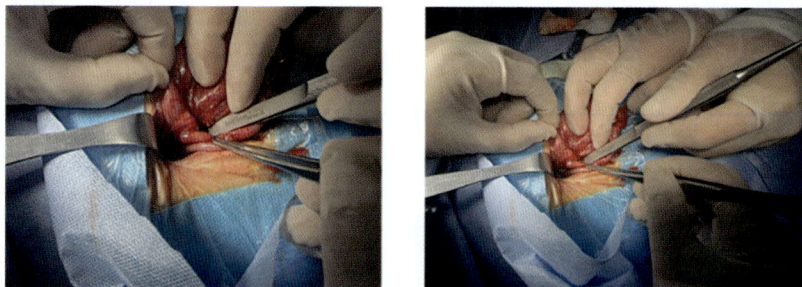

图 14-2　十二指肠闭锁情况

5. 术后处理

术后予以禁食水、肠外营养、抗感染等对症支持治疗后患儿一般情况可，术后复查上消化道造影结果提示：患儿口服或经鼻饲管注入造影剂后可见造影剂可自胃腔 - 十二指肠 - 小肠缓慢顺利通过，吻合口未见明显狭窄及吻合口瘘。术后第 13 天经口喂养，并逐渐加量后患儿未见腹胀等不适，每日胎粪及小便量正常。术后 12 d 再次复查上消化道造影（图 14-3）。

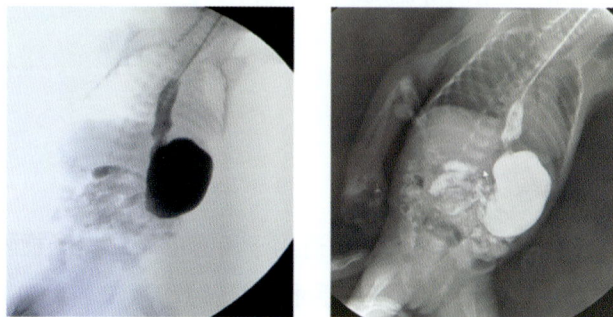

图 14-3　术后复查造影图像

三、讨论总结

瓣膜切除术适用于瓣膜闭锁或狭窄的病例，方法简单，效果较好。术中借助胃管确定瓣膜部位，以瓣膜为中心纵行切开肠壁，在切除环形瓣膜时要完全，同时应注意勿损伤肠壁、胆管及胰管。探查远端肠管证实无梗阻及其他畸形后，横行缝合十二指肠切口。

提高疗效的措施：该病的治疗除选择适宜的术式外，充分的术前准备和正确的术后治疗非常重要。术前应进行持续胃肠减压，补充液体和电解质，加强保温和呼吸管理。

该病术后肠道功能恢复较慢，一般需 5 ~ 10 d，或更长，在肠道功能恢复以前，应行持续有效的胃肠减压。经中心静脉给水、电解质和营养物质，使每日热量在 80 ~ 100 kcal/kg，过早进食不利于肠道功能恢复，且有发生呕吐误吸的风险。

（索朗央宗　李颀　普布次仁　西热云旦）

参考文献

[1] 黄鹏凌，马超，裴广华 . 超声诊断儿童十二指肠疾病的临床应用进展 [J]. 中国城乡企业卫生，2023, 38(3): 29-32.

[2] 陈星兆，吕志宝 . 先天性肠闭锁的手术治疗现状 [J]. 临床小儿外科杂志，2022, 21(5): 490-493.

[3] 孙真真，霍亚玲，谷慧慧，等 . 先天性十二指肠梗阻的超声诊断及漏误诊原因分析 [J]. 中国超声医学杂志，2021, 37(3): 292-295.

病例 2

先天性肛门闭锁：舟状窝瘘

一、病历摘要

1. 基本情况

患儿女性，3个月，藏族，西藏自治区那曲市巴青县人。主因"发现肛门位置异常3个月"收入拉萨市人民医院小儿外科。患儿于3个月余前出生后家属发现肛门位置异常，正常肛穴处未见肛门口。就诊于西藏军区总医院，诊断为肛门畸形，经瘘口排便可，喂养可，无腹胀。予以出院，出院后患儿排便可、喂养可。近期患儿出现排便困难，排便量少，无腹胀、腹痛、腹泻等症状，无咳嗽、咳痰，无发热、无脓血便等症状，就诊拉萨市人民医院小儿外科门诊，门诊以"异位肛门"收入拉萨市人民医院。患儿自患病以来，精神状态良好，食欲食量良好，睡眠情况良好，体重 4.1 kg，大便无殊，小便无殊。

2. 既往史和个人史

预防接种史不详，否认结核、肝炎等传染病史，否认外伤史，否认手术史，否认精神病史，否认过敏史，无输血史，出生于原籍，长期居住于原籍，无疫区接触史，无放射性物质接触史。

3. 体格检查

腹部平坦，腹式呼吸存在，无腹壁静脉曲张，未见肠型及蠕动波，腹软，无压痛，无反腹部叩诊呈鼓音，全腹未触及包块，肝脾肋下未触及，墨菲征阴性，腹部未闻及血管杂音，肝区无叩痛，脾浊音区正常。移动性浊音阴性，肠鸣音 4 ~ 6 次 /min。正常肛穴处未见肛门开口，肛穴较深，刺激肛门括约肌有收缩，阴道下方，阴道前庭处可见 1 个小瘘口，内排出少量大便。外生殖器发育正常（图 14-4）。

二、诊疗过程

1. 完善检查

入院后患儿完善相关检查：血常规、生化、电解质、凝血、感染八项未见异常，盆腔彩超提示：直肠末端距肛门隐窝距离约 2.1 cm。心脏彩超提示：房间隔小缺损多大有无合并分流。经瘘口造影及盆底 MRI 检查提示：直肠肠壁未见增厚；肛管位置前移，紧贴阴道后壁走形，开口于会阴部，距离正常肛门皮肤约 2.4 cm，双侧肛提肌、肛门外括约肌纤细，显示欠清。骶骨形态信号未见异常，骶前未见占位（图 14-5）。

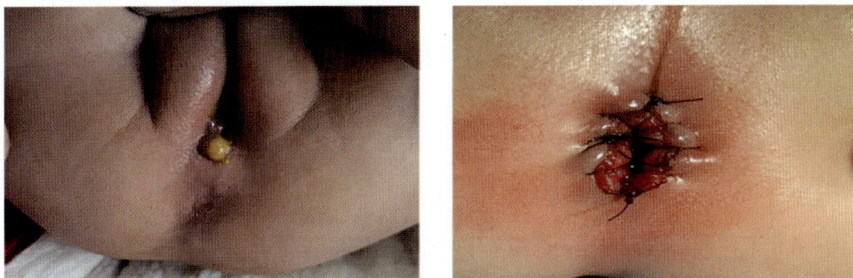

图 14-4　术前肛门外形及术后肛门外形

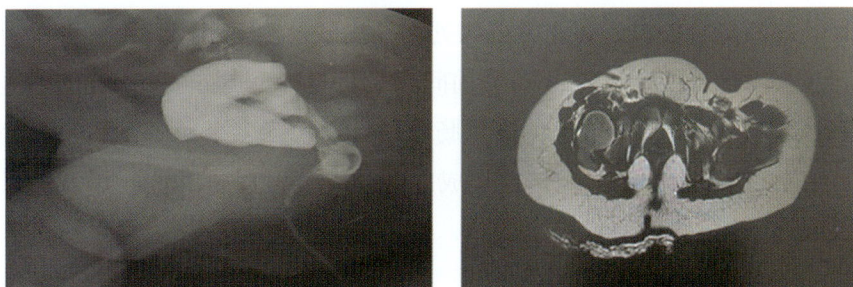

图 14-5　术前影像学检查

2. 手术规划

患儿根据临床表现及术前相关检查明确诊断为先天性肛门闭锁：直肠舟状窝瘘。

该疾病是女孩最常见的肛门直肠畸形。Wingspread 分类法将直肠舟状窝瘘分为低位和中位。中位直肠舟状窝瘘的瘘管较长，直肠盲端位于肛提肌水平。目前，中位直肠舟状窝瘘的手术主要采用经会阴入路，包括经直肠内修补、经会阴前矢状入路、经会阴后矢状入路及保留外括约肌的经会阴前矢状入路术等。传统观点认为直肠舟状窝瘘患儿预后较好，但约有 61.4% 的中位直肠舟状窝瘘患儿术后出现便秘，约半数患儿需使用泻药辅助排便，严重影响其生活质量。且由于中位直肠舟状窝瘘直肠盲端位于甚至高于肛提肌水平，单纯经会阴入路手术游离直肠盲端切口大，对肛周肌肉损伤大，可能导致术后伤口感染、吻合口裂开、肛门前移及瘘管复发等并发症，进而影响患儿肛门括约肌的功能。

腹腔镜辅助肛门成形术目前已广泛用于该疾病的治疗，其具有创伤小、可充分显露及游离盆腔结构、保证直肠位于括约肌复合体中心等优势，其安全性及临床疗效已得到证实。根据目前患儿术前相关检查情况拟定行腹腔镜辅助肛门成形术。

3. 术中情况

腹腔镜下可见小肠少许粘连，未见明显腹腔积液。直肠末端可见 1 个瘘口，瘘口与阴道下方相通，直径约 0.5 cm，正常肛门开口处可见肛凹，无正常肛门开口。

全身麻醉起效后，留置尿管，取仰卧位，常规消毒铺巾；经脐部切口，长约 3 mm，用 3 mm 戳卡插入至腹腔，建立气腹，然后将腹腔镜放入，在腹腔镜监视下进行各点的穿刺。先在右侧腹部 3 mm 切口穿刺放入 3 mm 套管，再在左侧腹部放入 3 mm 的套管；腹腔镜下探查见：腹腔镜下可见小肠少许粘连，未见明显腹腔积液。直肠末端可见 1 个瘘口，瘘口与阴道下方相通，直径约 0.5 cm，正常肛门开口处可见肛凹，无正常肛门开口；首先游离腹腔内肠管粘连。将子宫悬吊于腹壁，沿着肠壁游离直肠末端至腹膜反折下，直肠末端可见 1 个瘘口，瘘口与阴道下方相通，直径约 0.5 cm，在此离断肠管；手术区域转至肛门，用电刀烧灼阴道下方瘘口周围肠黏膜后用 5-0 pds 线间断缝合瘘口，在正常肛凹处切开皮肤及皮下组织，用血管钳沿肌肉中心点向盆腔侧分离。最终在瘘口下方骶前间隙之间的疏松脂肪组织中穿出建立隧道，扩张隧道后将分离好的结肠拖出，避免肠管扭转，切除多余肠管，肠管血运可，将肠管和周围皮肤用可吸收线间断缝合形成肛门，成型后直径 2 cm；留置肛管 1 枚并固定；逐层缝合腔镜孔；清点手术器械，纱布敷料包扎伤口，手术完毕。术中出血约 5 mL。

4. 术后处理

术后当日安返病房予以心电监护，吸氧，禁食水，预防感染，补液，加强肛周护理，术后第 3 天复查血常规提示：WBC 8.63×10^9/L，NE% 57.2%，CRP 9.54 mg/L；5 d 改流质饮食，口服头孢克洛，每天用碘伏水反复冲洗肛门，保持术区清洁干燥。术后第 15 天出院一般情况可，生命体征平稳，腹软，无压痛，无反跳痛及肌紧张，伤口敷料清洁干燥，未见异常渗出，肛管通畅在位，肛门口直肠黏膜红润，建议出院 1 周来拉萨市人民医院小儿外科门诊复查并向患儿家属交代使用扩肛棒（由 7-15 号，每两周加大一号，每天 3 次，每次 3 ~ 5 min）。

三、讨论总结

肛门直肠畸形患儿直肠盲端的位置与肛提肌发育程度有关，且影响患儿预后。在低位直肠舟状窝瘘中，直肠盲端靠近会阴皮肤，括约肌复合体中心的纵肌管隧道宽且发育好，故肛门成形手术相对容易，预后效果通常较好。而在中位直肠舟状窝瘘中，直肠盲端位于肛提肌水平，其瘘管长而窄，与阴道共壁较长，全层游离瘘管会增加阴道损伤和术后直肠阴道瘘的风险。此外，中位直肠舟状窝瘘患儿的会阴部括约肌复合体中的隧道发育不良（与男孩的直肠球部尿道瘘相当），术中为了将直肠与阴道壁完全分离至腹膜反折，常需切开会阴体和后联合，如经会阴前矢状入路；或括约肌复合体，如经会阴后矢状入路，以建立隧道拖出直肠。传统的经会阴入路手术存在直肠游离不充分的弊端，术后吻合口张力高，常导致切口裂开、直肠回缩或肛门狭窄等并发症。

　　本文提出了一种中位直肠舟状窝瘘的手术新途径，在腹腔镜辅助下可清晰显示盆腔结构，精细解剖，充分游离中位直肠舟状窝瘘患儿盆腔深部的直肠，同时减少对后联合和括约肌复合体的损伤。一期或三期经会阴前矢状入路 / 经会阴后矢状入路术是目前中位直肠舟状窝瘘的常规术式。研究表明，与传统三期手术相比，一期手术术后早期并发症，如伤口感染的发生率较高。术后伤口感染常导致吻合口裂开、瘘管复发、会阴体及括约肌复合体组织纤维化等。在中位直肠舟状窝瘘中，长而窄的瘘管不能发挥肛管的作用，且可能与术后便秘有关，故应切除。切除中位直肠舟状窝瘘中的远端移行上皮后，此部分肛门感觉可通过肛门外括约肌和肛提肌中的肌梭代偿，不会影响肛门整体感觉。

　　肛门成形术治疗中位直肠舟状窝瘘的手术目的：①将直肠与阴道完全分离；②从盆腔至会阴充分游离直肠（必要时切除扩张肥厚的直肠）；③关闭瘘管；④尽量微创地扩张位于纵肌管中心的隧道。中位直肠舟状窝瘘存在瘘管细长、直肠盲端位置较高、与阴道共壁长度长等特点，传统经会阴入路、经会阴后矢状入路或经会阴前矢状入路等术式在治疗中位直肠舟状窝瘘患儿时均存在不同弊端，无法较高质量地实现上述手术目的。腹腔镜辅助肛门成形术治疗中位直肠舟状窝瘘具有手术瘢痕小、伤口感染发生率低等优势，效果确切。

　　腹腔镜辅助下肛门成形术首次由拉萨市人民医院小儿外科开展，填补了治疗先天性肛门闭锁的空白，开创了微创治疗先天性疾病的新纪元。

（丹增勘孜　李　颀　普布次仁　西热云旦）

参考文献

［1］曾战东, 刘丰丽, 马同胜, 等 . 新生儿期手术治疗先天性肛门闭锁伴直肠前庭

瘘的临床效果分析 [J]. 中国现代手术学杂志 , 2024, 28(1): 13-17.

［2］徐珂 , 张攀 , 郝毅 . 腹腔镜辅助下肛门成形术治疗先天性中高位肛门闭锁的效果及对创伤反应、排便功能的影响 [J]. 临床医学研究与实践 , 2024, 9(4): 106-109, 130.

［3］杨昌振 . 腹腔镜辅助肛门直肠成形术后中位和高位先天性肛门直肠畸形的中期预后对比 [D]. 北京 : 北京协和医学院 , 2023.

第十五章

重症医学科（ICU）

Chapter

15

病例 1

脑脓肿、感染性休克并发肝素诱导血小板减少症

一、病历摘要

1. 基本情况

患者男性，51 岁，主因"突发头痛、呕吐伴发热 1 d"入院。1 d 前患者无明显诱因出现头痛，伴非喷射性呕吐，量不多，为胃内容物。患者同时伴有发热，体温最高 38.5℃，无畏寒、寒战，无咳嗽、咳痰。发病期间患者无抽搐、视物模糊等不适主诉，为进一步治疗就诊拉萨市人民医院。

2. 既往史和个人史

既往 2 型糖尿病 4 年。否认高血压、脑血管疾病等病史，否认外伤及输血史，无烟酒嗜好，否认家族遗传病史，否认疫区及传染病接触史。患者已婚已育，家人健康。

3. 体格检查

患者意识呈嗜睡状态，唤醒后可遵嘱活动，双侧瞳孔等大等圆，直径 3 m，直接对光反射灵敏。脑膜刺激征（+）。皮肤和巩膜无黄染，双肺呼吸音清，未闻及干湿啰音。腹软，无压痛、反跳痛，肠鸣音弱。四肢肌力 5 级，双侧巴宾斯基征未引出。

二、诊疗过程

入院后完善头颅 CT 后提示：右侧颞叶脑脓肿见（图 15-1）。入院 2 d 后出现昏迷加重，血压下降至 60/40 mmHg，心率 130 次 /min，深大呼吸，测量随机血糖为 35.6 mmol/L，尿酮体（+++），尿糖（+++），考虑存在感染性休克、酮症酸中毒转入 ICU。经扩容、补液、降血糖、纠正内环境紊乱等对症治疗后，患者循环功能逐渐稳定，但意识状态仍无改善。完善腰椎穿刺，脑脊液呈黄色浑浊（图 15-2A），实验室检查提示颅内感染。予以美罗培南 2.0 g q8h 泵入抗感染治疗，加强营养支持，强化胰岛素治疗，低分子肝素预防深静脉血栓治疗。4 d 后患者意识逐渐恢复，再次行腰椎穿刺，脑脊液转为透明清亮（图 15-2B）。入院时患者 PLT 287×10⁹/L，

入院后第 5 天出现急剧降低 $48 \times 10^9/L$，并于第 6 天迅速降至 $9 \times 10^9/L$，患者无活动性出血征象，且皮肤黏膜未见淤血、瘀斑。完善凝血指标：凝血酶原时间 13.3 s，部分活化凝血酶原时间 46.4 s，纤维蛋白原 8.41 g/L，D-D 1.38 mg/L。超声检查提示四肢血管及中心静脉导管周围无血栓形成。患者目前处于感染控制状态，且无弥散性血管内凝血诱因，考虑血小板急剧下降与肝素诱导血小板减少症（heparin-induced thrombocytopenia，HIT）有关，根据 4Ts 评分及病因时间分类得出：此患者为 II 型 HIT，即典型 HIT。立即停用低分子肝素，并予以免疫球蛋白封闭抗体治疗。在停用低分子肝素后血小板没有再进行性下降，直到停用 5 d 后血小板上升至 $55 \times 10^9/L$。最终在 ICU 治疗 14 d 后患者颅内感染控制良好，意识恢复正常，血小板恢复正常而转入普通病房。

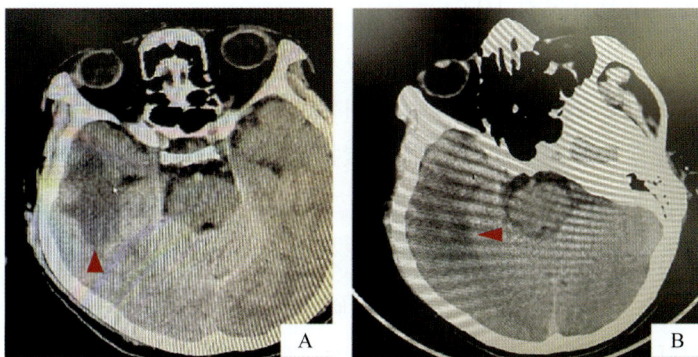

图 15-1　患者入院时头颅 CT 可见右侧颞叶脓肿（红色箭头）

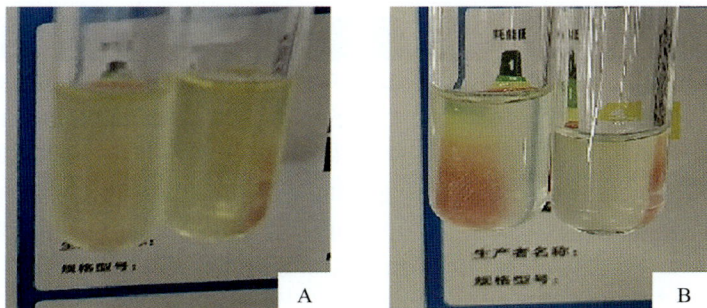

图 15-2　患者治疗前后脑脊液变化

A：患者入院时脑脊液呈黄色浑浊；B：经抗感染治疗后患者脑脊液转变为无色透明清亮。

三、讨论总结

肝素是目前临床上应用相对广泛的抗凝药物，低分子肝素钙是从肝素中分离或降解而来，目前临床上应用更加广泛。HIT 是应用肝素后严重的不良反应，发生率为 0.1% ~ 1.0%。国内有关 HIT 的文献报道较少，且多局限于综述。现将拉萨市人民医院 2021 年出现的 1 例 HIT 报道如下，旨在提高对这种不良反应的认识及治疗措施。

HIT 是肝素临床最常见的非出血性并发症。其是一种由肝素与内源性血小板因子 4 结合形成的复合物所诱发的免疫并发症。虽然免疫反应很常见（8% ~ 50%），但引起血小板减少和血栓形成的临床并发症发生率很低，普通肝素发病率为 1% ~ 4%，低分子肝素发病率 < 1%。肝素对血小板凝集的药理作用引起的血小板下降称为Ⅰ型 HIT，血小板一般不低于 100×10^9/L。另一类是免疫相关型，病情比较严重，表现为血小板显著下降伴 / 不伴血栓形成Ⅱ型 HIT。免疫型 HIT 可以出现迟发性 HIT，持续性（难治性）HIT，严重血小板减少症（血小板计数 < 20×10^9/L），伴有明显的弥散性血管内凝血，以及自发性 HIT。

HIT 诊断最重要的因素是肝素治疗及与其相关的并发症及发生时间。血小板因子 4/ 肝素抗体在首次肝素治疗后的平均 4 d 内检测到，5 ~ 14 d 出现血小板减少和 / 或血栓形成的临床表现。近期（100 d）有肝素接触史的，由于循环中存在抗血小板因子 4/ 肝素抗体，再次接触后 24 h 内迅速发生。"迟发性 HIT"是在肝素停药数天到数周后发生，临床比较少见。目前推荐 4Ts 评分（血小板减少、时间、血栓形成、血小板减少的其他原因；0 ~ 8 分），帮助医生确定临床诊断 HIT 的可能性（表 15-1）。确诊需要检测 HIT 抗体和 /（或）血小板功能试验进行。

表 15-1　HIT 评分系统

评估要素	2 分	1 分	0 分
血小板减少的数量特征	同时具备下列两者 1. 血小板减少 > 50% 2. 最低值 ≥ 20×10^9/L	具备下列两者之一 1. 血小板减少 30% ~ 50% 2. 最低值（10 ~ 19）× 10^9/L	具备下列两者之一 1. 血小板减少 < 30% 2. 最低值 < 10×10^9/L
血小板减少的时间特征	具备下列两者之一 1. 使用肝素 5 ~ 10 d 2. 再次接触肝素 ≤ 1 d（在过去 30 d 内曾接触肝素）	具备下列两者之一 1. 使用肝素 > 10 d 2. 使用肝素 ≤ 1 d（在过去 100 d 内曾接触肝素）	使用肝素 < 5 d（近期未接触肝素）
血栓形成的类型	新形成的静、动脉血栓；皮肤坏死；肝素负荷剂量后的急性全身反应	进展行或再发生的血栓形成，皮肤红斑；尚未证明的疑似血栓形成	无
其他导致血小板减少症的原因	没有	可能有	确定有

注：4 项评分相加，根据得分确定 HIT 的临床可能性，≤ 3 分为低度，4 ~ 5 分为中度，6 ~ 8 分为高度临床可能性。肝素接触的首日记为 0 d。

但是，对于 HIT 诊断最重要的基石是医生对患者病情的密切观察，在出现异常时（例如血小板计数下降，肝素抗凝状态下血栓形成），应及时考虑 HIT，然后用 4Ts 评分评估 HIT 的临床可能性。如本例患者在中枢神经系统感染、糖尿病酮症酸中毒、感染性休克、急性肾损伤趋于稳定后，出现血小板的急速下降。在排除血栓性血小板减少性紫癜、特发性血小板减少性紫癜、严重感染和药物诱发这些可能引起血小板下降的原因后，结合发病前 5 d 有使用低分子肝素史，HIT 的可能性不排除，结合 4Ts 评分为 6 分，为高度临床可能性。虽然没有进行 HIT 抗体的检测条件，在停止肝素后，患者血小板进行性上升，也从治疗角度肯定了血小板下降与低分子肝素相关，临床诊断 HIT 的成立。

早期识别非常关键，因为血小板进行性下降，发生血栓的风险为 17% ~ 52.8%，是患者的主要致死原因。停止肝素是高度怀疑免疫型 HIT 的第一步，多数单纯性血小板减少的患者于 1 周内血小板恢复正常。而对于本例属于严重型 HIT，则需要血浆置换及时清除抗血小板因子 4/ 肝素抗体，免疫球蛋白抑制抗体介导的血小板激活。本例患者停止低分子肝素后，并选择免疫球蛋白治疗［0.4 g/（kg·d）］治疗，这可能也是患者快速恢复的原因。免疫球蛋白不仅可以中和血小板因子 4/ 肝素抗体，抑制肝素非依赖性血小板激活，而且可以有效抑制补体激活，阻断免疫型 HIT 抗体的血小板活化。临床上表现为输注丙种球蛋白后患者血小板计数快速升高，降低血栓形成风险。

对于 HIT 患者，停用肝素后的替代抗凝方案也非常关键，可以选择非肝素类抗凝药，包括非口服药比伐卢定、阿加曲班和磺达肝癸钠、利伐沙班等。待血小板数目恢复至正常范围（≥ 150×10^9/L）时可换用华法林。除血小板计数非常低，否则不建议输注血小板，因为血小板可促进血栓素释放，加重血栓形成。

预防深静脉血栓是危重症患者管理的重要部分，但需要警惕肝素诱导的血小板减少症，密切关注病情变化，适时作出判断和治疗是避免危及生命的唯一方法。

（达　瓦　强巴德吉　普布次仁　刘海霞）

参考文献

［1］中国医师协会心血管内科医师分会血栓防治专业委员会. 肝素诱导的血小板减少症中国专家共识 (2017)[J]. 中华医学杂志, 2018, 98(6): 408-417.

［2］CUKER A, AREPALLY G M, CHONG B H, et al. American Society of

Hematology 2018 guidelines for management of venous thromboembolism: heparin-induced thrombocytopenia[J]. Blood Adv, 2018, 2: 3360-3392.

[3] MARCHETTI M, ZERMATTEN M G, BERTAGGIA CALDERARA D, et al. Heparin-induced thrombocytopenia: a review of new concepts in pathogenesis, diagnosis, and management[J]. J Clin Med, 2021, 10(4): 683.

重症肺炎

一、病历摘要

1. 基本情况

患者男性，76 岁，藏族，生活于海拔 3600 m 高原。主因"间断咳嗽、咳痰 6 个月，加重伴气喘 7 d"就诊于呼吸科。6 个月前患者受凉后出现发热，伴咳嗽、咳痰，量不多，白稀痰，自服抗生素（具体不详）治疗后可好转，但之后糊状间断出现咳嗽症状，不伴发热、寒战，无恶心、呕吐。7 d 前患者无明细诱因出现喘憋症状，进行性加重，不能平卧，当地卫生院予头孢呋辛抗感染及雾化、平喘等对症治疗后效果不佳就诊于拉萨市人民医院。发病期间患者食欲较前减低，二便正常，体重无明显下降。

2. 既往史和个人史

既往体健。否认高血压、糖尿病、心脏病病史。否认结核、肝炎等传染病史。否认药物、食物过敏史，无输血史。长期居住于原籍，无疫区疫水接触史。配偶及子女均体健。吸烟史 30 余年，2 包 /d。

3. 体格检查

意识清，体温 36.2℃，脉搏 112 次 /min，呼吸 21 次 /min，血压 135/70 mmHg，血氧饱和度 79%（未吸氧），口唇发绀，双侧中下肺可闻及湿性啰音，未闻及 Velcro 啰音，双肺未闻及胸膜摩擦音，双下肢轻度凹陷性水肿。血常规：WBC 11.83×10^9/L，N% 84.6%，LY% 14%，CRP 148.61 mg/L，ESR 40 mm/h，PCT 0.4 ng/mL。血气分析：pH 7.48，PO_2 43 mmHg，PCO_2 26.8 mmHg，剩余碱 –2.3 mmol/L；肝肾功能无异常，感染：乙型、丙型肝炎及艾滋病、梅毒均阴性，呼吸道病毒检测：未见异常。胸部 CT（图 15-3）提示：双肺大片实变影，磨玻璃影，考虑肺部感染？肺泡蛋白沉积症？入院诊断：①重症肺炎；②肺泡蛋白沉积症？

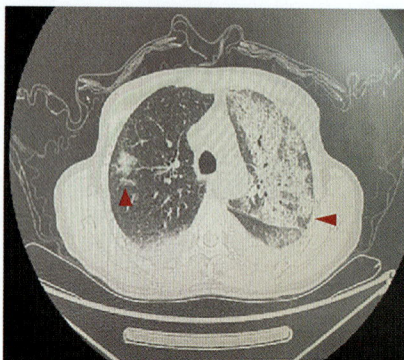

图 15-3　患者入院时肺 CT 可见左肺弥漫性及右肺斑片状高密度渗出影（红色箭头）

二、诊疗过程

给予无创呼吸机辅助通气，舒普深＋莫西沙星抗感染，辅以利尿、祛痰、保护胃黏膜等治疗，效果欠佳。3 d 后吸氧浓度由 60% 升至 90%，血氧饱和度波动在 89%～91%；复查胸部 CT（图 15-4）提示：双肺实变影较前加重。支气管镜检查：右肺中叶支气管管腔内可见碳沫样色素沉着。送检二代测序、G-CPERT、细菌培养＋药敏、脱落细胞学。痰涂片提示少量革兰氏阴性杆菌及革兰氏阳性球菌。真菌培养：无真菌生长。外送抗中性粒细胞胞质抗体二项、抗可提取性核抗原多肽抗体、抗核抗体、抗环瓜氨酸肽抗体定量、抗角蛋白抗体、类风湿因子均为阴性。调整抗感染方案为美罗培南＋利奈唑胺。调整治疗后 8 d，患者病情进一步加重转入 ICU。入 ICU 后重新评估患者病情，支气管镜下肺组织活检：镜下肺泡间质局灶纤维组织增生，少许淋巴细胞浸润（图 15-5）。修正诊断为"隐源性机化性肺炎"。予甲泼尼龙

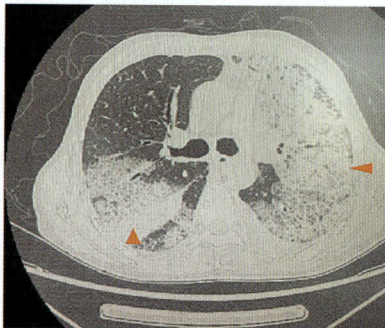

图 15-4　患者经抗感染治疗后肺 CT 变化

经舒普深联合莫西沙星抗感染治疗后，患者双肺渗出性病变进一步加重，表现为右肺中下叶以及左肺弥漫性渗出改变（橘黄色箭头）。

80 mg，q12h 抗炎，抗生素降级为舒普深。治疗 3 d 后患者气喘较前缓解。复查胸部 CT（图 15-6A）提示肺部阴影吸收。甲泼尼龙减量为 40 mg，q12h，治疗 5 d 后序贯醋酸泼尼松片治疗。2 周后复查胸部 CT（图 15-6B）提示双肺实变影基本吸收，血氧饱和度在面罩吸氧 3 L/min 下可维持于 93% 水平。出院随访恢复良好，日常生活不受限。

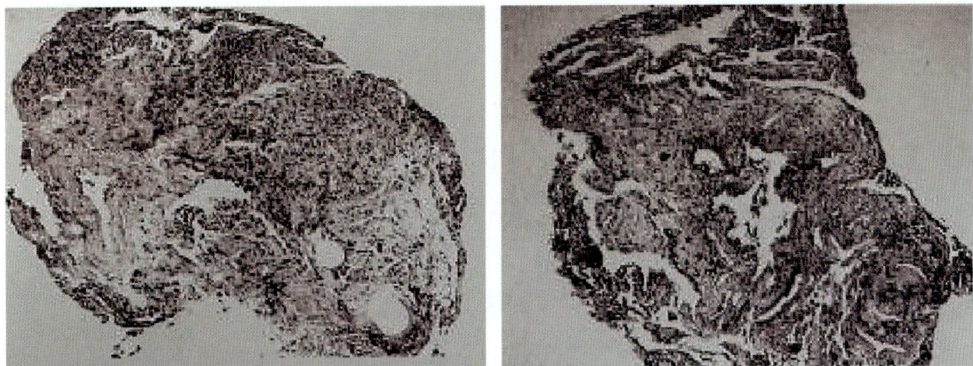

图 15-5　支气管镜肺组织活检病理

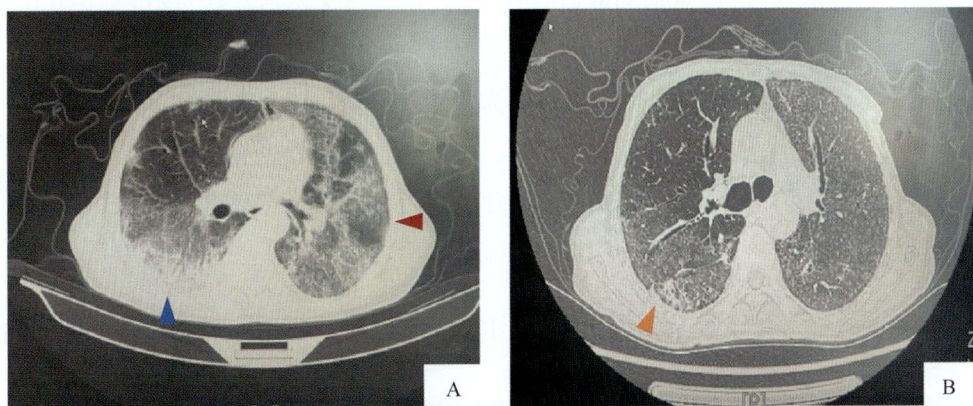

图 15-6　患者经激素治疗后肺 CT 变化

　　A：经甲泼尼龙治疗 3 d 后，患者双肺渗出较前好转，肺 CT 可见右下肺实变较前缩小（蓝色箭头），左肺弥漫性渗出较前吸收，表现为散在磨玻璃样改变（红色箭头）；B：经甲泼尼龙治疗 2 周后，患者双肺渗出明显吸收，仅右肺残存小范围渗出病变（橘色箭头）。

三、讨论总结

　　隐源性机化性肺炎属于特发性机化性肺炎（以往称为闭塞性细支气管炎伴机化性肺炎），是一种弥漫性间质性肺疾病，病变累及细支气管远端、呼吸性细支气管、肺泡管和肺泡壁。肺泡壁是损伤的主要区域。隐源性机化性肺炎的确切发病机制尚不清楚。一般认为机化性肺炎是肺泡上皮损伤的结果。隐源性机化性肺炎发病通常是在40 ～ 59 岁，男女患者数量相当。大多数患者的症状持续不到 2 个月，临床表现类似于社区获得性肺炎（如咳嗽、劳力性呼吸困难及体重减轻）。约 50% 患者起病前有流感样表现。隐源性机化性肺炎的诊断需要通过组织病理学发现机化性肺炎这一主要病理学特征并排除其他病因。此外，隐源性机化性肺炎的鉴别诊断包括多种疾病，需要加以排除。根据临床经验和病例报告，对于少数病情进展迅速和病变广泛的患者（例如需要高流量辅助供氧），在排除感染后，建议静脉用糖皮质激素作为初始治疗，例如甲泼尼龙 125 ～ 250 mg，每 6 小时 1 次，或 750 ～ 1000 mg 静脉冲击，1 次 /d，持续 3 ～ 5 d。患者表现出临床症状改善（通常在 5 d 内），糖皮质激素治疗可改为口服泼尼松 0.75 ～ 1.00 mg/（kg·d），按千克体重进行计算，最大剂量为 100 mg/d。后糖皮质激素逐渐减停，治疗过程中应警惕激素的副作用。

综上所述，本病误诊率高，本例表现为重症肺炎少见。患者病史较长，但气喘症状出现很晚，考虑与高原居住，缺氧耐受性强有关。高原居民的血氧饱和度常低于平原地区，该患者治疗后，血氧饱和度恢复到 93%，患者已无不适症状，能恢复正常生活。这样的血氧饱和度水平也为高原地区普遍的血氧饱和度水平。

回顾本例诊断治疗过程曲折，曾误诊为重症社区获得性肺炎，并联合使用多种广谱抗生素 2 ～ 3 周。最终结合临床、影像、气管镜、病理检查得以确诊。因此，对于临床表现与检验结果不符、反复抗感染治疗效果差者，应当早期考虑机化性肺炎的可能，及时精准治疗。

（达　瓦　强巴德吉　普布次仁　刘海霞）

参考文献

［1］KING T E, LEE J S. Cryptogenic organizing pneumonia[J]. N Engl J Med, 2022, 386(11): 1058-1069.

［2］BRADLEY B, BRANLEY H M. Interstitial lung disease guideline: the British Thoracic Society in collaboration with the Thoracic Society of Australia and New Zealand and the Irish Thoracic Society[J]. Thorax, 2008; 63(5): 1-58.

［3］PÉREZ DE LLANO L A, SOILÁN J L. Idiopathic bronchiolitis obliterans with organizing pneumonia presenting with adult respiratory distress syndrome[J]. Respir Med, 1998, 92: 884.

病例 3

心功能不全合并急性肺栓塞、肺部多重耐药菌感染

一、病历摘要

1. 基本情况

患者男性，52 岁，汉族，四川人，自由职业。主因"活动后气促、水肿 3 个月，加重 15 d"入院。患者 3 个月前无明显诱因出现活动后气促，自诉步行约 100 m 后即气促明显，休息后可自行缓解，时有右侧胸痛症状，活动时明显，持续约数秒，休息后缓解。患者双下肢水肿，晨轻暮重，无夜间阵发性呼吸困难及端坐呼吸，无咯血、心悸；无发热、盗汗、乏力、纳差，无皮肤及巩膜黄染，无慢性咳嗽、咳痰。15 d 前出现咳嗽、咳痰，痰为黄色黏痰，活动后气促明显加重，轻微活动即感胸闷、气促，且双下肢水肿较前明显加重，无夜间阵发性呼吸困难、端坐呼吸及咯粉红色泡沫样痰，无胸痛、咯血、心悸，为求进一步诊断就诊拉萨市人民医院门诊，以"心功能不全"收入心内科。

2. 既往史和个人史

高尿酸血症病史 20 余年，具体不详。否认高血压病史。否认糖尿病、高脂血症、冠心病及脑卒中病史。否认过敏及输血史。吸烟 20 余年，平均 20 支 /d，已戒烟 4 年。饮酒 20 余年，平均 500 g/d，已戒酒 5 个月。无粉尘、放射性物质接触史，否认冶游史。适龄结婚，配偶体健，育有 1 女，体健。

3. 体格检查

入院时体温 36.0℃，脉搏 51 次 /min，呼吸 21 次 /min，血压 133/76 mmHg，血氧饱和度 86%（未吸氧）。一般情况：意识清晰，发育正常，营养中等，慢性病容，表情自如，自主体位，步态正常，语言流利，查体配合。皮肤黏膜无黄染，毛发分布正常。无皮下出血、皮疹，无瘀点、瘀斑，皮肤无水肿，无肝掌、蜘蛛痣，结膜无充血，巩膜无黄染，双瞳孔等大等圆。对光反射正常。双下肺可及少量湿性啰音，腹部查体未见明显异常。

4.辅助检查

胸部 CT：双肺感染，右心房增大，心包少量积液，肺动脉干及其分支增粗，考虑肺动脉高压，主动脉局部管壁钙化，右侧胸腔积液，纵隔淋巴结钙化，甲状腺增大。心电图：窦性心律，左右心房增大，ST-T 改变。

5.入院诊断

充血性心力衰竭；心脏扩大；高原性心脏病？肺部感染；胸腔积液；心包少量积液。

二、诊疗过程

入心内科后予以一级护理、吸氧、利尿、营养心肌等对症支持治疗。同时综合评估病情重，转入 CCU 治疗。CT 肺动脉造影提示：肺动脉主干骑跨血栓，部分分支多发肺栓塞形成（图 15-7）。请呼吸科会诊给予抗凝（依诺肝素 0.6 mL q12h）治疗。患者接受抗凝治疗后请血管外科会诊暂无介入处理指征，监测生命体征稳定（脉搏 79 次/min，血压 122/95 mmhg，血氧饱和度 90%，呼吸 16 次/min），入院后第 8 天转出 CCU，转入心内科普通病房。

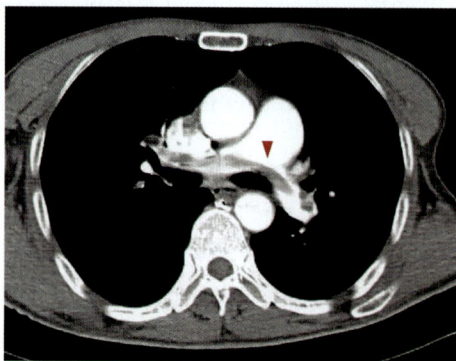

图 15-7　患者入院时肺动脉增强 CT 检查

可见左、右肺动脉分叉处条状低密度影，为肺动脉主干骑跨栓（红色箭头），肺栓塞诊断明确。

入院后第 11 天患者在输液过程中无明显诱因突发意识丧失，生命体征未测出，大动脉无搏动，瞳孔散大，心内科当班医生予以胸外心脏按压、简易球囊辅助通气、肾上腺素与多巴胺等药物复苏，麻醉科行气管插管辅助通气后迅速恢复自主呼吸，大动脉搏动触及，瞳孔恢复，升压药物辅助治疗下心率 125 次/min，血压 98/81 mmHg［多巴胺 15 μg/（kg·min）］，血氧饱和度 92%，气管插管辅助通气仍昏迷。为进一步治疗转入 ICU。

入 ICU 后予以机械通气、抗凝、预防感染、维持循环组织灌注治疗。患者心肺复苏后呈昏迷状态，予以冰毯冰帽控制体温加强脑保护及脏器支持治疗。超声评估肺动脉及右心情况，组织呼吸、血管外科多学科会诊，专科考虑患者循环逐渐恢复，暂无溶栓、介入干预指征，在严密监测下启动抗凝治疗，定期监测凝血功能。经 ICU 治疗 3 d 患者意识逐步恢复清醒，并停用升压药物，监测心脏超声及 D-D 指标未见血栓进展表现，复查 CT 肺动脉造影，肺动脉内血栓较前明显缩小（图 15-8）。拔除气管插管，并予患者高流量氧疗，加强雾化促排痰。患者基础营养状态差，合并肺心病，情绪低迷，不配合治疗，主动咳痰能力弱、排痰困难，ICU 治疗后第 6 天出现咳痰无力堵塞气道，导致呼吸困难氧合下降，再次行气管插管机械通气支持治疗。痰培养提示多重耐药鲍曼不动杆菌，针对患者病情，科室讨论制订患者个体化治疗方案，根据药敏调整抗感染治疗方案为头孢哌酮舒巴坦联合替加环素，加强耐药菌患者的隔离与消毒，加强痰液清除，并加强肠内及肠外营养支持，制订每日呼吸功能锻炼及肢体康复训练计划，协助患者床上及床旁活动；给予患者进行心理疏导治疗。经综合治疗，患者与 ICU 治疗 1 周后呼吸肌肉力量明显改善，肺部感染控制满意，经评估后顺利脱机拔除气管插管，序贯高流量鼻导管吸氧治疗，并最终于 ICU 治疗后 2 周转入呼吸科，于入院后第 35 天好转出院。

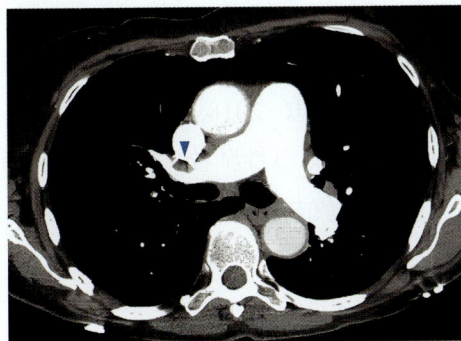

图 15-8　抗凝治疗后肺动脉增强 CT 检查

显示肺动脉左、右分支处骑跨血栓消失，在右肺动脉开口处仍可见少量血栓残留（蓝色箭头）。

三、讨论总结

肺栓塞是高原地区高发疾病，对于合并肺心病、心功能不全患者，新发肺栓塞可能会导致心脏负荷进一步加重，甚至出现梗阻性休克导致呼吸心搏骤停。心肺复苏术后是抗凝治疗的相对禁忌，但本例患者肺栓塞是其心搏骤停的最主要原因，在无介入取栓或溶栓条件下，严格监测下的抗凝治疗仍是肺栓塞治疗的基石，但抗凝期间需密切监测出血风险。心搏骤停后的复苏包含心、肺、脑的复苏与保护，早期高质量心肺复苏及后续的复苏后综合管理特别是对于脑组织的保护决定了患者预后。多重耐药鲍曼不动杆菌在 ICU 危重患者中尤为常见，抗生素的选择要结合药敏结果、本地耐药情况、感染严重程度、患者状况及药代动力学和药效动力学特点综合决定，一般多采用联合抗感染方案，以发挥抗生素的协同效应。此外，感染防控措施也是治疗过程中的重要组成部分，能够有效防止耐药菌株的定植、传播和暴发。长期营养不良的患者出现急重症后容易合并出现肌肉力量的下降，特别是呼吸肌肉力量的下降会影响患者的脱机，根据患者营养状态，制订个体化的营养支持方案、呼吸锻炼与肌肉康复训练有助于患者逐渐脱离呼吸机，避免呼吸机依赖。当患者从急性危重症逐渐向慢性危重症恢复阶段转变的过程中，加强与相关专科的沟通与协调，有利于患者后续的康复。

（达　瓦　强巴德吉　索朗多吉　徐稼轩）

参考文献

［1］张金铎，卢晓梅，张长淮．肺栓塞尸检五例临床病理分析 [J]. 中国循环杂志，2001, 16(4): 2.

［2］韩婧，张帅，万钧．2018 版中国《肺血栓栓塞症诊治与预防指南》解读之二：诊断策略 [J]. 中国实用内科杂志，2018, 38(10): 5.

［3］武小青，赵帅冲，刘向辉，等．急性肺栓塞患者住院期间临床恶化的超声心动图指标分析 [J]. 中国心血管杂志，2023, 28(2): 140-144.

第十六章

耳鼻喉科

Chapter

16

慢性化脓性中耳炎（耳内镜下鼓室成形术）

一、病历摘要

1. 基本情况

患者女性，43 岁，藏族，西藏拉萨市人。主因"双耳反复流脓伴听力下降 2 年余，加重 1 个月余"入院。患者 2 年多前无明显诱因开始出现双耳流脓，稀薄脓性分泌物，右耳为甚，无耳痛、耳闷、眩晕、视物旋转。约 1 个月前患者开始出现双耳流脓次数增多，为黄绿色脓性分泌物，不伴臭味，量多，伴听力下降，左耳为甚，偶有耳痛，无耳鸣、耳闷、眩晕等不适，就诊于拉萨市人民医院门诊考虑"慢性化脓性中耳炎"，为求进一步诊治收入院治疗。

2. 既往史和个人史

既往否认高血压、糖尿病、冠心病、脑血管疾病、肝炎、结核等病史。否认手术史、输血史、过敏史。无烟酒嗜好。患者已婚已育，家人健康，否认家族遗传病史。

3. 专科检查

双侧耳廓对称无畸形，无牵拉痛，左侧外耳道可见脓性分泌物附着，清除后见鼓膜紧张部穿孔，鼓室内湿润，右侧外耳道畅，鼓膜紧张部穿孔，双侧乳突区无压痛。

二、诊疗过程

1. 入院后完善相关检查

乳突 CT：双侧板障乳突，考虑慢性化脓性中耳炎。耳内镜检查：左侧外耳道可见脓性分泌物附着，清除后可见鼓膜紧张部穿孔，鼓室内湿润，右侧外耳道通畅，鼓膜紧张部穿孔（图 16-1）。听力学检查：双耳混合性耳聋（图 16-2）。

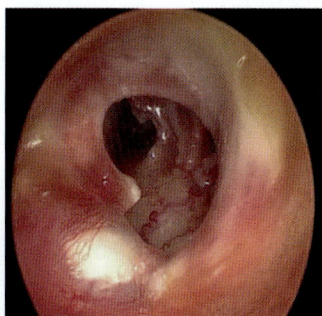

图 16-1　耳内镜下见右耳鼓膜紧张部穿孔

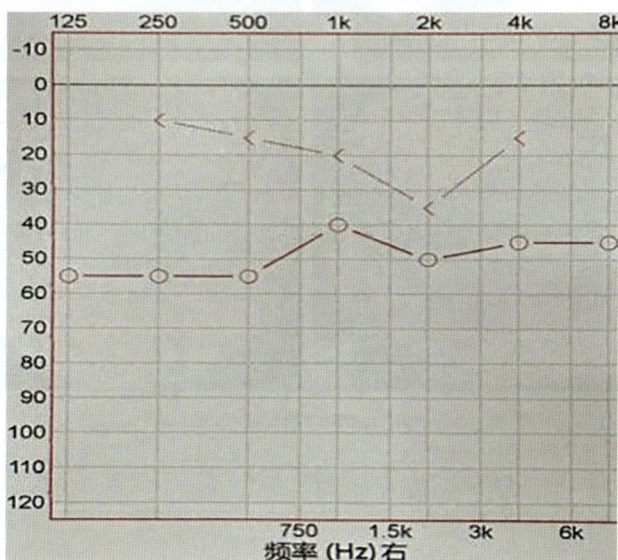

图 16-2　术前右耳听力图

气导平均听阈为 47.5 db，骨导平均听阈为 21.25 db。

2. 术前诊断

慢性化脓性中耳炎，静止期（双）；鼓膜穿孔（双）；混合性聋（双）。

3. 手术规划

（右）耳内镜下鼓室成形术＋听骨链松解术。

4. 术中情况

耳内镜下见右耳鼓膜紧张部穿孔，残余鼓膜增厚。外耳道内局部浸润麻醉。钩针切除穿孔边缘约 1 mm 宽，刮匙搔刮残缘内壁，制备移植床。做外耳道皮肤环形切口，向深部掀起外耳道皮肤 - 鼓膜瓣，进入鼓室，保护鼓索神经。探查见听骨链周围粘连带包裹。电钻磨除部分上鼓室外侧壁少许骨质后，仔细清理中耳和听骨链周围病变，行听骨链粘连松解后，探查见听骨链活动可，圆窗反射引出，探查咽鼓管鼓室口，通畅。

行耳屏切口，切取耳屏软骨备用，缝合切口。充分冲洗术腔，修剪并植入耳屏软骨，内置法修补鼓膜穿孔，确保完整覆盖穿孔四周。鼓室内外以地塞米松明胶海绵固定，外耳道内用碘仿纱条填塞。耳部无菌纱布覆盖（图 16-3）。

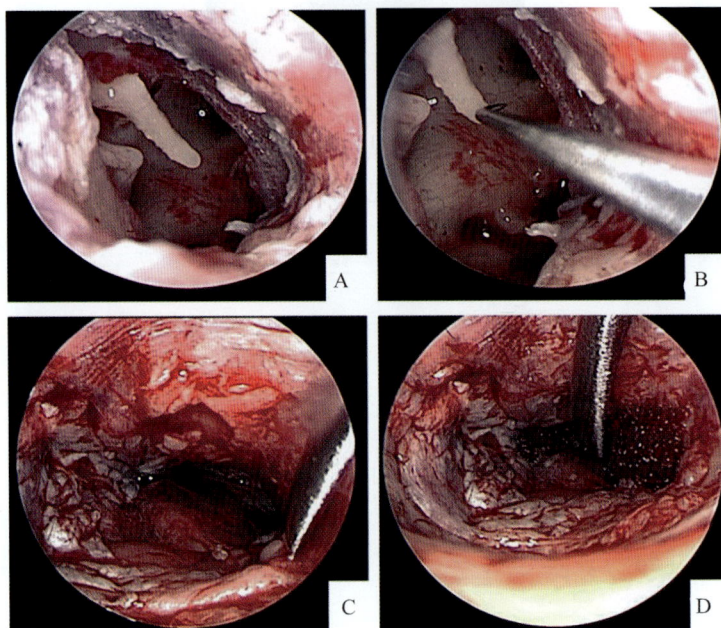

图 16-3　术中图片

A：暴露鼓室腔内及听小骨情况；B：测试圆窗反射；C：耳屏软骨 - 软骨膜修补穿孔；D：外耳道内填塞明胶海绵。

5. 术后处理

术后予以盐酸左氧氟沙星注射液，1 次 /d，静脉抗感染治疗 3 d，出院后继服左氧氟沙星片 4 d，术后 2 周取出外耳道填塞的碘仿纱条，并开始左氧氟沙星滴耳液滴耳持续 1 周。术后定期门诊复查（图 16-4），患者右耳术后听力较术前明显提高。

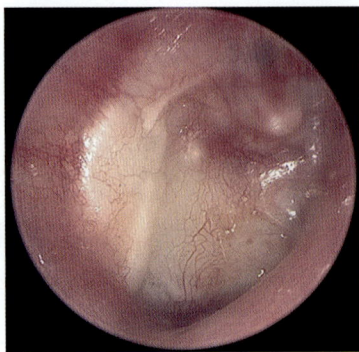

图 16-4　术后鼓膜像

三、讨论总结

本例患者为拉萨市人民医院耳鼻喉科在援藏医生带领下开展的第一例耳内镜下鼓室成形术，根据该患者的耳镜检查、听力检查及影像学检查符合耳内镜下鼓室成形术适应证。因为耳内镜下鼓室成形术是需通过狭窄的外耳道进行的手术，而且大部分手术操作由单手完成，所以存在一定的技术难度。使用耳内镜下鼓室成形术，可以获得：①更清晰的视野范围，由于可以更靠近手术部位，而且具有放大效果，所以耳内镜下可发现隐蔽部位的病变；②无须耳后切口，骨质去除可控制在最小范围，损伤较小。

慢性化脓性中耳炎是临床常见的慢性感染性耳部疾病，主要由急性化脓性中耳炎迁延引起，伴随有鼓膜穿孔、听力下降，还可能出现不同程度耳鸣、耳溢液等症状，甚至引起颅内外并发症。因此，尽早选择正确的治疗方案非常重要。耳内镜下鼓室成形术的优势是在尽可能少地切除中耳正常结构基础上，能够抵近观察及处理死角区域，彻底清除中耳病变，减少术后并发症，最后施行有效的听骨链重建术和鼓膜修补术。

（王国鹏 德吉白姆 苏 欢 多吉次仁）

参考文献

中华医学会耳鼻咽喉头颈外科学分会耳科学组，中华耳鼻咽喉头颈外科杂志编辑委员会耳科组．中耳炎临床分类和手术分型指南(2012)[J]．中华耳鼻咽喉头颈外科杂志，2013，48(2)：5．

后 记

　　我在《中国医学人文》杂志的第 10 卷第 11 期发表了一篇《援藏工作感悟》，其中我用西藏的三座名山比喻我心中对援藏工作的理解和感悟，这三座名山分别是喀喇昆仑、冈仁波齐（冈底斯）和念青唐古拉。在此我想续写一下文中没有展现的内容。一提到西藏可能大家都会想到喜马拉雅山，想到珠穆朗玛峰，或者歌曲中传唱的唐古拉山，但我却对文中提到的这几座高山有着独特的理解。

　　喀喇昆仑不曾拥有世界最高峰，冈仁波齐不是冈底斯山脉的顶点，念青唐古拉中"念青"在藏语中意为"次于"，即次于唐古拉山。我心中的三座高山表达着各自的谦逊，然而无一例外地拥有无可匹敌的特色与象征。这不由得让我想起很多藏民，在提供医疗服务的过程中，我看到一副副诚挚的面孔，一双双纯净的眼睛，谦逊、恭敬、友善；以及身边接触到的同事、干部，他们朴实勤勉、任劳任怨、谦虚谨慎、不骄不躁。虽然可能很多个体所取得的成就远没有达到珠穆朗玛那样的顶点，但是藏区各族干部群众都在踔厉奋发，用自己的双手创造幸福生活。

　　我在西藏见到了神山、圣湖、冰川、大江、密林、草甸、莽原、荒漠、土坡、沟壑、庙宇、宫殿、遗迹，路过了数个砾石堆、河流、冰面、垭口、陡坡、险滩，也听到了许多历史人文故事。然而在国境线的崇山峻岭中远眺，最令人赞叹的却非巍峨险峻的高山峡谷，而是矗立在人迹罕至的高山陡坡上的一座座电线塔；在西藏广袤大地上前行中鼓舞人心的不只是神山圣湖，更多的是逢山开路、遇水搭桥的交通脉络，和山坡上一片片种植的幼苗在世界屋脊对抗着极端环境倔强生长。我们的工程建设不抛弃边远山区的任何哪怕仅有一户牧民所在，我们的环境保护和生态改善不放弃任何一寸偏僻国土。在一次参加祭奠先烈英灵的活动过程中，站在纪念碑和烈士墓前，我感到见证了一座座高山、一幅幅画卷——伟大人民和忠诚干部的高山、社会主义美好生活的画卷。

　　一次援藏行，一生西藏情。尊敬的读者，如果您有机会到拉萨，走进百万农奴解放纪念馆，相信您一定能够深刻体会到"麦子熟了几千次，人民万岁第一次"的伟大意义。

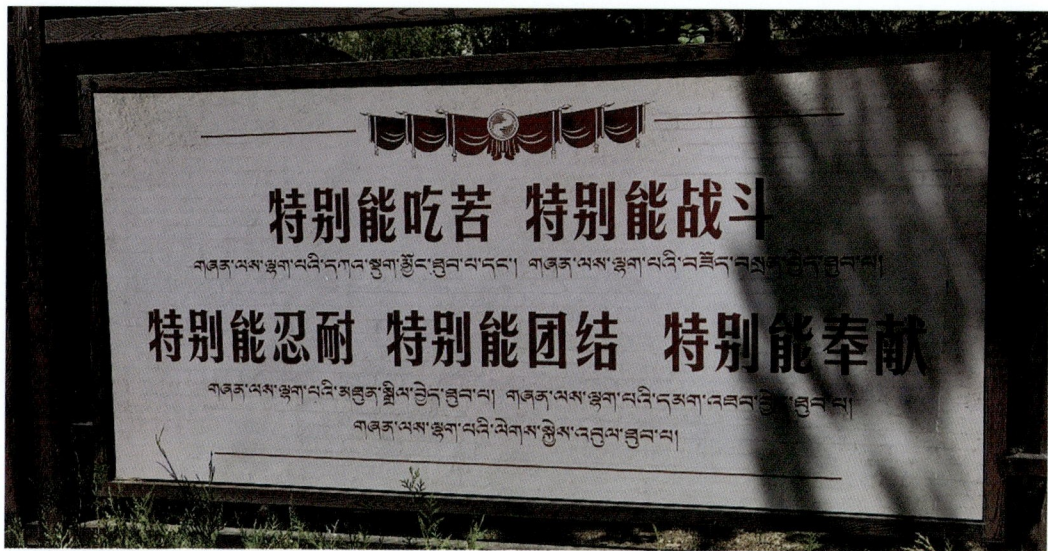

2024 年 6 月 30 日汤睿摄于拉萨市林周县林周农场旧址